Organoids and Mini-Organs

类器官与迷你器官

Jamie A. Davies　Melanie L. Lawrence　著

王红阳　**主译**

陈　磊　陈　瑶　**副主译**

上海大学出版社

·上海·

图字：09－2022－0092 号

Organoids and Mini-Organs（Jamie A. Davies and Melanie L. Lawrence）
ISBN：9780128126363
Copyright © 2014 Elsevier Inc. All rights reserved.
Authorized Chinese translation published by Shanghai University Press.
《类器官与迷你器官》（王红阳 主译）
ISBN：978－7－5671－4534－4
Copyright © Elsevier Inc. and Shanghai University Press. All rights reserved.
No part of this publication may be reproduced or transmitted in any form or by any means，electronic or mechanical，including photocopying，recording，or any information storage and retrieval system，without permission in writing from Elsevier（Singapore）Pte Ltd.

本版由 ELSEVIER INC. 授权上海大学出版社在中国（除香港、澳门以及台湾地区以外）出版发行。本书封底贴有 Elsevier 防伪标签，无标签者不得销售。

注意

本书涉及领域的知识和实践标准在不断变化。新的研究和经验拓展我们的理解，因此须对研究方法、专业实践或医疗方法作出调整。从业者和研究人员必须始终依靠自身经验和知识来评估和使用本书中提到的所有信息、方法、化合物或本书中描述的实验。在使用这些信息或方法时，他们应注意自身和他人的安全，包括注意他们负有专业责任的当事人的安全。在法律允许的最大范围内，爱思唯尔、译文的原文作者、原文编辑及原文内容提供者均不对因产品责任、疏忽或其他人身或财产伤害及/或损失承担责任，亦不对由于使用或操作文中提到的方法、产品、说明或思想而导致的人身或财产伤害及/或损失承担责任。

图书在版编目（CIP）数据

类器官与迷你器官／（英）杰米·戴维斯（Jamie A. Davies），（英）梅兰妮·劳伦斯（Melanie L. Lawrence）著；王红阳主译. —上海：上海大学出版社，2022.10
ISBN 978－7－5671－4534－4

I. ①类… II. ①杰… ②梅… ③王… III. ①人体器官—研究 IV. ①R322

中国版本图书馆 CIP 数据核字（2022）第 178476 号

责任编辑　陈露　　　封面设计　缪炎栩　　　技术编辑　金　鑫　钱宇坤

上海大学出版社出版发行
（上海市上大路 99 号　邮政编码 200444）
（https://www.shupress.cn　发行热线 021－66135112）
出版人　戴骏豪
*
南京展望文化发展有限公司排版
江阴市机关印刷服务有限公司印刷　　　各地新华书店经销
开本 787mm×1092mm　1/16　印张 14.25　字数 312 千
2022 年 12 月第 1 版　2022 年 12 月第 1 次印刷
ISBN 978－7－5671－4534－4/R·21　定价　150.00 元

版权所有　侵权必究
如发现本书有印装质量问题请与印刷厂质量科联系
联系电话：0510－86688678

译 者 名 单

主　译　王红阳（海军军医大学）

副主译　陈　磊　陈　瑶（海军军医大学）

各章译者：

第 一 章　王溢贤（复旦大学）　陈　磊（海军军医大学）

第 二 章　王溢贤（复旦大学）　陈　磊（海军军医大学）

第 三 章　李雅琪　华国强（复旦大学附属肿瘤医院）

第 四 章　张晓雨　高　栋（中国科学院分子细胞科学卓越创新中心）

第 五 章　张晓雨　高　栋（中国科学院分子细胞科学卓越创新中心）

第 六 章　杨谨衔　陈淑桢（海军军医大学）

第 七 章　王溢贤（复旦大学）　陈　磊（海军军医大学）

第 八 章　蒋添翼　董立巍（海军军医大学）

第 九 章　付　静（海军军医大学）

第 十 章　吕桂帅　杨　文（海军军医大学）

第十一章　魏雅婷（复旦大学）　陈　瑶（海军军医大学）

第十二章　赵晓芳（郑州大学第一附属医院）

第十三章　朱妍静　王梁华（海军军医大学）

第十四章　朱妍静（海军军医大学）

译 者 的 话

在新一轮科技革命迅猛发展之际,科学研究范式也在发生着深刻变革。生命科学研究面临重大机遇和挑战,亟需高新技术融合渗透和发展。自 2009 年 Hans Clever 和 Toshiro Sato 教授将分离的小鼠小肠隐窝和单个 Lgr5$^+$小肠干细胞在体外建成具有隐窝绒毛结构的 3D 类器官以来,器官相关研究已成为学科交叉、基础转化的前沿热点。类器官可广泛用于新药研发、药物筛选、疾病模型、临床用药指导、器官发育研究等领域,与器官芯片、生物反应器、微流控和 3D 打印等新兴技术的交叉融合更进一步拓展了类器官的应用范围和价值。

近年来我国类器官研究发展迅速,2020 年我国相关文献的发表量已位居全球第二。越来越多的科研工作者、临床医生运用类器官技术解决基础临床科学问题和患者救治难题。科技部、国家自然科学基金委和省部级科技管理部门相继出台政策促进类器官研究和应用。2021 年,国家食品药品监督管理局药品审评中心在发布的《基因治疗产品非临床研究与评价技术指导原则(试行)》中将类器官列入基因治疗及针对基因修饰细胞治疗产品的验证指南;2022 年我国首个《类器官指导肿瘤精准药物治疗专家共识》的发布也为类器官的临床应用提供了规范化指导。

鉴于类器官研究在我国的快速发展,而国内缺少类器官相关参考书籍的现状,我们在认真比较近年出版的多部类器官著作后,着手对 *Organoids and Mini-Organs*(1st Edition)一书进行翻译,以期为科技人员、临床医生、研究生等提供一本理论和实操的指导工具书。该书内容深入浅出,介绍了类器官起源、发展历史和应用前景,类器官的培养基设计和构建要素,并分别围绕肠道、乳腺、前列腺、肾脏、肝脏和脑类器官的构建方案、培养常见问题和具体构建案例进行了较为详细的介绍。此外,该书还就类器官在生物医学、营养学、毒理学、肠道微生物研究领域中的应用和技术发展进行了展望。书中每章后均附有参考文献,个别章节还提供了拓展阅读资料,方便感兴趣的读者进一步学习和深入研究。

由于类器官研究发展较快,许多专有名词的中文译名尚未统一,在翻译过程中我们在部分专有名词后保留了原著英文,以便读者对照英文内容加深理解。译文中如有不妥和失误之处,恳请读者们批评指正!

随着科学研究范式变革和跨学科合作的不断加深,类器官技术将进一步向标准化和规模化迈进,作为新兴的研究体系应用于更广阔的领域,从而极大推动医学研究发展,造福人民健康。

目　　录

第一部分　导　　论

第二部分　类器官的构建

第三部分　类器官的应用

Part I

导　论

第一章

类器官和迷你器官：
引言、历史和发展

原著：Jamie A. Davies

第一节　引　言

如何定义类器官是一件很值得重视和探讨的事情，本书就从类器官的定义谈起。在生物医学的发展史上，"organoid"的定义曾被多次修订，并且已被用于表述至少三种完全不同的意思。在 20 世纪，"organoid"有时被用作"细胞器"的同义词（Duryee and Doherty，1954），表示一种亚细胞结构，这种用法现已过时。在肿瘤学中，"organoid"有时可用作形容词，指具有复杂组织结构的肿瘤。这种用法虽然不够准确，但仍延续至今（Nesland et al.，1985；Heller et al.，1991）。本书不再对以上两种定义进行过多地介绍和讨论。本书中，"organoid"取现在常用的"类器官"之意，表示至少在微观尺度上，以真实组织学规律排列的多种细胞（包含一种以上细胞类型）的三维集合。类器官可来源于人类或其他动物的细胞，这些细胞可能是分化细胞、干细胞或是这两者的混合物。

21 世纪以来，人们对类器官的兴趣显著增加（图 1.1）。这一方面得益于干细胞技术的快速发展，使类器官有稳定的祖细胞来源；另一方面是因为人们改进、减少或替代使用实验动物的意愿越来越强烈（Davies，2012）。类器官现已被应用于发育生物学和肿瘤形成学的基础研究中，也被应用于毒理学等医学或工业领域，最终的应用目标是制备可移植的类器官系统。2013 年底，*The Scientist* 将"类器官"列为"年度进展"之一（Grens，2013），但这并不是因为它是一项新兴的技术，而是因为许多引人瞩目的文章使该技术得到越来越多的普及与关注。约一年半后，*Nature* 几乎出于同样的原因发表了关于该技术发展前景的综述（Willyard，2015）。随着类器官技术的发展，它已经能够在体外模拟身体的许多不同部位，并且预计在未来的几年内会得到更加广泛地应用。

在如此热门的研究时期出版本书主要有以下两个目的。首先，本书可以帮助该领域的新进者建立类器官系统。新进研究人员可以通过本书学习其他研究者的精湛技术，或是在已有技术上创造新的类器官系统。其次，本书可为类器官领域的研究人员提供实验灵感和建议，帮助他们更好地使用类器官技术解决更多的生物和医学问题。

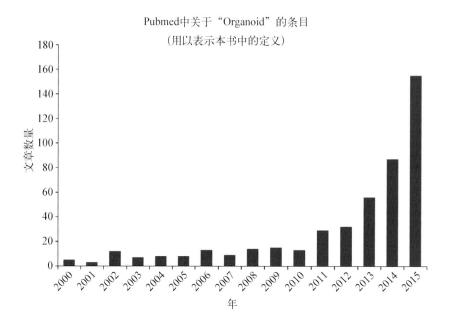

图 1.1

类器官在生物学研究中的应用日益增多。本图展示了在 Pubmed 网站上搜索"Organoid"后所呈现的文章数量,并手动筛选了与本书中所代表的"Organoid"定义相同的文章。

第二节　类器官的发展历程

一、类器官的起源

　　类器官很早就成为一个重要的研究领域,该时间比最近发表的评论所描述的时间要提前很多。似乎某些评论撰写的唯一目的就是把作者树立成这个领域的创始人。事实上,第一批哺乳动物的类器官产生于 60 多年前,从此以后,该技术便为发育细胞生物学领域做出了长久而显著的贡献。

　　构建类器官的技术起源于生物组织规律相关的基础研究,这段简短的历史始于H. V. Wilson 的工作,1910 年,他提出如果海绵(sponge)被分解成组织细胞,当这些细胞再一次随机聚集时,它们将组成一个独立存活的新海绵(Wilson,1910)。虽然 Wilson 当时的工作意图并不是为了构建类器官,但是这些实验仍有力地证明:成年生物体的细胞可依据自生携带的充足信息完成多细胞结构的构建,这一过程不需要任何外界的指示,也不需要起始于特定的胚胎发育结构。类器官技术在该结论的基础上应运而生。20世纪 50 年代,一些实验室开始使用同样的"分解再聚合"(disaggregation followed by reaggregation)方法探究更高等动物(如脊椎动物)的细胞是否也具有自组织能力(self-organize)(该术语已被使用),抑或对于这些更复杂的动物,空间关系是否对其发育过程至关重要? 1952 年,Moscona 等(Moscona,1952;Moscona and Moscona,1952)制备了鸡中肾细胞(mesonephric kidney cells)悬液并尝试在更高级的脊椎动物中应用分解聚合法构建类器官。他们选用的组织来源于肾小管上皮细胞和间充质细胞(mesenchymal cells)，当细胞进行重新聚集和孵育时，上皮细胞首先聚集成簇，进而形成管状，其四周包围来源于间充质的基质。这种排列方式使人想起生物体小型中肾的解剖结构，尽管它并不具备器官总体的组织规模，但仍符合现下"类器官"的定义。这些实验证明，鸡胚中的一些细胞，如同海绵细胞一样，即使失去了原来的空间关系，也能根据自身携带的信息完成自组织过程。

观察发现，悬浮液中不同类型的细胞(如上皮细胞、间充质细胞)会在重聚集物中相互分离，这就引出了细胞是如何选择其临近细胞的问题。培养实验的结果表明，即使是来自不同物种的组织，相似的细胞也更倾向于彼此结合。20世纪40年代，Harris(1943)、Medawar(1948)、Grobstein 和 Younger(1949)都曾尝试将来自不同物种的组织碎片进行共培养以探究移植排斥的机制(在此之前，尚未有研究阐明免疫系统在这一过程中的作用)。他们都发现，来自不同物种的同一组织的碎片可以结合在一起，并表现为一个整体，例如，不同物种的心肌细胞可以组合在一起并同步跳动。Moscona(1956)在这些物种间组合研究的基础上提出了一个问题：细胞的结合更多地取决于组织类型还是物种类型？为了寻找答案，他首先将小鼠和鸡胚的肝细胞制成混合悬液，发现两种物种来源的细胞在构建器官时可以相互合作，如上皮细胞与上皮细胞结合、基质与基质结合，而与物种属性无关。接下来他又混合了不同的组织，例如鸡的肾脏和小鼠的软骨组织，结果发现细胞不仅可以很好地聚类，产生的每一个类器官也仅由显示其自身物种核标记的细胞组成。物种特异性的核形态排除了细胞根据其周围环境进行转分化的任何可能机制，并支持了细胞可以选择其邻居的猜想。作者最终得出结论，由于细胞已被确定用于形成特定的组织，所以在进行排列时，组织类型的特异性优先于物种特异性。这篇文章还展示了类器官在病理学研究中的早期应用。Moscona 将小鼠的黑色素瘤细胞与正常的鸡细胞混合，发现肉瘤细胞具有侵袭生长的特性(Moscona 使用的是"infiltration"一词)。

Weiss 和 Taylor(1960)二人认为促使研究者开展早期类器官实验的部分原因是为了抵制"胚胎发育主要是由信号诱导"的这一普遍观点。该观点自20世纪20年代提出以来，一直困扰着许多胚胎学家(Spemann and Mangold, 1924)。这些学者认为，从正常的解剖学关系中分离出来的细胞混合物具有自组织能力这个现象，就可以表明细胞的表观遗传信息由其本身决定，而不依赖于其他的诱导指令，不过这也并不排除聚集细胞之间相互传递信号的可能性。20世纪50年代，Grobstein 实验室曾尝试使用解离重聚技术(dissociation-reaggregation technique)来捕获这些信号。从 Gruenwald(1937, 1942)的实验中可得知，肾脏的发育依赖于输尿管芽(尿液收集导管系统的祖细胞)与其周围后肾间充质(metanephrogenic mesenchyme)之间的信号诱导(后肾间充质是 Grobstein 的原始表述用词，它反映了组织的发育潜能)。间充质(mesenchyme)可以诱导输尿管芽进行生长和分支，反之输尿管芽也可诱导间质形成肾单位和基质。Auerbach 和 Grobstein(1958)制备了后肾间充质细胞的悬液，并待其重聚后进行培养。这种聚集物本身并不会形成任何组织结构,但是将它与具有诱导作用的组织接触时,便会形成管状结构。这表明,解离与重聚过程并不能代替诱导过程,重聚体的发育规则显然与胚胎中的发育规则一致。研究人员还制备了诱导组织的悬液,将其与后肾间充质悬液混合,并对重聚物进行培养,结果不同类型的细胞发生分离,诱导信号传递至间充质细胞,间充质细胞受到信号诱导后形成肾单位。由此表明诱导信号对于解离和重聚集的过程起着至关重要的作用。考虑到输尿管芽会失去活性,因此这些实验将脊髓作为诱导组织。仅仅十几年后,研究人员在重新回顾Auerbach 和 Grobstein 的工作时,开发出一种防止输尿管芽在分解重聚过程中失巢凋亡的方法:在 Rho 激酶(Rho-activated kinase,ROCK)抑制剂存在时,输尿管芽中的细胞可以存活并与间充质分离,之后形成集合管囊和幼芽,进而诱导生后肾细胞形成肾单位,整个肾单位便可看作为一个类器官(Unbekandt and Davies,2010)。

二、类器官的形成机制

20 世纪 40~50 年代,类器官研究工作中一个悬而未解的重要问题是混合的聚集细胞如何重新分类为不同的群体? Malcolm Steinberg(1963)认为细胞分类最直接有效的方法是依靠细胞间不同的黏附。他基于热力学理论提出以下观点:细胞表面表达有黏附系统(adhesion systems),不同的黏附系统具有不同的结合强度(即不同的结合系统导致自由能降低的程度不同),具有同型黏附系统的细胞比异型更倾向于结合(降低的自由能更多)。根据这些假设,当细胞移动时,系统的最低能量状态是同种类型的细胞结合而不是保持混合。因此,细胞混合物最终将形成同质群体(图 1.2)。更重要的是,黏附性较强的细胞往往位于重聚体的核心,黏附性较弱的细胞将围绕在其周围。就这种观点而言,测定与自组织相关的细胞信息,就可简化为对细胞黏性的定量测定。

自 Steinberg 提出差异黏附假说以来,已经对同型和异型黏附中不同细胞的相对黏附强度进行了测量,并且发现这些黏附强度可以预测分选结果。在一项更加直接的实验中,Foty 和 Steinberg(2005)对同一细胞系进行改造,获得了表达不同数量的某一黏附因子的细胞克隆,并证明黏附力强的细胞位于重聚体的中心。该实验将黏附量的差异与分子类型或细胞类型的差异区别开来,因此其结果支持将黏附量作为单独分类标准的观点。但现有证据表明,黏附分子的确切类型可能没有最初设想的那么重要:将表达有相同表面密度的不同钙粘蛋白黏附分子的细胞混合时,细胞之间仍有可能维持混合状态,这表明黏附分子数量差异可能比钙粘蛋白的类型更为重要(Duguay et al.,2003)。对非活性基质上的钙粘蛋白黏附能力进行直接测量,其结果不仅支持上述结论,并且表明异型黏附与同型一样。

值得注意的是,尽管有强有力的证据表明,细胞黏附可以用来预测细胞的分类行为,但是最近的研究数据又对"其基本机理可以用简单的热力学来解释"的观点提出了挑战。在真正的胚胎中,粗肌动蛋白-肌球蛋白索沿着上皮细胞之间的边界进行延伸,这些上皮细胞表达不同的钙粘蛋白。敲除或突变 II 型肌球蛋白可以阻止粗肌动蛋白-肌球蛋白索的形成,并可以使细胞发生混合(Monier et al.,2011)。由此表明,细胞可以检测到特定

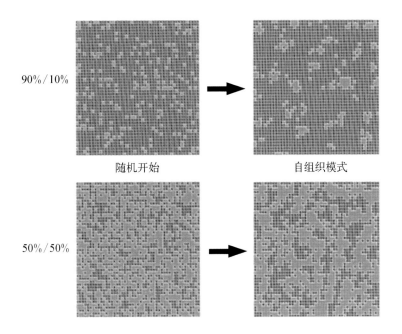

图 1.2

计算机模拟黏附介导的相分离。在每一种情况中，绿色细胞之间的同型黏附和红色细胞之间的同型黏附发生的概率都高于红色细胞和绿色细胞之间的异型黏附，如果同型黏附会降低细胞结合的自由能，那么细胞的位置会发生改变。结果是随机排列的起始群体会完成部分相分离，但分离无法彻底完成，因为一种颜色的细胞孤岛被另一种颜色的孤岛分隔开来，如果没有能量上的扰动，同种颜色的细胞群之间便无法融合。因此，系统保持在局部最优的状态，并且不同类型的细胞交替排列。

界面上黏附量的减少，进而积极利用粗肌动蛋白-肌球蛋白索增加表面张力，尽可能减少边界的长度，从而减少异型接触的面积。Davies（2013）对这一机制进行了深入地研究，其中与本章节相关的主要观点是，细胞黏附仍可以用于预测细胞分类的结果，但这是基于活跃的细胞机制，而不是简单的自由能最低理论。在这场持续的辩论中，一些研究者已经开始使用"相分离"（phase separation）来指代具有同型和异型相互作用的细胞分类，不过这一术语只描述了现象，并未揭示背后的机理。

细胞的移动能力以及系统陷入局部最优的风险，会限制细胞通过黏附介导的相分离进行分类的能力。一旦细胞开始聚集，一种类型的细胞便会在另一种细胞类型的海洋中形成岛屿。这一岛屿将会尽可能地缩短其边界，并相对圆整，这便是局部最优的情况。除此之外，只要边界发生任何的扰动，例如从岛屿中生长出侵入性卷曲，都会增加边界的面积。但是如果这样的生长没有发生，岛屿之间便无法相遇、融合，更无法实现只有一条直线边界的全局最优（图 1.2）。因此，该系统只能止步于多种细胞类型交替排列的局部最优。这种限制已被用于合成生物学系统的构建中，例如只需使用黏附介导的相分离来进行从头合成（Cachat et al.，2016）。

系统陷入局部最优而导致的分类限制可能是混合祖细胞形成类器官的关键。例如，在由肾祖细胞通过解离和再聚集形成的肾脏类器官中，表达大量 E-钙粘蛋白的输尿管芽细胞可形成紧密结合,宛如后肾间充质海洋中的岛屿。这些上皮中的岛屿首先会形成小囊,之后发育成小管,最终成为输尿管芽的分支,不同的分支聚集在一起便可组成树状输尿管芽。来自输尿管芽树的信号会诱导后肾间充质形成肾单位(图1.3)。目前,一个有趣的问题仍然有待研究,那就是即使是成熟的组织,其稳定性是否也至少部分依赖系统处于局部最优的状态。

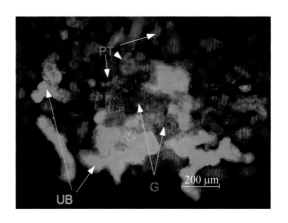

图1.3

在由人源iPS细胞产生的肾脏类器官中,不同类型的细胞紧密交替排列。输尿管芽细胞被Calbdinin-D-28k染为绿色,肾单位近端小管部分被LTL凝集素(lectin)染为蓝色,肾小球的足细胞被WT1染为红色。

三、人源类器官的发展历程

几十年来,几乎所有关于类器官的研究和评论都是从基础发育生物学的角度进行的,类器官是胚胎学家了解细胞发育机制的工具。类器官的实用性表现在可使研究人员在简单的系统中发现问题,避免了生物体作为一个整体的复杂性。对于这些应用来说,动物来源的类器官和人源类器官一样有用,甚至在某些情况下更有优势,比如,将类器官数据与体内实验相关联。类器官偶尔也会被应用于临床研究,例如,在20世纪80年代Lauri Saxén曾建议使用类器官和培养的完整胚胎器官雏形来探索胚胎畸形和胚胎毒理学机制(Saxén,1988)。然而,使用动物来源的类器官进行毒理学研究会面临与活体动物实验相同的难题,即如何将动物数据外推到人类。因此,为了预测人体毒性,人源类器官显然更具优势。此外,任何希望将类器官作为基础来制备应用于临床的可移植组织,都应起始于人源细胞。基于这些原因,人们对构建人源类器官充满兴趣。

在尚未发展ES(embryonic stem cells,胚胎干细胞)和iPS(induced pluripotent stem cells,诱导多能干细胞)细胞技术的时候,人类胚胎、成人或儿童的组织碎片常被用于构建人源类器官。人体的角质细胞是最容易获得的细胞之一(特别是在实行男性包皮环切术的国家),在空气/培养基界面培养时,可形成真实的分层表皮类器官(Noël-Hudson et al.,1995);与成纤维细胞混合后,形成一个具有类真皮层的皮肤类器官(Kim et al.,1999)。20世纪八九十年代,研究人员利用胎儿的大脑细胞构建出简单的大脑类器官(Lodin et al.，1981），并将其应用于病毒感染动力学（McCarthy et al.，1991）和神经生物学的研究（Aquila-Mansilla and Barnea，1996；Barnea and Roberts，1999），还测试了这些类器官整合进成年动物大脑中的能力（Bystron et al.，2002）。同样，人类胸腺细胞聚集体也被用于研究 T 细胞相关的免疫学原理（Choi et al.，1997）。

第一批人源胚胎干细胞（human embryonic stem cell，hES cell）系的产生（Thomson et al.，1998），以及后期人源诱导性多能干细胞（humaninduced pluripotent stem cell，hiPS cell）系的开发，使得研究人员制备并应用类器官的意愿越来越强烈（Yu et al.，2007）。只需添加正常胚胎发育过程中诱导某一类型细胞的一系列信号分子，便可使 hiPS 细胞分化成此类细胞。因此，从理论上来说，hiPS 细胞可分化成任何类型的胚胎细胞。这就产生了新的愿景，也许某种特定表型的 hiPS 细胞可以成为制备类器官的起始材料，从而可以在正确的物种中，甚至在合适的个体或患者亚群中进行病理学、毒理学、畸胎学等重要的临床研究。此外，类器官也许是人工制备可移植新器官的第一步。

在人类胚胎干细胞出现之前，这些研究的一部分工作最先使用的是小鼠胚胎干细胞，所以到后期人类胚胎干细胞技术得到发展时，也出现了相应的分化和培养策略。利用小鼠胚胎干细胞开展的工作有：构建肠道类器官（Ishikawa et al.，2004）、包含有肾脏元件的类器官（Kim and Dressler，2005）、心脏类器官（Guo，2006）以及肝脏类器官（Mizumoto et al.，2008）。人源类器官技术诞生于人类 ES 和 iPS 细胞技术之后，其典型的器官代表有：神经组织（Schwarts，2015）、前列腺（Calderon-Gierszal and Prins，2015）、甲状腺（Ma et al.，2015）以及肾脏（Morizane et al.，2015；Takasato，2015）。在某些系统的构建中，可以避免 ESC/iPSC 阶段，而采用成纤维细胞转分化成祖细胞的方式建立类器官，例如胸腺器官（Bredenkamp et al.，2014）。

第三节　类器官的构建与应用

一、类器官的构建

下面介绍制备类器官的不同方法。类器官来源于干细胞或分化的细胞，可只根据细胞本身包含的信息完成构建，也可使用成型的或打印的支架引导类器官的发生。

从起始材料来看，最简单的类器官可只来源于单个细胞，例如由 Sato 等制备的"迷你肠道"类器官（Sato et al.，2009）。研究人员将单个肠道干细胞放入基质胶（Matrigel，一种富含粘连蛋白的凝胶，通常用作合成基底膜）中，并给予一些药理学支持，以促进细胞增殖和抑制失巢凋亡。每一个肠道干细胞都增殖形成上皮小囊，并打破其对称性，形成生长芽（图 1.4）。每一个芽由表达 Wnt 蛋白的潘氏细胞（Paneth cells）和肠道干细胞引导，其向心梯度使芽的其他上皮细胞形成分化状态的器官型区域。

上述肠道类器官与复杂的肠道还有很大的不同，尤其是类器官缺少基质成分。这是因为基质并非来源于上皮干细胞，与上皮细胞的胚层属性也不同。上皮是内胚层衍生物，

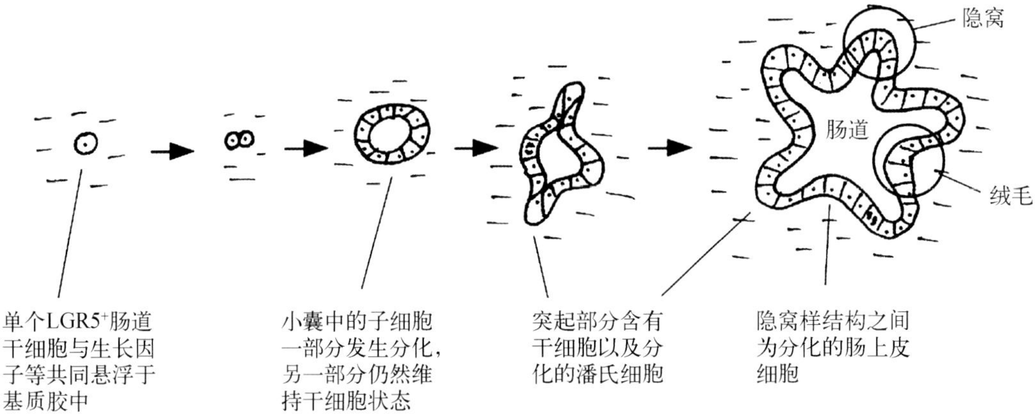

图 1.4

Sato 等（2009）提出的肠道类器官的制备方法。分离的肠道干细胞被悬浮于含有特定信号分子的基质胶中进行增殖，之后迅速发生极化，形成小囊，其中一部分细胞进行对称分裂，产生干细胞后代，而另一部分细胞则打破系统的对称性，发生分化。含有干细胞的上皮部分延伸进基质胶中形成隐窝样结构，而中间区域则包含有分化的绒毛样细胞。

而基质来自中胚层。若要构建更加真实的包含有上皮和间质成分的类器官，则需要使用多种类型的干细胞，甚至在某些情况下不需要使用人工基质凝胶。胚胎干细胞会依据将要形成的器官而呈现区域化分布，所以如果直接从胚胎中获得干细胞，只需分离出包含所有所需干细胞类型的胚胎区域，Unbekandt 和 Davies（2010）就是运用这种方法来构建肾脏类器官。由 ES 或 iPS 细胞系制备器官特异性干细胞的过程会更加复杂。不同类型的干细胞可以利用特定的方案分别诱导分化后再进行整合；也可以只利用一种方案，使 iPS 细胞依据非清晰的线索分化成一个混合群体。Takasato 等（2015）为这种方法提供了一个非常好的案例。他发现，肾脏的分化方案中，Wnt-agonist 阶段的长短关系到细胞是倾向于形成输尿管芽型干细胞（bud-type stem cells，集合管的祖细胞）还是后肾间充质型干细胞（mesenchyme-type stem cells，肾单位和间充质的祖细胞），所以可以通过优化处理时长来制备多种干细胞的混合物，进而产生具有集合管和肾单位的功能性肾脏类器官。

二、类器官在临床研究中的应用

类器官在临床研究中的应用前景极大地激发了研究人员对该技术的研究热情。目前，类器官已被应用于药物开发、毒理学、肿瘤学、微生物学和再生医学领域。

治疗性分子的经典研究和开发途径是先利用体外系统和简单细胞培养鉴定出候选分子，在除人体外的动物中进行安全性和有效性测试，之后依次进行 Ⅰ 期测试（小组；安全性测试）、Ⅱ 期测试（中等组；安全性和有效性测试）以及 Ⅲ 期测试（大组；有效性，罕见的副作用等测试），最后广泛应用于临床。令工业界的药理学家感到沮丧的是，在动物模型中看似安全的化合物可能会对人体产生意想不到的毒性，药物研发的进程往往会因此而终止，大量的研究经费和时间付之东流。据推测，一部分化合物因为没有通过对非人动物的毒性试验而被遗弃。实际上，这些化合物对人类来说有可能是完全安全且有效的。这种方式造成的浪费极大地增加了药物研发(以及药物本身)的成本,阻碍了医学的进步。因此,药物开发人员迫切需要一个基于人体的系统来评估药物的疗效和毒性。人类细胞系已经存在了几十年,但是其预测能力相对较差(Jenkinson et al.,2012),即使是预测能力相对较强的原代培养细胞也仍然具有局限性(Brown et al.,2008),如寿命短、缺少组织结构和相互作用。因此,三维类器官有望成为毒性实验更适合的替代物(Eglen and Randle,2016)。

虽然先导化合物的安全测试可以以相对缓慢且劳动密集的方式进行(在开发周期的这个阶段,化合物的数量相对较少),但是早期阶段需要一种快速有效的方法从成千上万种化合物中筛选出有效成分。人源类器官则有望应用于该领域。此外,随着自动成像和分析技术的发展,类器官可用于高通量化合物筛选(Li et al.,2016)。

人源类器官在毒理学中的应用不局限于药物毒理学,还可应用于环境毒理学。一个近期的案例是用人类胚胎干细胞衍生的前列腺类器官研究双酚A(bisphenol-A)对发育的影响。双酚A是一种类似于雌激素的环境污染物,可从多种塑料制品中渗出,发达国家大多数人的体液中能够检测到这种污染物。Calderon-Gierszal 和 Prins(2015,2017)发现该化合物会显著影响前列腺类器官的发育,尤其影响干细胞分化和自我更新之间的平衡关系。类似地,神经类器官("神经球")也被用于神经毒性的研究(Betts,2010;Zeng et al.,2017)。

人源类器官在癌症研究领域也有广泛应用,并且成为了简单细胞系(易于使用,但有现实局限性,特别是在研究肿瘤的侵袭和微环境等方面)和动物模型之间一个折中的模型。后者虽然具有复杂的系统优势,包括免疫系统和血管系统,但揭示的多为动物肿瘤而非人体肿瘤机理。患者正常或非正常的活检材料可以用来构建类器官。至少在一些案例中(结肠、胰腺),来源于正常组织或肿瘤组织的类器官具有良好的生长态势,并且可以无限增殖(Vela and Chen,2015)。这克服了细胞系实验的典型限制因素,即正常细胞的寿命比同一患者肿瘤细胞系的寿命短,所以能够开展对照实验的时间较短。更重要地是,在含有肿瘤的类器官中,不同克隆之间的平衡似乎能够比在二维培养中保存得更好(Hwang et al.,2016)。在这种情况下,多种肿瘤细胞能够与正常组织相互作用,我们也可以借此探究肿瘤学的各个方面,如对特定生长因子的依赖性。另外,现在可以使用 CRISPR/Cas9 基因编辑技术对人类细胞进行突变,以研究基因缺失或致癌突变对人类肿瘤进程的影响(Matano et al.,2015)。

在正常细胞发展为成熟转移癌的过程中,特定的肿瘤抑制基因造成的影响已经得到研究。该研究使用了小鼠类器官,这些小鼠体内的肿瘤抑制基因两侧带有重组酶依赖性的重组位点,因此,这些类器官可以被携带重组酶的低浓度病毒感染,从而在其他相同遗传背景类器官(isogenic organoid)环境中产生缺乏肿瘤抑制因子的细胞克隆。Nadauld 等(2014)通过实验希望验证 *Cdh1*、*Trp53* 和 *TGFBR2* 基因的缺失会促使胃上皮癌变的假设。首先,Nadauld 等制备了 *Cdh1* 和 *Trp53* 基因被 lox-P 序列锚定的模型小鼠,并构建这些小鼠的胃类器官,之后利用携带有 GFP 标记的 cre 重组酶或惰性对照物的腺病毒感染这些类器官,同时使用 RNA 干扰敲降 *TGFBR2*。结果表明,只缺少 *Cdh1* 和 *Trp53* 并不会导致癌样转变,但当 *TGFBR2* 同时缺失时,会导致严重的发育异常,这使人联想到胃癌的发生。Li 等(2014)使用类似的方法研究癌基因激活的影响,他们使用腺病毒携带的 cre 来抑制癌基因上游被 lox-P 序列锚定的"终止序列"的终止作用,从而激活癌基因。这种激活方法比构建直接转导活性癌基因的病毒载体更加安全。在培养的过程中,一部分类器官发育异常,较大的类器官移植入宿主动物中会促进肿瘤的发生。Li 等还通过敲除和诱导不同组合的癌基因来探索肿瘤进程中的多次打击模型,并鉴定出一种 micro-RNA 为关键的癌基因。

研究人员可以实现类器官的长期增殖,这有助于组建能够保存相互匹配的正常组织和肿瘤组织的生物库(van der Wetering et al. ,2015)。这些组织可进一步用于相关的临床研究(Hwang et al. , 2016),甚至有人提出在患者接受治疗之前,可以利用特定患者的类器官开展药物选择试验。但应当注意类器官的培养条件,在培养过程中,早期肿瘤的生长速度通常比晚期肿瘤快,所以一些模型可能并不真实可靠(Sachs and Clevers,2014)。

类器官也可用于研究传染源的作用机制。在撰写本章时,巴西正处于寨卡(Zika)病毒大规模流行的中心。研究发现,后代的小头畸形可能与其母亲感染寨卡病毒有关。Garcez 等(2016)和 Qian 等(2016)较早地发现了寨卡病毒会对人体的脑发育产生影响。Fernados 和 Mason(2017)利用人源 iPS 细胞构建大脑类器官,并将其用于寨卡病毒感染实验,结果表明,寨卡病毒感染会直接影响培养物的细胞增殖和死亡,尤其是神经祖细胞。所以,与对照组相比,实验组的脑组织生成量较少。这些实验利用类器官系统有力地证明了病毒会直接影响人体大脑的发育,避免了从实验动物外推至人体的过程。同样,研究人员利用活检材料构建人体肠道类器官,并将其用于研究干扰素和抗病毒化合物对轮状病毒(rotavirus)感染的作用(Yin et al. , 2015)。在这种情况下,使用人源类器官而非小鼠类器官能够更好地重现病毒的复制效率。

类器官可用于研究细菌感染和病毒感染(Sun,2017)。例如,Bartfeld 等(2015)利用外科活检材料构建人源胃类器官,并向其显微注射幽门螺杆菌(*Helicobacter pylori*,一种与胃溃疡和其他肠壁慢性疾病相关的细菌)。他们利用该模型来研究宿主组织的转录反应以及引起该反应的细菌亚组织成分,如纯 LPS 或缺少鞭毛等组分的细菌菌株。研究人员还可以引导类器官系统形成不同的胃部结构(如胃小凹、腺体等),并用这些类器官系统去研究宿主的哪种组织对细菌的刺激最敏感。该实验很难在别的实验系统中完成,因为其他系统都会有混杂的间接影响。

并非所有的细菌都是致病菌,正常人体中,细菌细胞的数量大约是人体细胞的 10 倍,但大多数是无害的或有益的共生体。近年来,人们越来越意识到肠道微生物的重要性,特别是在调节免疫、炎症和疾病方面(Boulange et al. , 2016;Yarandi et al. , 2016;Elgin et al. , 2016)。微生物、共生体和病原体的生存和行为方式在一定程度上取决于与肠道细胞顶端表面携带或分泌的分子之间的相互作用。同时,肠道也会对来自微生物的信号做出响应。类器官系统比传统的微生物培养系统更加接近真实情况，这使得研究人员能够更好地研究肠道与微生物之间的相互作用，以促进临床研究的发展（Lukovac et al.，2014；Van Limbergen et al.，2015；Kitamura et al.，2015）。

类器官也可用于再生医学领域。生产复杂、可移植的器官仍面临很多的挑战，在本章下一节的内容中会详细讨论。不过，之前讨论的复杂类器官也可用于再生医学，Pringle 等（2016）提供了类器官来源的干细胞用于促进再生的例子。他们首先利用人体唾液腺活检材料制备类器官，并将其传代至高细胞数量。然后，从类器官中制备细胞悬液，注射到免疫缺陷且唾液腺已被辐射损伤的小鼠体内，结果发现，移植人体细胞后小鼠的唾液腺功能恢复正常。此外，将完整的类器官而不是细胞悬浮液植入受损的宿主组织同样有效。这种方法依赖于类器官细胞和宿主细胞进行重排以实现整合，以及来自类器官的干细胞（或至少具有增殖能力的细胞）修复宿主组织。Yui 等将标记的肠道类器官转移到溃疡性结肠炎损伤的小鼠肠壁里，结果再生出外观正常的结肠组织，且该组织由标记的类器官细胞组成（Yui et al.，2012）。

三、从类器官到迷你器官

对于该领域的许多研究人员来说，干细胞组织工程的最终目标是生产可移植的工程器官，并将其作为临床移植器官的完全替代品。多数情况下，器官的功能取决于宏观的解剖结构以及微观的细胞排列方式，但类器官尚未具备与器官相当的组织层次。肺正常工作依赖于呼吸道与气管的恰当连接，以及血液能够流过肺泡；肾脏正常工作依赖于肾单位中正常渗透性的皮质和高渗性髓质的恰当组合，并与通向输尿管的引流系统相连，同时具有适当的血液循环；移植的结肠正常运转首先需要通过管腔与小肠和肛门相连，同时需要与血液和神经系统相连，以促进吸收和蠕动。

利用细胞构建类器官的技术生动地说明了细胞本身所承载的信息量，但研究人员也需要添加外源条件来打破该技术的限制。大多数器官都有非对称的祖细胞，并且在非对称环境中发育。这意味着环境中的信号和机械力在各个方向上都不相同。类器官系统往往缺少自然胚胎发育中的不对称信息，所以在培养过程中适当添加不对称的条件会有利于类器官更加接近真实的器官规模，有助于过渡到迷你器官。Lawrence 等（2017）在肾脏研究的背景下进行了尝试。他们通过显微操作创造了两种特定的不对称条件。这些条件可以将原先由肾单位和短集合管混乱排列而成的类器官转变为一种排列有序的结构。在该结构中，肾单位正确地排列在单个集合管树周围，并由该树引流至单个输尿管中。虽然该结构还不是一个迷你器官，例如它既没有血管也没有神经系统，但是它展示了由类器官到迷你器官的一种可能途径。

使用支架、脱细胞基质或是打印的支架有助于制造迷你器官，甚至是全尺寸的器官。支架的使用不在本书的讨论范围内，但值得在此简要介绍，以帮助需进一步探索的读者寻找最新的参考资料。在支架驱动的方法中，细胞发挥自身的自组织能力，同时依据支架的微尺度特性（如支架上精确的基质分子）黏附于合适的位置并形成正常的组织；支架帮助维护宏观尺度的排列秩序。使用支架的效果显著,在临床上已用于肌腱等结缔组织(Lovati et al.,2016),也可用于制造大型结构,例如,已制造出气管并成功移植入患者体内(Macchiarini et al.,2004),甚至还有脱细胞的心脏经再细胞化后移植到动物宿主体内,以评估细胞的存活情况和血管保留情况;显然,宿主的心脏能够保留在原位以维持动物的存活(Kitahara et al.,2016)。对于肾、肺等内部具有复杂的管道结构,并且管脉系统与上皮小管之间有紧密联系的器官,虽然初步的实验结果令人满意(Songet al.,2013),但是研究人员普遍认为,通过再细胞化获得功能完备器官的技术仍然面临着非常大的挑战(Stabler et al.,2015;Petrosyan et al.,2016)。

四、类器官技术的局限

类器官技术固然用途广泛,但也不是万全之策。体外培养的类器官即使形成了血管系统(甚至许多类器官未能形成血管系统),也往往缺乏流动的血液。将类器官移植到活体宿主中,通常会诱使宿主的脉管系统侵入,进而产生真实的血液供应,事实上,此类系统可用于研究类器官的血管及其生成机制(Risau et al.,1988)。类器官移植的标准部位是宿主肾包膜下方,该部位可以使完整肾脏原基(kidney rudiments)血管化(Preminger et al.,1980)。Xinaris 等(2012)将肾脏类器官移植到该部位后发现类器官不仅血管化,并且可以过滤血液。小肠绒毛类器官移植入肾包膜下后,会对宿主的肠道切除做出增殖响应。这表明类器官含有体液中的生长促进因子,事实上,该系统可能是识别此类因子的有效工具(Sinagoga and Wells,2015)。Murphy(1912)开发出一种肿瘤血管生成技术,即将类器官移植到鸡胚或鹌鹑胚的绒毛尿囊膜上,这样不仅可以避免动物体内实验,而且更加方便且易于观察。这项实验需要限制在宿主血管系统开始发育到足以发挥作用的几天时间内,因为这个发育阶段的鸡胚不会影响实验的顺利进行。以上技术需要大量人力,往往会导致血管化的结果不同。

ES 和 iPS 细胞衍生的类器官还具有发育不成熟的问题。一般来说,这些来源的类器官与同类的成熟器官不同,它们往往表现出胎儿器官的特征。令人惊喜的是,一些类器官(如肠绒毛类器官)在长期传代培养中可以具有更成熟的表型(Sinagoga and Wells,2015)。这表明相较于激素和环境信号,时间因素对类器官发育成熟更为重要。所以,利用 iPS 细胞在相对较短的时间内制备成可移植器官是有一定难度的。

结　语

经过几十年的发展,类器官技术已经应用于生物医学领域的各个方面,开辟了新的研究方式。例如,直接在人体组织上开展实验,也使复杂多细胞系统成像更加便捷。然而,它并不是解决所有问题的万全方法:类器官不能完全模拟真实组织器官,往往缺少体内对应器官的某些方面,所以只是一种更加接近胚胎组织的模型,而非成人组织。本书接下来的章节介绍了国际专家关于如何建立和使用类器官系统的宝贵建议。希望本书能够为研究类器官技术的专业人员提供有效帮助。同时，与其他所有新技术一样，必须持续关注未知的因素！

致　　谢

感谢 MRC（MR/K010735/1）和英国肾脏研究中心（Kidney Research UK）（RP_002_20160223）对本章节所涉及类器官研究项目的资助。

译者：王溢贤　陈磊

参 考 文 献

Aquila-Mansilla, N., Barnea, A., 1996. Human fetal brain cells in aggregate culture: a model system to study regulatory processes of the developing human neuropeptide Y(NPY)-producing neuron. Int. J. Dev. Neurosci. 14, 531－539.

Auerbach, R., Grobstein, C., 1958. Inductive interaction of embryonic tissues after dissociation and reaggregation. Exp. Cell. Res. 1958, 384－397.

Barnea, A., Roberts, J., 1999. An improved method for dissociation and aggregate culture of human fetal brain cells in serum-free medium. Brain. Res. Brain. Res. Protoc. 4, 156－164.

Bartfeld, S., Bayram, T., van de Wetering, M., Huch, M., Begthel, H., Kujala, P., et al., 2015. In vitro expansion of human gastric epithelial stem cells and their responses to bacterial infection. Gastroenterology. 148, 126－136.

Betts, K. S., 2010. Growing knowledge: using stem cells to study developmental neurotoxicity. Environ. Health. Perspect. 118(10), A432－A437, 2010 Oct.

Boulangé, C.L., Neves, A.L., Chilloux, J., Nicholson, J.K., Dumas, M.E., 2016. Impact of the gut microbiota on inflammation, obesity, and metabolic disease. Genome Med. 20, 42.

Brown, C.D., Sayer, R., Windass, A.S., Haslam, I.S., De Broe, M.E., D'Haese, P.C., et al., 2008. Characterisation of human tubular cell monolayers as a model of proximal tubular xenobiotic handling. Toxicol. Appl. Pharmacol. 233, 428－438.

Bredenkamp, N., Ulyanchenko, S., O'Neill, K.E., Manley, N.R., Vaidya, H.J., Blackburn, C.C., 2014. An organized and functional thymus generated from FOXN1-reprogrammed fibroblasts. Nat. Cell Biol. 16, 902－908.

Bystron, I.P., Smirnov, E.B., Otellin, V.A., Wierzba-Bobrowicz, T., Dymecki, J., 2002. Suspensional reaggregates of human foetal neocortex and tegmentum as objects of neurotransplantation. Folia. Neuropathol. 40, 75－85.

Cachat, E., Liu, W., Martin, K.C., Yuan, X., Yin, H., Hohenstein, P., et al., 2016. 2-and 3-dimensional synthetic large-scale de novo patterning by mammalian cells through phase separation. Sci. Rep. 6, 20664.

Calderon-Gierszal, E.L., Prins, G.S., 2015. Directed differentiation of human embryonic stem cells into prostate organoids in vitro and its perturbation by low-dose bisphenol a exposure. PLoS. ONE. 10, e0133238.

Calderon-Gierszal, E.L., Prinz, G.S., 2017. Prostate organoids: directed differentiation from embryonic stem cells. Chapter 5 of this book.

Choi, E.Y., Park, W.S., Jung, K.C., Chung, D.H., Bae, Y.M., Kim, T.J., et al., 1997. Thymocytes positively select thymocytes in human system. Hum. Immunol. 54, 15－20.

Davies, J. A. , 2012. Replacing Animal Models: A Practical Guide to Creating and Using Culture-Based Biomimetic Alternatives. Wiley-Blackwell, Hoboken, NJ.

Davies, J. A. , 2013. Mechanisms of Morphogenesis. Elsevier, Amsterdam, pp. 277 – 279.

Davies, J. A. , Cachat, E. , 2016. Synthetic biology meets tissue engineering. Biochem. Soc. Trans. 44, 696 – 701.

Duguay, D. , Foty, R. A. , Steinberg, M. S. , 2003. Cadherin-mediated cell adhesion and tissue segregation: qualitative and quantitative determinants. Dev. Biol. 253, 309 – 323.

Duryee, W. R. , Doherty, J. K. , 1954. Nuclear and cytoplasmic organoids in the living cell. Ann. N. Y. Acad. Sci. 58, 1210 – 1231.

Eglen, R. M. , Randle, D. H. , 2015. Drug discovery goes three-dimensional: goodbye to flat high-throughput screening? Assay Drug Dev. Technol. 2015 13(5), 262 – 265.

Elgin, T. G. , Kern, S. L. , McElroy, S. J. , 2016. Development of the Neonatal Intestinal Microbiome and Its Association With Necrotizing Enterocolitis. Clin. Ther. 38, 706 – 715.

Fernados, N. , Mason, J. , 2017 Cerebral organoids: building brains from stem cells. Chapter 8 of this book.

Foty, R. A. , Steinberg, M. S. , 2005. The differential adhesion hypothesis: a direct evaluation. Dev. Biol. 278, 255 – 263.

Garcez, P. P. , Loiola, E. C. , Madeiro da Costa, R. , Higa, L. M. , Trindade, P. , Delvecchio, R. , et al. , 2016. Zika virus impairs growth in human neurospheres and brain organoids. Science. 2016 352 (6287), 816 818. Available from: http://dx. doi. org/10. 1126/science. aaf6116.

Grens, K. , 2013. 2013's Big advances in science. The Scientist. Retrieved 26 December 2013.

Grobstein, C. , Younger, J. S. , 1949. Combination of tissues from different species in flask cultures. Science 110, 501 – 503.

Gruenwald, P. , 1937. Zur Entwicklungsmechanik des UrogenitalsystemsbeimHuhn. Arch. f. Entw. -mechan. d. Org. 136, 786 – 813.

Gruenwald, P. , 1942. Experiments on distribution and activation of the nephrogenic potency in the embryonic mesenchyme. Physiol. Zool. 15, 396 – 409.

Guo, X. M. , Zhao, Y. S. , Chang, H. X. , Wang, C. Y. , LL, E. , Zhang, X. A. , Duan, C. M. , et al. , 2006. Creation of engineered cardiac tissue in vitro from mouse embryonic stem cells. Circulation 113, 2229 – 2237.

Ishikawa, T. , Nakayama, S. , Nakagawa, T. , Horiguchi, K. , Misawa, H. , Kadowaki, M. , et al. , 2004. Characterization of in vitro gutlike organ formed from mouse embryonic stem cells. Am. J. Physiol. Cell Physiol. 286, C1344 – C1352.

Jenkinson, S. E. , Chung, G. W. , van Loon, E. , Bakar, N. S. , Dalzell, A. M. , Brown, C. D. , 2012. The limitations of renal epithelial cell line HK-2 as a model of drug transporter expression and function in the proximal tubule. Pflugers. Arch. 464(6), 601 – 611, 2012 Dec.

Kim, D. , Dressler, G. R. , 2005. Nephrogenic factors promote differentiation of mouse embryonic stem cells into renal epithelia. J. Am. Soc. Nephrol. 2005 16(12), 3527 – 3534.

Kitahara, H. , Yagi, H. , Tajima, K. , Okamoto, K. , Yoshitake, A. , Aeba, R. , et al. , 2016. Heterotopic transplantation of a decellularized and recellularized whole porcine heart. Interact. Cardiovasc. Thorac. Surg. 22, 571 – 579.

Harris, M. , 1943. The compatibility of rat and mouse cells in mixed tissue cultures. Anat. Rec. 87, 107 – 117.

Heller, D. S. , Frydman, C. P. , Gordon, R. E. , Jagirdar, J. , Schwartz, I. S. , 1991. An unusual organoid tumor. Alveolar soft part sarcoma or paraganglioma? Cancer. 67, 1894 – 1899.

Hwang, C. I. , Boj, S. F. , Clevers, H. , Tuveson, D. A. , 2016. Preclinical models of pancreatic ductal adenocarcinoma. J. Pathol. 238(2), 197 – 204, 2016 Jan.

Kim, B. M. , Suzuki, S. , Nishimura, Y. , Um, S. C. , Morota, K. , Maruguchi, T. , et al. , 1999. Cellular artificial skin substitute produced by short period simultaneous culture of fibroblasts and keratinocytes.

Br. J. Plast. Surg. 52, 573 – 578.

Kitamura, Y., Murata, Y., Park, J. H., Kotani, T., Imada, S., Saito, Y., et al., 2015. Regulation by gut commensal bacteria of carcinoembryonic antigen-related cell adhesion molecule expression in the intestinal epithelium. Genes. Cells. 20, 578 – 589.

Lawrence, M. L., Mills, C. G., Davies, J. A., 2017. From organoids to mini-organs: a case study in the kidney. Chapter 9 of this book.

Li, X., Nadauld, L., Ootani, A., Corney, D. C., Pai, R. K., Gevaert, O., et al., 2014. Oncogenic transformation of diverse gastrointestinal tissues in primary organoid culture. Nat. Med. 20 (7), 769 – 777, 2014 Jul.

Li, L., Zhou, Q., Voss, T. C., Quick, K. L., LaBarbera, D. V., 2016. High-throughput imaging: Focusing in on drug discovery in 3D. Methods. 96, 97 – 102, 2016 Mar 1.

Lodin, Z., Fleischmannová, V., Hájková, B., Faltin, J., Hartman, J., 1981. Reaggregation of human, chick, and human embryonic brain cells. Factors influencing the formation of a histiotypic unit. Z. Mikrosk. Anat. Forsch. 95, 701 – 720.

Lovati, A. B., Bottagisio, M., Moretti, M., 2016. Decellularized and engineered tendons as biological substitutes: a critical review. Stem Cells Int 2016, 7276150. Available from: http://dx. doi. org/10. 1155/2016/7276150.

Lukovac, S., Belzer, C., Pellis, L., Keijser, B. J., de Vos, W. M., Montijn, R. C., et al., 2014. Differential modulation by Akkermansia muciniphila and Faecalibacterium prausnitzii of host peripheral lipid metabolism and histone acetylation in mouse gut organoids. MBio 5(4), 2014 Aug 12 pii: e01438 – 14.

Ma, R., Morshed, S. A., Latif, R., Davies, T. F., 2015. Thyroid cell differentiation from murine induced pluripotent stem cells. Front. Endocrinol. (Lausanne). 2015, 6(56).

Macchiarini, P., Walles, T., Biancosino, C., Mertsching, H., 2004. First human transplantation of a bioengineered airway tissue. J. Thorac. Cardiovasc. Surg. 128, 638 – 641.

Matano, M., Date, S., Shimokawa, M., Takano, A., Fujii, M., Ohta, Y., et al., 2015. Modeling colorectal cancer using CRISPR-Cas9-mediated engineering of human intestinal organoids. Nat. Med. 21, 256 – 262.

McCarthy, M., Resnick, L., Taub, F., Stewart, R. V., Dix, R. D., 1991. Infection of human neural cell aggregate cultures with a clinical isolate of cytomegalovirus. J. Neuropathol. Exp. Neurol. 50, 441 – 450.

Medawar, P. B., 1948. Tests by tissue culture methods on the nature of immunity to transplanted skin. J. Cell Sci. 89, 239 – 252.

Mizumoto, H., Aoki, K., Nakazawa, K., Ijima, H., Funatsu, K., Kajiwara, T., 2008. Hepatic differentiation of embryonic stem cells in HF/organoid culture. Transplant Proc. 2008 40(2), 611 – 613.

Monier, B., Pélissier-Monier, A., Sanson, B., 2011. Establishment and maintenance of compartmental boundaries: role of contractile actomyosin barriers. Cell Mol Life Sci. 68 (11), 1897 1910. Available from: http://dx. doi. org/10. 1007/s00018-011-0668-8.

Morizane, R., Lam, A. Q., Freedman, B. S., Kishi, S., Valerius, M. T., Bonventre, J. V., 2015. Nephron organoids derived from human pluripotent stem cells model kidney development and injury. Nat. Biotechnol. 33, 1 193 – 1 200.

Moscona, A., 1952. Cell suspensions from organ rudiments of chick embryos. Exp. Cell Res. 3, 535 – 539.

Moscona, A., 1956. The development in vigtro of chimeric aggregates of dissociated embryonic chick and mouse cells. PNAS. 43, 184 – 194.

Moscona, A., Moscona, H., 1952. The dissociation and aggregation of cells from organ rudiments of the early chick embryo. J. Anat. 86, 287 – 301.

Murphy, J. B., 1912. Transplantability of malignant tumors to the embryos of a foreign species. JAMA. 59, 874 – 875.

Nadauld, L. D., Garcia, S., Natsoulis, G., Bell, J. M., Miotke, L., Hopmans, E. S., et al., 2014.

Metastatic tumor evolution and organoid modeling implicate TGFBR2 as a cancer driver in diffuse gastric cancer. Genome. Biol. 15 (8), 428, 2014 Aug 27.

Nesland, J. M., Sobrinho-Simões, M. A., Holm, R., Johannessen, J. V., 1985. Organoid tumor in the thyroid gland. Ultrastruct. Pathol. 9, 65 – 70.

Noël-Hudson, M. S., Dusser, I., Collober, I., Muriel, M. P., Bonté, F., Meybeck, A., et al., 1995. Human epidermis reconstructed on synthetic membrane: influence of experimental conditions on terminal differentiation. In. Vitro. Cell. Dev. Biol. Anim. 31, 508 – 515.

Petrosyan, A., Zanusso, I., Lavarreda-Pearce, M., Leslie, S., Sedrakyan, S., De Filippo, R. E., et al., 2016. Decellularized renal matrix and regenerative medicine of the kidney: a different point of view. Tissue. Eng. Part. B. Rev. 22(3), 183 – 192, 2016 Jun.

Preminger, G. M., Koch, W. E., Fried, F. A., Mandell, J., 1980. Utilization of the chick chorioallantoic membrane for in vitro growth of the embryonic murine kidney. Am. J. Anat. 1980 159(1), 17 – 24.

Pringle, S., Maimets, M., van der Zwaag, M., Stokman, M. A., van Gosliga, D., Zwart, E., et al., 2016. Human salivary gland stem cells functionally restore radiation damaged salivary glands. Stem Cells. 34(3), 640 – 652, 2016 Mar.

Qian, X., Nguyen, H. N., Song, M. M., Hadiono, C., Ogden, S. C., Hammack, C., et al., 2016. Brain-region-specific organoids using mini-bioreactors for modeling ZIKV exposure. Cell. 2016 Apr 21. pii: S0092-8674(16)30467-6. http://dx. doi. org/10. 1016/j. cell. 2016. 04. 032.

Risau, W., Sariola, H., Zerwes, H. G., Sasse, J., Ekblom, P., Kemler, R., et al., 1988. Vasculogenesis and angiogenesis in embryonic-stem-cell-derived embryoid bodies. Development. 1988 102 (3), 471 – 478.

Sachs, N., Clevers, H., 2014. Organoid cultures for the analysis of cancer phenotypes. Curr. Opin. Genet. Dev. 24, 68 – 73, 2014 Feb.

Sato, T., Vries, R. G., Snippert, H. J., van de Wetering, M., Barker, N., Stange, D. E., et al., 2009. Single Lgr5 stem cells build crypt-villus structures in vitro without a mesenchymal niche. Nature. 459 (7244), 262 – 265, May 14.

Saxen, L., 1988. Organogenesis of the Kidney. Cambridge University Press, Cambridge, United Kingdom.

Schwartz, M. P., Hou, Z., Propson, N. E., Zhang, J., Engstrom, C. J., Santos Costa, V., et al., 2015. Human pluripotent stem cell-derived neural constructs for predicting neural toxicity. Proc. Natl. Acad. Sci. U. S. A. 2015 112 (40), 12516 – 12521.

Shi, Q., Chien, Y. H., Leckband, D., 2008. Biophysical properties of cadherin bonds do not predict cell sorting. J. Biol. Chem. 283 (42), 28454 – 28463.

Sinagoga, K. L., Wells, J. M., 2015. Generating human intestinal tissues from pluripotent stem cells to study development and disease. EMBO J. 2015 34 (9), 1149 – 1163.

Song, J. J., Guyette, J. P., Gilpin, S. E., Gonzalez, G., Vacanti, J. P., Ott, H. C., 2013. Regeneration and experimental orthotopic transplantation of a bioengineered kidney. Nat. Med. 19, 646 – 651.

Spemann, H., Mangold, H., 1924. Induction of embryonic primordia by implantation of organizers from a different species. Roux's Arch. Entw. Mech. 100, 599 – 638.

Stabler, C. T., Lecht, S., Mondrinos, M. J., Goulart, E., Lazarovici, P., Lelkes, P. I., 2015. Revascularization of decellularized lung scaffolds: principles and progress. Am. J. Physiol. Lung. Cell. Mol. Physiol. 309, L1273 – L1285.

Steinberg, M. S., 1963. Reconstruction of tissues by dissociated cells. Some morphogenetic tissue movements and the sorting out of embryonic cells may have a common explanation. Science. 141, 401 – 408.

Sun, J., 2017. Intestinal organoids in studying host-bacterial interactions. Chapter 14 of this book.

Takasato, M., Er, P. X., Chiu, H. S., Maier, B., Baillie, G. J., Ferguson, C., et al., 2015. Kidney organoids from human iPS cells contain multiple lineages and model human nephrogenesis. Nature. 526, 564 – 568.

Thomson, J. A., Itskovitz-Eldor, J., Shapiro, S. S., Waknitz, M. A., Swiergiel, J. J., Marshall, V. S., et al., 1998. Embryonic stem cell lines derived from human blastocysts. Science. 282, 1145 – 1147.

Unbekandt, M., Davies, J. A., 2010. Dissociation of embryonic kidneys followed by reaggregation allows the formation of renal tissues. Kidney. Int. 77, 407 – 416.

van de Wetering, M., Francies, H. E., Francis, J. M., Bounova, G., Iorio, F., Pronk, A., et al., 2015. Prospective derivation of a living organoid biobank of colorectal cancer patients. Cell. 2015 161 (4), 933 – 945. Available from: http://dx. doi. org/10. 1016/j. cell. 2015. 03. 053.

Van Limbergen, J., Geddes, K., Henderson, P., Russell, R. K., Drummond, H. E., Satsangi, J., et al., 2015. Paneth cell marker CD24 in NOD2 knockout organoids and in inflammatory bowel disease (IBD). Gut. 64 (2), 353 – 354, 2015 Feb.

Vela, I., Chen, Y., 2015. Prostate cancer organoids: a potential new tool for testing drug sensitivity. Expert. Rev. Anticancer. Ther. 15, 261 – 263.

Weiss, P., Taylor, A. C., 1960. Reconstitution of complete organs from single-cell suspensions of chick embryos in advanced stages of differentiation. PNAS. 46, 1177 – 1185.

Willyard, C., 2015. The boom in mini stomachs, brains, breasts, kidneys and more. Nature. 523 (7562), 520 522, 2015 Jul 30 http://dx. doi. org/10. 1038/523520a.

Wilson, H. V., 1910. Development of sponges from dissociated tissue cells. Bull. US Bureau Fisheries 1910, 1 – 30.

Xinaris, C., Benedetti, V., Rizzo, P., Abbate, M., Corna, D., Azzollini, N., et al., 2012. In vivo maturation of functional renal organoids formed from embryonic cell suspensions. J. Am. Soc. Nephrol. 23, 1857 – 1868.

Yarandi, S. S., Peterson, D. A., Treisman, G. J., Moran, T. H., Pasricha, P. J., 2016. Modulatory Effects of Gut Microbiota on the Central Nervous System: How Gut Could Play a Role in Neuropsychiatric Health and Diseases. J NeurogastroenterolMotil. 22, 201 – 212.

Yin, Y., Bijvelds, M., Dang, W., Xu, L., van der Eijk, A. A., Knipping, K., et al., 2015. Modeling rotavirus infection and antiviral therapy using primary intestinal organoids. Antiviral. Res. 123, 120 – 131.

Yu, J., Vodyanik, M. A., Smuga-Otto, K., Antosiewicz-Bourget, J., Frane, J. L., Tian, S., et al., 2007. Induced pluripotent stem cell lines derived from human somatic cells. Science. 318, 1917 – 1920.

Yui, S., Nakamura, T., Sato, T., Nemoto, Y., Mizutani, T., Zheng, X., et al., 2012. Functional engraftment of colon epithelium expanded in vitro from a single adult Lgr51 stem cell. Nat. Med. 8, 618 – 623.

Zeng, Y., Win-Shwe, T-T., Itoh, T, Sone, H., 2017. A 3D neurosphere system using human stem cells for nanotoxicology studies. Chapter 11 of this book.

拓 展 阅 读

Cachat, E., Liu, W., Hohenstein, P., Davies, J. A., 2014. A library of mammalian effector modules for synthetic morphology. J. Biol. Eng. 8, 26. Available from: http://dx. doi. org/10. 1186/1754-1611-8-26.

Eglen, R. M., Randle, D. H., 2015. Drug Discovery Goes Three-Dimensional: Goodbye to Flat High-Throughput Screening?. Assay. Drug. Dev. Technol. 13 (5), 262 – 265, 2015 Jun.

Grobstein, C., 1955. Inductive interaction in the development of the mouisemetanephros. J. Exp. Zool. 130, 319 – 340.

Part **II**

类器官的构建

第二章

类器官的设计要素

原著：Richard J. McMurtrey

第一节 引 言

在现代医学领域,研究人员仍未能对多种神经系统疾病开展研究或进行治疗,因为现代医学几乎没有修复神经组织或恢复受损神经回路功能的方法。在活体神经组织或真实神经环境中,研究神经系统疾病的发病机理会受到很大限制,并且人类特有的疾病也无法在动物模型中开展研究。因此,来源于人体干细胞的神经类器官便成为解决这一系列问题的有力工具。在某些条件下,由患者干细胞制备而成的结构复杂的真实神经组织可用于神经发育机制、疾病机理、药理学、毒理学以及再生医学的研究。

构建神经类器官需要将干细胞悬浮于生物材料支架上,诱导后定向分化为神经胶质细胞系,最终形成与生物体内高度相似的神经组织(详见第八章和第十一章)。在某种程度上,神经元不仅可以在均质的生物材料支架上自组织排列(Lancaster et al.，2013),也可依据组织中更复杂的拓扑图和生物信息进行排列和组建(McMurtrey，2014)。当不使用生物材料支架时,细胞会简单地聚合生长,形成多细胞球体(Paşca et al.，2015)。因此,细胞的组建和分化既可由内在的程序化信号引导,也可以由生物材料支架和特定培养基配方等外部信号引导。

依据不同的分化方向,神经类器官可以再现大脑皮层、海马体、小脑、脊髓、视网膜和其他神经组织的基本特征(Lancaster et al.，2013；Meinhardt et al.，2014；Muguruma et al.，2015);并且,已被用于模拟小头畸形、自闭症、无脑症、神经退行性疾病以及寨卡病毒感染;还可以用来研究神经发育过程(Lancaster et al.，2013；Meinhardt et al.，2014；Muguruma et al.，2015；Bershteyn et al.，2017；Mariani et al.，2015；Choi et al.，2014；Dang et al.，2016；Mullard,2015；Kelava and Lancaster，2016 Jun 2；Wang et al.，2016)。大脑类器官可以再现神经发育过程中的结构特征以及表观基因的表达模式(Luo et al.，2016)。同样地,心脏、肺、胃、肠、肝、胰腺和肾脏等也具有相应的类器官系统。

神经类器官能形成不同类型的细胞和组织结构,所以每一种或每一批次的类器官都会有较大的差异。现有的类器官制备方案不能对细胞分化、区域化和确定细胞亚型提供精确指导,所以类器官常有多种结构和不同的细胞组成类型。干细胞有多向分化的潜能,当细胞信号、干细胞状态、代谢率、生长模式以及结构、材料、环境中的浓度梯度(例如,氧气和二氧化碳水平、大气压、pH 等)出现细微的差异便会导致不同的培养结果。因此,研究人员有必要深入了解类器官制备过程中每种元素对最终的细胞组成、组织结构与功能的影响。三维生物材料结构包含干细胞集合、分子信号、扩散梯度以及拓扑支架,对这些不同成分之间的相互作用机制的理解将有助于研究人员精细调控细胞组成类型和组织形成过程,提升制备复杂组织的能力。

第二节　设　计　要　素

设计方案应主要依据预期目标和所需的组织类型来确定。以下内容涵盖了设计方案所需的物理和生化要素,其中的每一部分都会影响干细胞的特性、分化和生长模式。干细胞生长或分化所需的生化因子可由细胞直接产生,也可由培养基或生物材料支架提供。无论是在体内或体外环境中,这些因子往往是通过细胞信号网络或基因表达网络来影响干细胞的生长发育过程和分化类型。此外,生物材料支架、拓扑结构、生物力学和扩散梯度等物理因素也被证实会影响细胞分化和组织结构的形成(McMurtrey,2014;Aurand et al.,2012;McMurtrey,2016a)。细胞一定包含一套复杂而精密的指导程序,才能一步步形成人体的组织和结构;生命如此珍贵,基因编码生命的机制也必然令人惊奇。因此,在未来的研究中需探索生物材料、结构排列、信号因子、模式支架、培养基和细胞成分的最优组合方式,以期真实再现生物体内的发育事件和组织结构。

一、扩散在类器官发育中的作用

细胞 3D 培养技术的出现使培养的组织能够具有先天组织的结构和功能,因为 3D 环境中细胞与胞外基质的相互作用比在 2D 环境中更加接近真实情况。同时,2D 表面培养体系不具备 3D 组织中的扩散限制。扩散限制导致营养元素或外源与内源因子不能及时运输进组织,从而产生空间浓度梯度。例如,通常越靠近细胞表面或营养源,气体或营养物质的浓度越高,反之则低;细胞分泌的生化信号分子和转录因子,通常在细胞中心达到最高密度。这些营养梯度包括:葡萄糖、氧气、氨基酸、脂肪酸或维生素等分子。当细胞进行新陈代谢消耗营养物质时,组织中浓度梯度的结构就会随之改变(见图 2.1)(McMurtrey,2016b),并且细胞对该营养物质的利用率也会降低。营养物质的质量运输限制是 3D 组织大小受到扩散限制的主要原因之一,也是植入组织在培养或植入体内期间经常发生细胞死亡的主要原因之一。

扩散梯度在自然发育过程中也发挥重要作用,如影响细胞分化或维持分化潜能,影响细胞代谢、轴模式(axis patterning)、自组织和组织结构区域化(regionalization of tissue architecture)等过程。虽然对组织形态形成过程中涉及的细胞程序了解甚少,但是多年前研究者就发现,发育中的昆虫组织细胞具有检测并响应时空、方向以及局部浓度梯度的陡

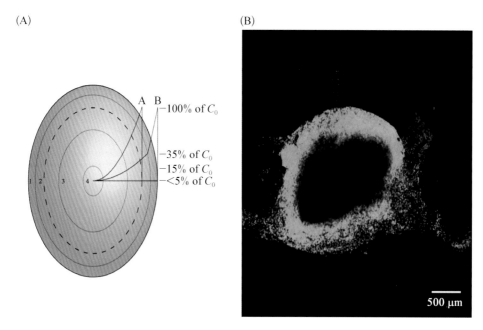

图 2.1

类器官中代谢气体或营养物质的浓度梯度分布示例,以及浓度梯度随细胞分布的变化情况。曲线 A 表示:在培养基中以某一浓度施加营养素(其浓度记为 C_0),则该营养素在细胞分布均匀的类器官中的扩散情况。细胞能够以恒定速率代谢该营养元素,所以当类器官的尺寸超过最大直径时(如虚线所示),处于中央的细胞会缺少营养,进而导致类器官的生长受到限制。曲线 B 表示:当 85% 的类器官细胞被仅放置于球体的外半时营养梯度的变化情况。在这种情况下,类器官的最大直径增加了 30%,所以这部分解释了在大脑发育过程中,神经元迁移到神经上皮外侧皮层的好处。(B)人源 iPSCs 制备的大脑类器官。该类器官具有由分化的神经元组成的皮层结构(绿色染料:TUJ1 βIII-tubulin,蓝色染料:Hoechst nuclear stain)。图片引自 McMurtrey, R. J., 2016b.

度(steepness)或斜率(slope)的能力(Lawrence,1992)。虽然许多发育机制尚未完全阐明,但扩散动力学对细胞和组织功能的重要作用显而易见,所以深入了解这些过程有助于工程化结构更加精确,同时也使气体、营养物质、信号因子和其他物质的浓度更加明确和可控。

　　这是几个扩散现象影响生物体的示例:特定浓度的气体和营养元素可以控制干细胞表观遗传的状态,该状态与细胞代谢、营养物质消耗和细胞分化密切相关。干细胞,包括预制的多能干细胞(pluripotent stem cells,PSCs)、神经干细胞(neural stem cells,NSCs)、间充质干细胞(mesenchymal stem cells,MSCs)和造血干细胞(hematopoietic stem cells,HSCs),倾向于厌氧(糖酵解)代谢;而成熟细胞倾向于有氧(氧化)代谢,且表观遗传和代谢状态会直接影响干细胞的干性维持和分化(Teslaa and Teitell,2015;Ito and Suda,2014)。无论是在胚胎干细胞还是体细胞重编程获得的干细胞中,代谢状态对于干细胞并非是一种被动结果,而是"干细胞"状态中程序化的一部分(Ezashi et al.,2005;Varum et al.,2011;Mathieu et al.,2014)。反之,气体或营养物质等环境限制因素可以上调糖酵解过程,从而影响干细胞状态和重编程效率。这些效应是通过多种信号途径来介导的,其中包括:缺氧诱导因子(hypoxia-inducible factors,HIFs)、AMP 激酶(AMP-kinase,AMPK)、哺乳动物雷帕霉素靶蛋白复合物(mammalian target of rapamycin complex,mTORC),其下游靶点基因与干细胞维持和重编程靶点基因相同,包括:*OCT4*、*WNT*、*NANOG*、*KLF4*、*MYC*、*NOTCH*、*SOX2*、*LIN28* 等。这些数据表明,组织中的干细胞更有可能位于缺氧区域,如球型类器官的中心。氧气水平也可以决定神经元的分化命运(Xie et al., 2014; Ortega et al., 2016; Gustafsson et al., 2005)。因此,氧气、葡萄糖和其他营养物质、代谢物和代谢因子的环境浓度可以直接影响干细胞的状态以及周围细胞的特性(McMurtrey, 2016b)。

组织中扩散梯度的"形状"(指扩散物在某一区域内浓度的分布情况)取决于以下几个因素:扩散物的浓度及其随时间的生产率;基质或组织中的扩散率;细胞在组织中的分布情况;扩散物是否参与代谢,是否遵循零阶、一阶或者其他动力学规律;扩散物如何穿过介质和组织之间的界面;不同组织隔室之间、组织与环境之间的边界条件;扩散物主要是在一维、二维还是三维中移动;以及扩散物是否无限供应(如环境氧气)或仅有限供应(如静态培养基中的葡萄糖)。

预测这些扩散梯度的相关函数方程已经被推导出来,并以解析形式表示(McMurtrey, 2016b, 2017)。一般来说,无论扩散是在一维、二维还是三维的空间进行,无限均匀介质中不参与代谢且供给有限的扩散物的空间分布情况遵循高斯曲线,并且在离供给源较远的地方浓度降低。同样地,供给相对无限的非代谢扩散物的浓度分布曲线在一维中呈互补误差函数("erfc")的形式,在二维(圆柱形)扩散中呈贝塞尔(Bessel)函数(第一类,零阶)的形式,在三维(球面)扩散中则为双曲线形式。无论在一维、二维还是三维空间中,相同条件下,扩散物若为零级动力学代谢,则其浓度在空间中呈抛物线下降趋势;若为一阶代谢,则其浓度在空间中呈双曲正弦函数状分布。因此,类器官中不同的位置和局部浓度梯度分布会对细胞产生不同的影响。

二、分子梯度源的区域化

值得注意的是,细胞具有用来生存、分化、形成轴模式、组建组织以及形成记忆和构建思维网络的机制。细胞中的"算法"能够精确地指导细胞分泌信号分子和转录因子,促进细胞间交流,进而指导轴模式、细胞特化(cell specialization)、组织构建(tissue architecture)和器官形态(organ shape)。据研究表明,大量细胞间信号分子可以指导神经组织的发育,其中一部分信号分子在组织中形成浓度梯度,包括营养因子、轴突导向因子、迁移信号以及许多对细胞和组织发育产生高度特异性影响的因素。

无论是在昆虫还是哺乳动物的自然组织中,区域发育都是由生物体内信号因子的区室化梯度介导的。虽然扩散动力会限制营养物质的大量运输,但这种动力在发育过程中也是需要的,甚至是必不可少的,因为它们介导了重要的细胞信号分子梯度。细胞周围的生物材料会形成扩散阻力导致细胞分泌物在细胞内积累,这表明大体积的细胞结构和生物材料会自发介导内源产生的分子梯度。尤其是在神经系统的发育过程中,局部浓度梯度调控大脑和脊髓中区域化的方方面面。多种神经营养因子的浓度梯度,例如,音猬因子(sonic hedgehog, SHH)、wnt 蛋白(wnt protein, WNT)、骨形态发生蛋白(bone morphogenic protein, BMP)、成纤维细胞生长因子(fibroblast growth factor, FGF)、维甲酸(retinoic acid,

RA)、颤蛋白(reelin,RELN)和趋化因子配体(chemokine ligands)等,可以调控神经组织的发育(Muguruma et al., 2015;McMurtrey, 2016a)。因此,细胞 3D 培养可以更好地介导细胞间的程序化信号分子和浓度梯度,更有利于细胞分化和自组织过程。

调节自然发育的因子也可用于指导合成组织和培养细胞的发育。应当认识到,许多因子并非只导致单一的细胞命运或单一的分类效应,它们通常协同作用来调控下游复杂的生物学效应,并且每个因子的施加时间和使用浓度的不同会导致不同的结果(McMurtrey, 2016a, 2017)。神经组织腹侧化(ventralization)可由音猬因子、Smo 激动剂(smoothened agonist,SAG)、嘌呤胺(purmorphamine)等诱导,而背侧化(dorsalization)则由 WNT、骨形态发生蛋白 4(bone morphogenic protein 4,BMP4)或环巴胺(cyclopamine)诱导;WNT、BMP、FGF2 或 nodal 等蛋白可诱导尾侧命运(caudal fate),其抑制剂可诱导头部命运(rostral fate)。BMP 抑制剂(如 dorsomorphin, noggin, chordin 以及 follistatin)和转化生长因子(transforming growth factor,TGF)-β 抑制剂(如 SB-431542 或 lefty)可促进干细胞向神经组织分化。FGF 可以通过抑制 BMP 和 TGF 信号通路来诱导神经元命运,但其本身也可依据时间和环境条件独立促进神经诱导、促进增殖、促进尾化或腹化(McMurtrey, 2016a;Yan et al., 2016;Bejoy et al., 2016)。FGF19 和 CXCL12(SDF1)可用于诱导小脑分化(Muguruma et al., 2015)。其他转录因子之间互相具有负反馈效应,如:Pax6 和 Emx2 可调控皮层的空间特性、Emx2 促进中间尾部区域的形成,而 Pax6 促进外侧头部区域的形成、FGF8 可抑制 Emx2、Pax6 受 SHH 信号的抑制。

同样,高浓度维甲酸可以诱导神经前体细胞向尾侧的表型转化。维甲酸也可以诱导 SHH 的活性,这两种因子相互作用可以促进神经管的底壁产生底板。维甲酸和 WNT 也可以通过改变基因启动子的组合方式来相互作用,进而驱动干细胞的各种分化信号。RA 和 RELN 可作为神经干细胞的迁移引导信号,促进神经向皮层迁移。迁移可以使皮层和海马层得到填充、增加脑回,并且有利于建立丰富的皮层内连接(McMurtrey, 2016a)。在水凝胶中添加吸引性或排斥性的轴突导向因子,如 netrins、slits、semaphorins 和 ephrins,可以调控神经通路的形成。

类器官的构建需要整合内在或外在多种因子来模拟体内自然发育中的各种情况。在水凝胶的某一区域内,以特定的浓度或特定的摩尔量添加或悬浮某一扩散剂,就可以形成具有生物化学极性的区域。这一区域可以帮助分子在组织结构中形成富集区域。例如,球状类器官的上半部分可以富集头部诱导因子,下半部分则主要为尾部诱导因子;同样,球体中也可分布有腹-背梯度或外侧-内侧-外侧梯度。

生物材料的区室化可以通过在较大的球体中嵌入球形小室来实现,也可通过隔间的逐层组装来实现。例如,包裹有类器官的水凝胶外层,在这样的外层中添加信号因子,如维甲酸,可以产生球外部高内部低的浓度梯度,从而模仿体内由脑膜发出的调控神经组织扩张和迁移的神经发育信号。类似地,在球型组织构建过程中,水凝胶外层可以一半添加 RELN,另一半添加 RA,从而形成一种能够提供双向分子梯度分泌模式的双极化组织结构。之前列出的其他分子的添加浓度梯度也可应用于水凝胶中的细胞,以维持干细胞特性、提供营养支持、促进干细胞诱导和分化、细胞生长、迁移、附着、增殖、细胞活性、组织模式和区域化等效果，或促进神经发育、皮质化、头化、尾化、腹化或背化等其他预期效果。

所以，在处于控制条件下的合成组织中，用于细胞分化和释放信号因子的细胞程序可以得到重现，值得深入探究。通过激活相同的细胞信号，并且复制分子的极性区域来构建局部浓度梯度，隔室水凝胶结构就可以促进复杂的神经结构以及相互连接的神经网络的形成。重现自然 3D 培养环境中的扩散性分化信号和分化过程，对形成中枢神经组织的头部-尾部，腹部-背部，内侧-外侧以及许多更复杂的结构至关重要（见图 2.2）。目前尚未探明外部信号可以调控多少细胞程序，也不清楚拮抗信号或复杂信号如何影响组织命运，但可以肯定的是这些信号能够影响和指导发育过程。在类器官中使用多种信号因子和不同的浓度进行实验，可以明确这些因子在发育中的作用，也能够使细胞亚型的分化结果和特定组织的形成结果更加可控。尽管这些相互交织的信号通路非常复杂，目前对神经发育的许多阶段和机制也知之甚少，但是精心设计的类器官模型可以增加工程化组织的类型、结构和功能，帮助我们更好地了解这些复杂的过程。

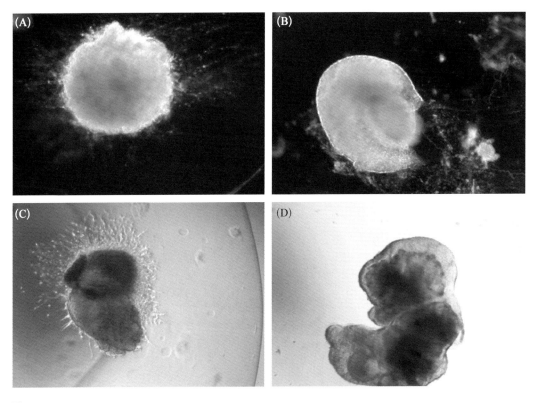

图 2.2

（A）由人源 iPSCs 分化而成的神经元组成的大脑类器官可沿着水凝胶中的功能性纳米丝迁移。（B）细胞化的水凝胶借助纳米纤维形成折叠状的皮层样或海马样结构。（C）生物材料的组成成分以及生物信号因子的种类会对类器官球体中的 iPSCs 分化产生不同的影响——在介导神经分化的培养基中，具有双向梯度的水凝胶球体生长出大量的轴突结构。（D）在生物材料中，iPSCs 组织周围延伸有一层透明的区域性神经上皮，将来可发育成迷你大脑皮层。图片引自 McMurtrey，R. J.，2016a.

三、生物材料的组成

生物材料水凝胶为 3D 结构提供了水介质，同时可以支持细胞培养。水凝胶可由合成多聚物或天然生物材料组成，例如，在天然细胞外基质中发现的胶原蛋白、透明质酸、基质胶或 Engelbreth -Holm -Swarm 肉瘤基质等物质。水凝胶也可由修饰的天然聚合物和合成聚合物任意组合而成。天然物质包括透明质酸、壳聚糖、胶原蛋白、明胶、海藻酸钠、琼脂糖、纤维素、肝素、蚕丝、血纤维蛋白（fibrin）、纤维粘连蛋白（fibronectin）、玻连蛋白（vitronectin）和层粘连蛋白（laminin）以及许多其他类型的蛋白多糖、糖胺聚糖、糖蛋白或氨基酸聚合物。透明质酸是存在于神经组织中的一种天然聚合物，具有良好的生物相容性，经修饰后可以发生交联或具有其他功能。已有研究表明，透明质酸能够提高移植入中枢神经系统中的神经干细胞的存活率（Moshayedi and Carmichael，2013；Liang et al.，2013）。壳聚糖等其他聚合物也可通过对某些化学基团进行功能化修饰来实现在水凝胶支架中的特定功能。合成聚合物包括聚乳酸、聚乙醇酸、聚乙二醇、聚己内酯等，这些聚合物可以对其官能团进行进一步修饰。胚状体植入名为基质胶（Matrigel）的生物材料基质后能生长成传统的大脑类器官。该基质胶含有多种蛋白质，如层粘连蛋白、胶原蛋白、巢蛋白（entactin）和硫酸乙酰肝素蛋白多糖（heparan sulphate proteoglycans）等。在未来，需要用更具体和精确的水凝胶聚合物，以及更一致且更具有针对性的方式来构建类器官（与传统的由多种蛋白质组成的类器官水凝胶不同）（Bento et al.，2016）。

此外，组织工程的一个主要目的是增强组织中分子、细胞和结构特征的微图案化能力，最好是通过组织中各种复杂的相互作用因素来实现（见图 2.3）。扩散性的信号分子可以极大地影响细胞模式，同时细胞模式反过来又可影响信号分子。目前，生物材料的设计可以与由物理扩散模型预测的分子信号梯度相结合。此外，生物材料还提供了类似于天然组织的 3D 培养环境，再现了细胞外基质的关键特征和功能，如引导细胞组建、介导细胞附着、支持贴壁依赖性生长、影响细胞相互作用和细胞网络的形成、模拟组织中的生物力学特征、提供细胞分化条件以及其他信号功能、防止细胞被冲刷到周围的液体中、在组织样培养基中保存重要的信号因子和维持扩散梯度等。因此，生物材料应针对特定的功能进行选择和设计，如满足组织培养的特定需求、复制某一组织中特定的组成成分、诱导特定的细胞谱系、最大限度地提高细胞的存活率、重现先天发育事件或者优化合成组织与受损或死亡组织的整合等。

水凝胶内的功能支架可用于创建复杂的细胞结构，帮助再现自然状态下复杂的神经连接。例如，由多巴胺能神经元和胆碱能神经元组成的人工基底核之间的连接，海马神经元的不同亚型之间的连接，不同皮层之间的神经元连接，或脊髓中各种上行、下行或交叉束之间的连接。纳米纤维结构可以在嵌入水凝胶之前组装，也可在水凝胶聚合时借助外部支架组装（McMurtrey，2014）。例如，三维丝状结构可以先在外部支架上进行组装，然后嵌入细胞化的水凝胶中以引导神经轴突的三维延伸，从而形成与先天模式一致的神经组织结构。纤维可以介导信号因子或药理学试剂与受体细胞相互作用，也可以扩散到水

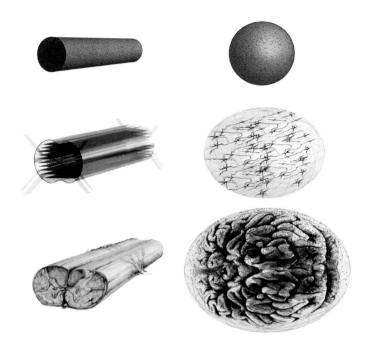

图 2.3

3D 生物材料支架的一般概念。培养于 3D 生物材料支架中的干细胞可以分化成一系列不同类型的细胞或形成组织结构。这些类器官可以用作研究神经发育的模型和神经系统疾病的工具,未来甚至有望用于再生疗法。图片引自 McMurtrey, R. J. , 2015.

凝胶中对周围细胞产生作用。纤维本身可以洗脱或存储药物,例如,在纤维制备的过程中,将药物沉积到纤维聚合物的溶液里,或者将化合物直接与纤维聚合物进行耦合,使药物更永久地附着在纤维上。水凝胶也可以通过添加各种受体、导向分子或胞外基质基团来获得更多的功能。

生物材料可能有助于提高神经系统,尤其是中枢神经系统中细胞疗法的治疗效果。因为在中枢神经系统中,植入的神经胶质细胞难以存活、整合以及停留在预定的植入部位。相比于植入分离细胞,直接植入工程化的组织会更有利于再现和恢复许多组织和器官的功能。在未来,如果将 3D 类器官用于疾病治疗,应该考虑支架材料的生物相容性。为了最大程度地降低异物反应(foreign body reaction),需要使用无外源化学成分(xeno-free),且与先天组织的结构、机械和分子特征相匹配,可以安全生物降解,同时支持细胞整合到宿主组织中的生物材料。例如,调节水凝胶聚合物的浓度、改变所用聚合物的类型或化学交联程度可以调节水凝胶的刚度和弹性,使其能够适应具有不同特性的组织。刚度和弹性等力学性能会影响细胞的分化命运,例如,较软的支架(弹性模量为 0.1-1 kPa)有利于神经元的形成,而较硬的支架(弹性模量为 1-10 kPa)则有利于星形胶质细胞的形成(Aurand et al. , 2012)。人工组织的硬度也会影响其生物相容性,不适宜的弹性模量不仅会导致植入的组织解体,还会增强炎症和异物反应。聚合物的性质、密度和交联度会影响移植组织的降解率。移植组织的降解时间应控制在合适的范围内,既不可过早降解从而影响该组织的生长和在天然组织中的整合;降解周期也不可太长从而刺激和干扰天然组织。某些生物材料可以通过自身固有的信号机制抑制炎症反应,也可优化组织环境,促进组织再生。此外,在组织移植之前,应使用标准化且准确的方式判断所有细胞的类型和状态,进而保证植入组织的安全性。

最近关于在动物模型中使用生物材料的研究已经显示了几种潜在的治疗效果。例如,在脊髓损伤的小鼠模型中,聚合基质支架可提高间充质干细胞的存活率和植入率,也有助于小鼠恢复运动感觉,促进血管生成和降低炎症效应(Ropper et al.,2017)。生物材料还可以提高神经系统植入细胞的存活率和整合能力,促进轴突的产生和再生,增加受损神经的神经连接(Moshayedi and Carmichael,2013;Hakim et al.,2015;Lu et al.,2012;Carlson et al.,2016;Cook et al.,2016)。

第三节　面临的挑战

类器官的设计目标是增加合成组织的类型和结构,并提高合成组织的一致性。更加复杂的类器官可用于构建疾病模型,其中包括神经退行性疾病、神经遗传和发育疾病、传染病、癌症和肿瘤、缺血性损伤、创伤性损伤等。类器官也可用于药物高通量筛选。在未来,类器官还可能作为潜在的移植组织,移植入因帕金森病、亨廷顿病等,或由中风、创伤性脑损伤、脊髓损伤等导致的退化或受损部位(Choi et al.,2014;Carballo-Molina et al.,2016;Tang-Schomer et al.,2014;McMurtrey,2015)。这种方法虽然可以克服传统细胞疗法的许多缺陷(如细胞存活、迁移和结构的建立),但是也会给细胞和组织的持续分化带来新的困难。因此,在这些技术用于临床之前,还有很多工作需要完善。

构建准确且均一的功能性细胞网络仍然是一项挑战。突触结构依赖于多种细胞协同工作,包括兴奋性神经元、抑制性神经元以及星形胶质细胞。这些细胞具有不同的发育时间和发育地点,所以如何合理地诱导细胞进而协调神经网络、模拟神经电路是一个复杂且未解的难题。在类器官构建的过程中,模式化的生物材料和轴突诱导条件可以帮助研究人员寻找解决以上难题的办法,并且可用于研究突触的形成机制。例如,在真实 3D 环境中,轴突和树突如何在大量神经元中寻找合适的靶点,以及突触修剪调节机制,突触结构形成发育机制。此外,类器官中的合成通路可用于研究天然的神经通路行为和各种编码机制。

神经类器官技术需要克服的另一个瓶颈是营养物质进入组织时的扩散限制。虽然,增加组织对营养物质的渗透率和组织周围营养物质的供应、减小组织的厚度或大小、尽可能地降低营养物质的代谢等方法可以使该问题得到一定程度的改善,但是这些措施又会影响组织的结构。在理想状态下,某种结构的集成血管系统可以将营养物质灌注进组织中,例如人工空心微丝管灌注系统、或实际的血管细胞结构。不过扩散限制也可应用在未来的细胞疗法等领域,因为在应激或低氧条件下培养干细胞可以提高其在缺血损伤中或体内移植后的存活率,这种现象叫做"状态调节"(conditioning)(Sart et al.,2014;

McMurtrey and Zuo，2010）。在氧气受限的球体类器官中培养干细胞有助于调节细胞状态，使其适应随后的损伤，但是该研究的临床意义尚未阐明。

总而言之，细胞组织设计需要全面综合考虑，包括所有元素之间的相互作用。依据所需的组织类型、功能以及预期应用，认真思考所需的细胞类型、生物材料、信号因子、浓度梯度和培养基配方的所有特征要求。神经类器官是一个崭新的研究领域，它开辟了许多新的途径来帮助我们开展大脑和脊髓的发育学和病理学研究，也使得人们能够去了解多种神经性疾病，并推动治疗进展。

利 益 声 明

作者无相关利益冲突。作者正在申请相关研究的专利。

译者：王溢贤　陈磊

参 考 文 献

Aurand, E. R., Lampe, K. J., Bjugstad, K. B., 2012. Defining and designing polymers and hydrogels for neural tissue engineering. Neurosci. Res. 72, 199－213.

Bejoy, J., Song, L., Li, Y., 2016. Wnt-YAP interactions in the neural fate of human pluripotent stem cells and the implications for neural organoid formation. Organogenesis. 12(1), 1－15.

Bento, A. R., Quelhas, P., Oliveira, M. J., Pêgo, A. P., Amaral, I. F., 2016. Three-dimensional culture of single embryonic stem-derived neural/stem progenitor cells in fibrin hydrogels: neuronal network formation and matrix remodelling. J. Tissue. Eng. Regen. Med. 11(12), 3494－3507.

Bershteyn, M., Nowakowski, T. J., Pollen, A. A., Di Lullo, E., Nene, A., Wynshaw-Boris, A., et al., 2017. Human iPSC-derived cerebral organoids model cellular features of lissencephaly and reveal prolonged mitosis of outer radial Glia. Cell. Stem. Cell. pii: S1934-5909(16)30463-5.

Carballo-Molina, O. A., Sánchez-Navarro, A., López-Ornelas, A., Lara-Rodarte, R., Salazar, P., Campos-Romo, A., et al., 2016. Semaphorin 3C released from a biocompatible hydrogel guides and promotes axonal growth of rodent and human dopaminergic neurons. Tissue. Eng. Part. A. 22(11－12), 850－861.

Carlson, A. L., Bennett, N. K., Francis, N. L., Halikere, A., Clarke, S., Moore, J. C., et al., 2016. Generation and transplantation of reprogrammed human neurons in the brain using 3D microtopographic scaffolds. Nat Commun. 7, 10862, 17.

Choi, S. H., Kim, Y. H., Hebisch, M., Sliwinski, C., Lee, S., D'Avanzo, C., et al., 2014. A three-dimensional human neural cell culture model of Alzheimer's disease. Nature. 515(7526), 274－278, 13.

Cook, D. J., Nguyen, C., Chun, H. N., Llorente I, L., Chiu, A. S., Machnicki, M., et al., 2017. Hydrogel-delivered brain-derived neurotrophic factor promotes tissue repair and recovery after stroke. J. Cereb. Blood. Flow. Metab. 37(3): 1030－1045.

Dang, J., Tiwari, S. K., Lichinchi, G., Qin, Y., Patil, V. S., Eroshkin, A. M., et al., 2016. Zika Virus Depletes neural progenitors in human cerebral organoids through activation of the innate immune receptor TLR3. Cell. Stem. Cell. pii: S1934-5909(16)30057-1.

Ezashi, T., Das, P., Roberts, R. M., 2005. Low O2 tensions and the prevention of differentiation of hES cells. Proc. Natl. Acad. Sci. U. S. A. 102(13), 4783－4788.

Gustafsson, M. V., Zheng, X., Pereira, T., Gradin, K., Jin, S., Lundkvist, J., et al., 2005. Hypoxia requires notch signaling to maintain the undifferentiated cell state. Dev. Cell. 9(5), 617 – 628.

Hakim, J. S. , Esmaeili Rad, M. , Grahn, P. J. , et al. , 2015. Positively charged oligo[poly(ethylene glycol) fumarate] scaffold implantation results in a permissive lesion environment after spinal cord injury in rat. Tissue. Eng. Part. A. 21(13 – 14), 2099 – 2114.

Ito, K. , Suda, T. , 2014. Metabolic requirements for the maintenance of self-renewing stem cells. Nat. Rev. Mol. Cell. Biol. 15(4), 243 – 256.

Kelava, I. , Lancaster, M. A. , 2016. Stem cell models of human brain development. Cell. Stem. Cell. 18 (6), 736 – 748.

Lancaster, M. A. , Renner, M. , Martin, C. A. , Wenzel, D. , Bicknell, L. S. , Hurles, M. E. , et al. , 2013. Cerebral organoids model human brain development and microcephaly. Nature. 501(7467), 373 – 379, 19.

Lawrence, P. , 1992. The Making of a Fly: The Genetics of Animal Design. Blackwell Scientific Publications, Oxford, United Kingdom.

Liang, Y. , Walczak, P. , Bulte, J. W. , 2013. The survival of engrafted neural stem cells within hyaluronic acid hydrogels. Biomaterials. 34, 5521 – 5529.

Lu, P. , Wang, Y. , Graham, L. , et al. , 2012. Long-distance growth and connectivity of neural stem cells after severe spinal cord injury. Cell. 150(6), 1264 – 1273.

Luo, C. , Lancaster, M. A. , Castanon, R. , Nery, J. R. , Knoblich, J. A. , Ecker, J. R. , 2016. Cerebral Organoids Recapitulate Epigenomic Signatures of the Human Fetal Brain. Cell Rep. 17 (12), 3369 – 3384, 20.

Mariani, J. , Coppola, G. , Zhang, P. , et al. , 2015. FOXG1-dependent dysregulation of GABA/glutamate neuron differentiation in autism spectrum disorders. Cell. 162(2), 375 – 390.

Mathieu, J. , Zhou, W. , Xing, Y. , Sperber, H. , Ferreccio, A. , Agoston, Z. , et al. , 2014. Hypoxia-inducible factors have distinct and stage-specific roles during reprogramming of human cells to pluripotency. Cell. Stem. Cell. 14 (5), 592 – 605.

McMurtrey, R. J. , 2014. Patterned and functionalized nanofiber scaffolds in 3-dimensional hydrogel constructs enhance neurite outgrowth and directional control. J. Neural. Eng. 11, 066009.

McMurtrey, R. J. , 2015. Novel advancements in three-dimensional neural tissue engineering and regenerative medicine. Neural Regen. Res. 10(3), 352 – 354.

McMurtrey, R. J. , 2016a. Multi-compartmental biomaterial scaffolds for patterning neural tissue organoids in models of neurodevelopment and tissue regeneration. J Tissue Eng. 7; 7: 2041731416671926.

McMurtrey, R. J. , 2016b. Analytic models of oxygen and nutrient diffusion, metabolism dynamics, and architecture optimization in three-dimensional tissue constructs with applications and insights in cerebral organoids. Tissue Eng. Part C 22(3), 221 – 249.

McMurtrey, R. J. , 2017. Roles of diffusion dynamics and molecular concentration gradients in cellular differentiation and three-dimensional tissue development. Stem Cells Dev 26(18), 1293 – 1303.

McMurtrey, R. J. , Zuo, Z. , 2010. Isoflurane preconditioning and postconditioning in rat hippocampal neurons. Brain. Res. 1358, 184 – 190, 28.

Meinhardt, A. , Eberle, D. , Tazaki, A. , Ranga, A. , Niesche, M. , Wilsch-Bräuninger, M. , et al. , 2014. 3D reconstitution of the patterned neural tube from embryonic stem cells. Stem Cell Reports. 3 (6), 987 – 999, 9.

Moshayedi, P. , Carmichael, S. T. , 2013. Hyaluronan, neural stem cells and tissue reconstruction after acute ischemic stroke. Biomatter. 3(1), e23863.

Muguruma, K. , Nishiyama, A. , Kawakami, H. , Hashimoto, K. , Sasai, Y. , 2015. Selforganization of polarized cerebellar tissue in 3D culture of human pluripotent stem cells. Cell Rep. 10 (4), 537 – 550, 3.

Mullard, A. , 2015. Stem-cell discovery platforms yield first clinical candidates. Nat. Rev. Drug. Discov. 14

(9), 589 - 591, 1.

Ortega, J. A., Sirois, C. L., Memi, F., Glidden, N., Zecevic, N., 2016. Oxygen Levels Regulate the Development of Human Cortical Radial Glia Cells. Cereb. Cortex. 2016, 1 - 17.

Paşca, A. M., Sloan, S. A., Clarke, L. E., Tian, Y., Makinson, C. D., Huber, N., et al., 2015. Functional cortical neurons and astrocytes from human pluripotent stem cells in 3D culture. Nat. Methods. 12(7), 671 - 678.

Ropper, A. E., Thakor, D. K., Han, I., Yu, D., Zeng, X., Anderson, J. E., et al., 2017. Defining recovery neurobiology of injured spinal cord by synthetic matrix-assisted hMSC implantation. Proc. Natl. Acad. Sci. U. S. A.

Sart, S., Ma, T., Li, Y., 2014. Preconditioning stem cells for in vivo delivery. Bioresearch Open Access 3, 137 - 149.

Tang-Schomer, M. D., White, J. D., Tien, L. W., Schmitt, L. I., Valentin, T. M., Graziano, D. J., et al., 2014. Bioengineered functional brain-like cortical tissue. Proc. Natl. Acad. Sci. U. S. A. 111 (38), 13811 - 13816, 23.

Teslaa, T., Teitell, M. A., 2015. Pluripotent stem cell energy metabolism: an update. EMBO J. 34(2), 138 - 153, 13.

Varum, S., Rodrigues, A. S., Moura, M. B., Momcilovic, O., Easley IV, C. A., RamalhoSantos, J., et al., 2011. Energy metabolism in human pluripotent stem cells and their differentiated counterparts. PLoS One. 6(6), e20914.

Wang, L., Hou, S., Han, Y. G., 2016. Hedgehog signaling promotes basal progenitor expansion and the growth and folding of the neocortex. Nat. Neurosci. 19 (7), 888 - 896.

Xie, Y., Zhang, J., Lin, Y., Gaeta, X., Meng, X., Wisidagama, D. R., et al., 2014. Defining the role of oxygen tension in human neural progenitor fate. Stem Cell Rep. 3(5), 743 - 757, 11.

Yan, Y., Bejoy, J., Xia, J., Guan, J., Zhou, Y., Li, Y., 2016. Neural patterning of human induced pluripotent stem cells in 3-D cultures for studying biomolecule-directed differential cellular responses. Acta. Biomater. 42, 114 - 126.

第三章

肠道类器官：
实验室中的迷你肠道

原著：Tamara Zietek，Eva Rath

第一节 引 言

2009 年，Sato 等首次报道了肠道类器官长期体外培养方法的建立（Sato et al.，2009），为肠道生物学的研究提供了强有力的工具。长期以来，肠上皮细胞（intestinal epithelial cells，IECs）被认为是代谢和免疫稳态的重要调节因子（Pitman and Blumberg，2000；Rath and Haller，2011），同时在营养吸收中发挥重要作用，但肠道的体外研究一直存在困难（Whitehead and Robinson，2009）。原代培养的肠上皮细胞在体外会迅速开始凋亡，仅可在有限的时间内培养；而有些特殊类型的细胞在原代培养中分化较差，成活时间短，可获得的信息有限，因此原代培养的应用受到了限制。肠上皮细胞系虽与原代培养不同，可长期培养，但细胞系多存在基因修饰且多为肿瘤组织来源，无法提供充足的肠上皮本身的生理特征。而且，多数细胞系仅为肠上皮中单一细胞亚型来源，进一步限制了细胞系用于上皮细胞中复杂的细胞间相互作用研究的可能性。

相比之下，肠道类器官可持续培养数年，同时包含所有类型的肠上皮细胞，包括干细胞、分泌黏蛋白的杯状细胞、分泌抗菌肽的潘氏细胞（Paneth cells）、tuft 细胞、分泌激素的肠内分泌细胞（enteroendocrine cells，EECs）及肠上皮吸收细胞（Sato et al.，2009）。通过在培养基中添加肿瘤坏死因子（tumor necrosis factor，TNF）家族成员 RANKL，肠道类器官甚至可诱导产生 M 细胞（de Lau et al.，2012）。在长期的培养过程中，类器官可维持各类细胞的位点特异性及基因的表达（Middendort et al.，2014）。因此，类器官可较准确地反映哺乳动物肠上皮的主要特性，可广泛应用于各类研究中。

肠道类器官几乎适用于所有用于分析细胞及组织样本的实验方法（Sato and Clevers，2013a），包括免疫组化、免疫荧光、原位杂交（Mahe et al.，2013）、基因和蛋白的表达分析（如 RNAseq 和质谱分析）（VanDussen et al.，2015）、活细胞成像（Zietek et al.，2015）、代谢分析（如高分辨率细胞呼吸测定）。关于基因操控的所有分子生物学技术也可用于肠道类器官，如类器官可转染 CRISPER/Cas9、DNA 及小干扰 RNA，可感染重组病毒，可用于 CreERT2 体系，通过在培养基中加入他莫昔芬即可敲除加入 flox 序列的等位基因

（Berger et al.，2016；Sato and Clevers，2013a）。

肠道类器官培养体系的建立推动了胃肠道发生发展及病理学中的干细胞及分子生物学研究。随着肠道类器官的广泛应用，新的应用领域也在不停拓展。作为可准确反映体内生理特征的体外培养体系，肠道类器官可有助于显著减少研究所需的动物数量。

一、肠道的发育、结构及功能

肠道在功能和解剖学上分为小肠和大肠。小肠由十二指肠、空肠和回肠组成，而大肠由盲肠（包括阑尾）和结肠组成，结肠可进一步分为升结肠、横结肠、降结肠和乙状结肠。

肠道最主要的作用是从摄入的食物中吸收营养，其吸收功能主要由肠上皮吸收细胞膜刷状缘中的特定营养转运体介导（Daniel and Zietek，2015）。其中一些转运体还可运输药物（Daniel and Kottra，2004）。功能上，食物消化后营养和矿物质的摄取发生在小肠；因此，大多数营养转运体在十二指肠及空肠中表达（Wuensch et al.，2013；Yoshikawa et al.，2011）。肠道相关淋巴组织（gut associated lymphoid tissue，GALT）在回肠聚集形成所谓派尔集合淋巴结（Peryers patches），体现了肠道作为免疫器官的重要作用。而大肠主要负责液体的吸收，且容纳了绝大多数的肠道微生物。

几乎整个胃肠道均起源于内胚层。在胚胎发育期间，十二指肠的近端部分（直至胆管入口）由前肠形成，消化道的大部分（从胆管到横结肠的近端）由中肠形成，横结肠远端1/3、降结肠、乙状结肠及直肠由后肠形成，位于胃肠道黏膜层的肠神经系统（enteric nervous system，ENS）调控肠道功能。

胃肠壁本身由4层组成：黏膜层、黏膜下层、肌层及浆膜层（也称外膜）。最外层，也就是浆膜层或外膜，由结缔组织组成，包裹肌层及肌间神经丛。黏膜下层由包含有大血管、神经管及神经的结缔组织组成，将黏膜连接至肌层，并支持其功能。黏膜层是胃肠道的最内层，可进一步被细分为黏膜肌层（一层薄薄的平滑肌）、固有层（一层包含免疫细胞的结缔组织）和上皮层（覆盖肠道单层上皮细胞，形成宿主及管腔之间的屏障）。多数消化、吸收及分泌过程均通过肠上皮细胞进行。

近端肠管及远端肠管的大体形态不同：小肠上皮均有隐窝及绒毛，绒毛的长度从十二指肠到回肠逐渐增加，而结肠上皮仅有隐窝，没有绒毛。肠上皮中存在不同亚型的肠上皮细胞：干细胞负责每4—5天不断更新上皮细胞；潘氏细胞为位于隐窝底部的干细胞龛提供因子，同时分泌抗菌肽；分泌黏蛋白的杯状细胞可形成覆盖上皮的黏液，构建物理屏障；肠上皮吸收细胞可吸收营养和离子；EECs可分泌多种激素，控制肠道运动并调节代谢；含有味觉化学感受器的tuft细胞可参与免疫调节（Barker，2014）。值得一提的是，肠上皮细胞的不同亚型仅见于肠道的不同部位。例如，分泌不同激素类型的不同肠上皮细胞亚型分布于胃肠道的不同部位。需要注意的是，在正常生理条件下，结肠中不存在潘氏细胞，这表明小肠和结肠的干细胞稳态存在差异。肠上皮细胞有不同的干细胞亚群，其中最主要的是隐窝底部柱状细胞（crypt base columnar cells，CBCs）和"+4"细胞（"+4"标记反映了细胞在隐窝中的位置）。然而，不同类型肠道干细胞的存在和"干细胞等级体系"

的提出是极具争议的(Barker et al.,2012)。

在肠道类器官培养中,富含亮氨酸重复序列 G 蛋白偶联受体 5(Leucine-rich repeat-containingG-protein-coupled receptor 5,Lgr5)作为 R-Spondins 的受体被广泛用作肠道干细胞的特征性基因。干细胞龛位于隐窝的底部,主要包括干细胞和潘氏细胞。潘氏细胞常居隐窝底部,干细胞分裂出其他细胞逐渐上移,移出干细胞龛后开始分化,通过快速增殖区(transit amplifying, TA)后,分为分泌细胞或吸收细胞谱系,进一步分化成隐窝-绒毛轴中的成熟细胞。4—5 天后,肠上皮细胞继续上移至绒毛尖端,最终通过失巢凋亡脱落至肠腔内(Leushacke and Barker, 2014)。

肠上皮的一个主要特征是可密切接触肠管内的内源性微生物。大量的无菌动物与常规动物的对比实验研究已经充分证实,这种宿主-微生物之间的相互作用对于肠道稳态(包括上皮细胞的功能)的发展与成熟至关重要。尽管存在大量的细菌激活细菌分子模式受体并触发破坏性免疫反应的可能性,但是在多数情况下,黏膜免疫系统可在对病原微生物进行保护性免疫反应的同时耐受内源性微生物群。越来越多的证据表明肠上皮细胞在这些过程中发挥关键作用(Hoffmann et al., 2008)。微生物可直接接触肠上皮细胞、固有层中的免疫细胞及上皮内的淋巴细胞,并通过分泌抗菌物质来感知和判断肠道微生物的组成(Clavel and Haller, 2007)。此外,肠上皮细胞可通过分泌胸腺基质淋巴细胞生成素(thymic stromal lymphopoietin, TSLP)等细胞因子调节固有层内的 T 细胞反应(Blumberg et al., 2008)。

除了营养吸收,肠上皮细胞在形成免疫反应及调节全身代谢中发挥重要作用,肠上皮细胞的生物学研究任重而道远。

二、肠道类器官的必要性

目前尚缺乏理想的肠上皮体外研究模型。细胞系及原代细胞/组织的培养均无法反映肠道的多样性和复杂性,两种方法均有诸多缺陷。

多数细胞系仅限于培养一种肠上皮细胞亚型,其本质多起源于肿瘤组织,且常为能够长期培养而引入了基因修饰。尽管如此,由于原代培养的肠上皮细胞会快速凋亡,培养时间有限,永生化细胞系仍被广泛应用于分子及细胞的体外研究中。细胞系有诸多优点,如建立体系完善、操作容易、材料便宜、耗时短等,细胞系在全球实验室中应用广泛,其实验方法及相关研究结果在文献中广为报道。在胃肠道研究中常用到的肠上皮细胞系,包括小鼠十二指肠来源的 Mode-K 细胞系、结肠 Ptk6 细胞系、人源 CaCo-2 细胞系及 HT-29 细胞系。两种人源细胞系均为大肠腺癌来源(Fogh et al., 1977),但 CaCo-2 细胞系可表现为小肠表型(Pinto et al., 1983;Vincent et al., 1985;Yee, 1997)。细胞系本质来源于肿瘤组织,表型和功能与人体内的肠上皮细胞有很大差异(Harwood et al., 2016),因此细胞系仅可作为一种人造的研究模型。许多小肠细胞系不能体现出人小肠上皮细胞的典型特征,比如必需营养转运蛋白质子偶联肽转运蛋白 1(proton-coupled peptide transporter 1, PEPT1)及钠依赖性葡萄糖转运蛋白 1(sodium-dependent glucosetransporter 1, SGLT1)在小肠细胞系的表达并不高。不同细胞系在不同实验室中的研究结果差异很大,CaCo-2 细胞系的这个问题尤其显著(Harwood et al.,2016;Sambuy et al.,2005)。总之,肠上皮细胞系既不能保留重要的上皮特性,也不能保留其位置特异性功能,因此肠上皮细胞系在上皮细胞生物学研究中的作用非常有限。

肠道隐窝原代培养为深入研究肠道上皮提供了新的方法(Reimann et al.,2008)。来源于小鼠及人的小肠和大肠标本均可进行隐窝的分离及培养(Parker et al.,2012)。隐窝的原代培养有诸多优势,可同时保留肠上皮细胞的不同亚型,包括肠上皮吸收细胞和内分泌细胞,也可保留其位置特异性功能。基因修饰小鼠及患者的组织标本也可用于隐窝分离培养,因此隐窝的原代培养体系是研究特定肠上皮细胞功能的良好模型,例如可进行肠道营养感应及胃肠激素分泌的分子机制研究(Diakogiannaki et al.,2013;Zietek and Daniel,2015)。一般情况下,隐窝原代培养可生长过夜,仅在某些特定条件下可持续培养数日。隐窝原代培养体系不适合长期培养,且其中的肠上皮吸收细胞多为低分化,营养转运蛋白的表达很低,导致隐窝无法吸收营养。全组织块培养也是一种可靠的体外培养模型,小鼠的小肠组织块体外培养物可重现小肠组织中主要营养转运蛋白的表达及活动(Roder et al.,2014)。但组织块的稳定性较差,其活性在体外仅可保留几个小时,因此仅能用于短期实验研究。组织块的成分复杂,不仅包含肠上皮细胞,还包括很多其他类型的细胞和组织,比如肌肉、结缔组织、神经和巨噬细胞等。全组织块培养并不适用于所有的科学研究,若研究者仅想对肠上皮细胞的特定功能进行研究,那么全组织块培养并不适用。

细胞及组织的原代培养方法均不能实现特定样本的体外扩增。动物实验需要大量小鼠样本的支持;就人体组织实验而言,伦理及组织相关问题均会限制样本的可及性。

总之,现有的体外研究模型均存在局限性,亟待新型模型的出现。肠道类器官培养可准确反映位置特异性肠上皮的生理学功能,同时具有操作容易、可无限扩增等优势,而且类器官可被冻存保留数年。因此,肠道类器官将有助于攻克肠上皮生物学领域中许多尚未解决的问题。

第二节 设 计 思 路

肠道类器官主要有以下应用:① 建立器官发育与形态发生模型;② 建立疾病模型;③ 再生医学/精准医学研究。单个干细胞或分离的肠道隐窝均可培养形成肠道类器官(Sato et al.,2009)。对于小鼠培养体系而言,成熟的肠道干细胞亚群多从 Lgr5 驱动子后表达 eGFP 的小鼠中分离提取;而对于人源培养体系而言,胚胎干细胞(embryonic stem cells,ESCs)及诱导多能干细胞(induced pluripotent stem cells,iPSCs)均可用于肠道干细胞的分离培养(Spence et al.,2011)。根据所用的实验方法不同,培养物表现出的特性有轻微差异,干细胞来源的称为"类器官"(organoids),而隐窝来源的称为"类肠道"(enteroids)(Wells and Spence,2014)。有研究者为鉴别不同的体外肠道培养物提出了新的命名法(Stelzner et al.，2012)，但目前多数文献均使用"类器官"统称这种新型的体外培养物。

相较于从隐窝中培养类器官，从单个干细胞培养类器官更复杂、更耗时、更昂贵，且需要特殊的实验器材。因此，单个干细胞进行类器官培养一般仅用于干细胞生物学研究，而相对简单地用隐窝进行类器官培养则广泛应用于其他类型研究。例如，野生型和转基因小鼠的肠隐窝可进行类器官培养，并作为一种新型的"细胞系"广泛应用于基础研究中。此外，从隐窝培养肠道类器官是研究营养和药物摄取(Sato and Clevers，2013b)以及肠促胰岛素激素分泌的最佳模型(Zietek et al.，2015)。使用标准实验室设备在几小时内即可实现以肠隐窝为基础的类器官培养，商业化即用型培养基也使得类器官培养更加容易。

肠道类器官可实现各种分子生物实验技术，如基因表达的操控(Koo et al.，2011)、基因敲除以及 CRISPR/Cas9 等基因工程手段的应用(Schwank and Clevers，2016；Schwank et al.，2013)等。同时，类器官适用于几乎所有针对细胞和/或组织的分析方法(Sato and Clevers，2013a)，包括基因及蛋白表达的分析(VanDussen et al.，2015)、活细胞成像(Zietec et al.，2015)和代谢水平检测(Berger et al.，2016)等。总之，以肠隐窝为基础的类器官培养方法操作简单，可准确反映肠道生理，能够广泛应用于胃肠道生物学过程的研究。

第三节　面临的挑战

肠道类器官的培养极大促进了胃肠道研究及精准医学的发展，但仍然存在需要克服的挑战和障碍。对于小鼠类器官培养，组织的可及性通常不是问题，但人源肠道类器官需要获得组织和伦理批准。新鲜组织通常从医院获得，这就要求组织来源机构与类器官培养实验室距离尽量近。尽管在进行肠隐窝提取及类器官培养之前，离体组织可在 4 ℃的培养基中储存数小时，但储存时间应尽量缩短。

相比其他哺乳动物细胞培养方法，培养成本高是类器官技术的最大问题。支撑肠道类器官生长的 3D 基质胶以及培养基中所必需的生长因子、补充因子和抑制剂均价格昂贵。特别是，Wnt 信号通路的增强子 R-Spondin 1 和 BMP 通路的抑制剂 Noggin 成本非常高。而人源肠道类器官培养需要添加更多的生长因子，其成本更高。类器官的完全培养基仅可在几天内保持活性，需在使用前新鲜制备，其制备过程也很耗时。商业化即用型培养基有助于肠道类器官培养地快速进行，但其价格并不低廉，也并非适用于所有实验方法。但相信在不久的将来，肠道类器官培养成本会大幅度降低，从而使这一优良的体外培养系统更广泛地应用于科学研究当中。

令人印象深刻的是，类器官能够最大程度地保留其供体的表型，但同时也提出了新的问题：究竟"标准的、野生的"具有代表性的类器官或供体是怎样的？尽管尚未对这一问题进行深入研究，但目前研究发现，从具有相同表型参数的不同健康人供体提取肠道类器官在体外培养，仍可表现出不同的功能学特点。应用类器官进行体外研究的结果也不尽相同，这一现象也体现出类器官可反映其供体的个体化差异及其特异的基因组成。但若肠道类器官培养被全球研究者广泛应用,其实验结果需要有可比性。建立类器官培养的"金标准"以避免实验室间结果的高度差异,是类器官研究者需要讨论和解决的关键问题。

第四节   实验指导:如何分离隐窝并培养肠道类器官

自从 Sato 等(2009)建立了肠道类器官的培养方法,为降低培养成本、简化培养流程,后续有多个文献报道了对此培养方法的改进(Mache et al. , 2013;Vandussen et al. , 2015;Zietek et al. , 2015),包括降低一些生长因子的浓度,或利用重组细胞系来生产Wnt3a、Noggin 和 R-Spondin 1 的条件培养基等。本文将详细阐述从小鼠及人源组织中提取小肠及大肠隐窝的 2 种不同方法。一种方法利用 EDTA 从基底膜上分离隐窝,而另一种方法则采用胶原酶消化肠道组织。EDTA 法的成本较高,但操作容易,需要一定的经验来识别出含有最多隐窝的部分,减少细胞碎片;而胶原酶法需要严格的实验流程,不需要选择特定的组分进行培养,可培养出大量的体积较大的隐窝,但有被成纤维细胞污染的风险。用于肠隐窝分离的小鼠通常为 4—6 周龄,也可从更大周龄的小鼠中提取出足够的隐窝。下述实验流程中的孵育次数主要适用于 C57BL6 小鼠,若使用其他品系的小鼠,需调整孵育次数,如 129SvEv 小鼠的结缔组织较 C57BL6 小鼠更加脆弱,其孵育次数需减少。人源肠道类器官可从不同类型的切除组织中建立。最常用的是手术切除的肠组织,如胃部手术(通常需要切除部分小肠)、肠道手术(炎症性肠病或肠恶性肿瘤)及内镜活检等,同时可获得相邻的"正常"肠组织标本(Mahe et al. , 2015)

一、利用 EDTA 溶液分离肠道隐窝

(一) 小鼠肠隐窝的分离

下述实验流程已对所需时间和产出进行优化。由于省略了重复的洗涤步骤,最终得到的部分含有稍多的细胞碎片,但隐窝分离效率高,甚至可从小块的小肠组织(大约5 cm)中分离出足够的隐窝,在类器官首次传代时可清除不需要的细胞碎片。

小鼠肠隐窝分离所需要的材料:

[器械]

剪刀、镊子;筛子、毛线针;培养皿;50 mL 离心管;96 孔板(平底);70 μm 细胞筛;离心机;摇床;1 000/100 μL 枪头;显微镜

[试剂与溶液]

70%乙醇;不含 Ca^{2+}/Mg^{2+} 的 PBS;0.5M EDTA 溶液;青霉素/链霉素(双抗,AA)

[类器官培养用品]

基质胶;隐窝培养基(详见肠道类器官培养基的配置);48 孔板

[准备]

基质胶(4 ℃融化过夜);PBS(4 ℃预冷过夜);1 000/100 μL 枪头(4 ℃预冷过夜);离

心机预冷(4 ℃);冰盒;制备隐窝培养基(CCM)并置于室温或培养箱内预热;将48孔板置于培养箱预热

[每只小鼠/每个肠段需准备以下物品]

- 1个培养皿
- 2个50 mL离心管内加入20 mL PBS(加入1%双抗),标记小鼠编号,置于4 ℃预冷;
- 4个50 mL离心管内加入20 mL PBS置于4 ℃预冷,标记小鼠及组分编号;
- 2个50 mL离心管(标记小鼠编号)
- 1—2个70 μm细胞筛

[小鼠肠隐窝的分离流程]

1. 根据伦理规定处死小鼠,70%乙醇消毒腹部,剖腹,获取所需肠段(常用小肠近端部分),尽可能去除相邻多余组织(血管、脂肪及结缔组织)(见图3.1)。

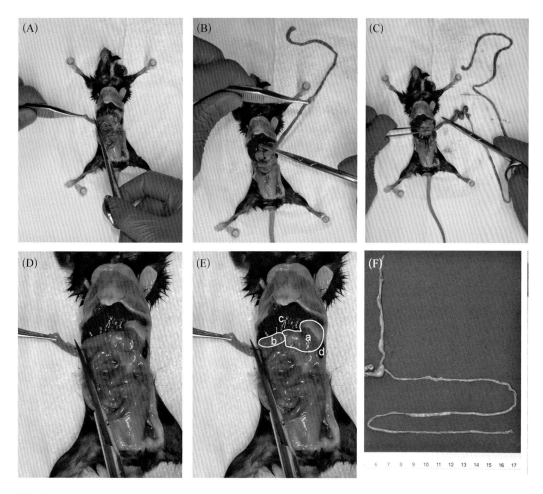

图3.1

图(A)—(C):小鼠肠管的准备流程。图(D)—(E):切除近端小肠,保留部分十二指肠(b)、胃(a)、肝叶(c)及脾(d)。图(F):分离所得的小肠及大肠。

2. 将分离后的肠组织置于装有预冷 PBS 的培养皿中,切成 5—7 cm 长的肠段。必要时,可通过挤压或用预冷的 PBS 冲洗肠管以去除肠内容物,用毛衣针将肠段黏膜面翻出(见图 3.2)。

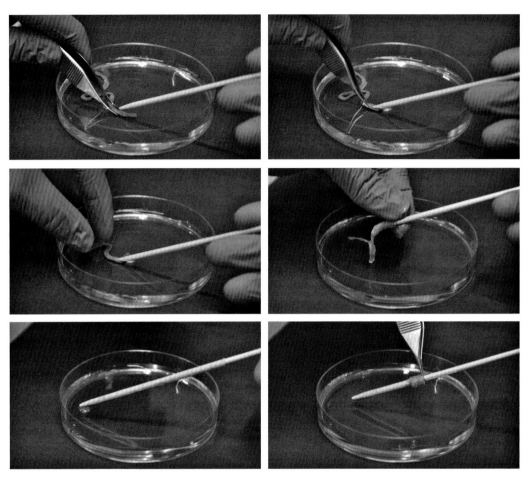

图 3.2

将肠段黏膜面翻出的过程。

3. 将肠段移至装有 20 mL PBS 的 50 mL 离心管中,剧烈摇晃离心管约 10 min。

4. 将肠段移至新的装有 20 mL PBS 的 50 mL 离心管中,置于冰上,加入 80 μL 0.5M EDTA 溶液(终浓度为 2 mM);若同时处理超过一个肠段,则需要同时加入 EDTA 溶液。

5. 4 ℃孵育,摇床上轻轻震荡,根据不同组织调整时间如下:

近端小肠:30 min

远端小肠:60 min

大肠:120 min

6. 将肠段移至新的装有 20 mL PBS 且标有小鼠及组分编号的 50 mL 离心管中,剧烈摇晃离心管约 20 min(组分 1),立即将离心管置于冰上。

7. 将肠段移至新的装有 20 mL PBS 的 50 mL 离心管中,剧烈摇晃离心管约 20 min(组分 2)。重复这个步骤以获得 4 个组分。

8. 每个组分取 100 μL 置于 96 孔板中进行镜下评估。显微镜下(10×物镜/100×放大)观察各组分,鉴别出含隐窝最多同时碎片最少的组分(见图 3.3)。

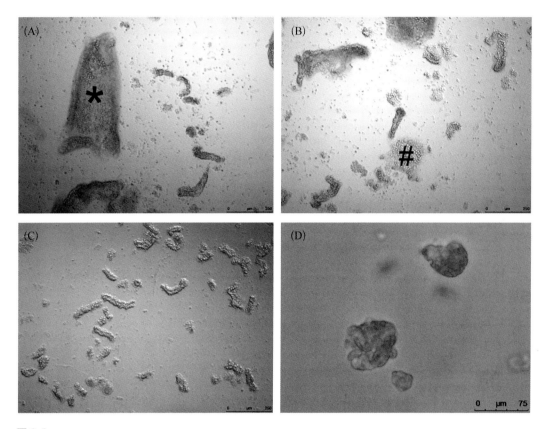

图 3.3

EDTA 法分离小鼠小肠隐窝过程中所获得的不同组分。(A)有绒毛(∗)及隐窝的组分;(B)有间充质细胞(#)及隐窝的组分;(C)富集隐窝的组分;(D)接种于基质胶后的隐窝。

9. 70 μm 细胞筛置于标记后的 50 mL 离心管上,将最终选定的组分过细胞筛。

10. 离心(300g、5 min、4 ℃)沉淀隐窝,弃去上清(沉淀物很牢固,可将离心管直接倒置于无菌纸巾上,以去除残余的 PBS)。

11. 用 10 mL 预冷的 PBS 重悬沉淀,取 10 μL 重悬液于显微镜下进行隐窝计数,估算隐窝总个数(10 mL 中隐窝总个数 = 10 μL 中隐窝个数×1 000)。按每孔种 100—200 个隐窝计算所需重悬液体积,移至适当标记的 50 mL 离心管中。

12. 离心(300 g、5 min、4 ℃)沉淀隐窝,去除上清,加入适量基质胶(每孔 25 μL/100—200 个隐窝)。使用预冷的枪头抽吸 10 次重悬沉淀,注意避免产生气泡,冰上操作,以保持基质胶低温。

13. 用预冷的枪头每孔取 25 μL 的基质胶重悬液滴加在预热的 48 孔板内,注意需滴入孔的正中,可形成半球形液滴;为更好操作,可剪去枪头的远端使其开口更宽(见图 3.4)。

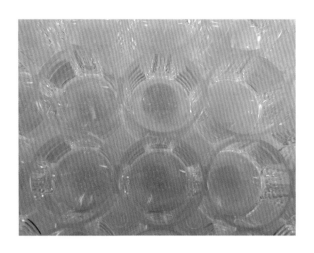

图 3.4

将类器官接种于 48 孔板(每孔 25 μL 基质胶)中,基质胶需滴入孔的正中,每孔加入 300 μL 培养基。

14. 将孔板置于 37 ℃培养箱内,使基质胶固化约 5—10 min,每孔加入 300 μL 培养基覆盖基质胶。

(二) 人源肠隐窝的分离

该实验流程适用于人肠壁全层组织,大约需 10 cm² 大小,所需试剂体积及孵育时间需根据实际组织的大小作出相应调整。

人源肠隐窝分离所需要的材料:

[器械]

剪刀、镊子(钝头);培养皿;载玻片;50 mL 离心管;1.5 mL EP 管;70 μm 细胞筛;96 孔板(平底);离心机;摇床;1 000/100 μL 枪头;显微镜

[试剂与溶液]

不含 Ca^{2+}/Mg^{2+} 的 HBSS;0.5M EDTA 溶液;青霉素/链霉素(双抗,AA);基础培养基(详见肠道类器官培养基的配置)

[类器官培养用品]

基质胶;人源隐窝培养基(详见肠道类器官培养基的配置);24 孔板

[准备]

基质胶(4 ℃融化过夜);HBSS(4 ℃预冷过夜);1 000/100 μL 枪头(4 ℃预冷过夜);离心机预冷(4 ℃);冰盒;制备人源隐窝培养基(hCCM)并置于室温或培养箱内预热;制备基础培养基(BCM)(4 ℃预冷);将 24 孔板置于培养箱预热

[每块肠组织标本需准备以下物品]

• 1 个培养皿

- 2 个 50 mL 离心管内加入 30 mL HBSS（加入 1% 双抗），标记样本编号，置于 4 ℃ 预冷
- 5 个 50 mL 离心管内加入 20 mL HBSS 置于 4 ℃ 预冷，标记样本及组分编号
- 2 个 50 mL 离心管（标记样本编号）
- 1—2 个 70 μm 细胞筛

［人源肠隐窝的分离流程］

1. 用预冷的 HBSS 清洗肠组织样本。

2. 将组织移至装有预冷 HBSS 的培养皿中，用剪刀及镊子小心去除肌层及黏附的结缔组织。

3. 弃去 HBSS，更换预冷的 HBSS 清洗组织样本。

4. 弃去 HBSS，将组织的管腔面朝上，置于培养皿内。用载玻片轻轻用力刮去组织的肌层及绒毛。

5. 将组织移至加入 30 mL 预冷 HBSS 的 50 mL 离心管中，剧烈摇晃离心管约 10 次，弃去上清。

6. 重复第 5 步清洗步骤 2—3 次，直至上清澄清。

7. 将组织移至加入 30 mL 预冷 HBSS 的 50 mL 离心管中，置于冰上，加入 120 μL 0.5M EDTA 溶液（终浓度为 2 mM），若同时处理超过一块组织，则需要同时加入 EDTA 溶液。

8. 4 ℃ 孵育，摇床上轻轻震荡 30—60 min（小肠），或 30—120 min（大肠）。

9. 将组织移至新的装有 20 mL 预冷 HBSS 且标有标本及组分编号的 50 mL 离心管中，剧烈摇晃离心管约 5—10 次（组分 1），立即将离心管置于冰上。

10. 将组织移至新的装有 20 mL 预冷 HBSS 且标有标本及组分编号的 50 mL 离心管中，剧烈摇晃离心管约 5—10 次（组分 2）。再重复 3 次这个步骤以获得 5 个组分。

11. 根据小鼠肠隐窝提取流程的第 8 步进行镜下观察。若隐窝数量较少，则需检查震荡步骤的上清，若有大量隐窝，需减少孵育时间。若在此步骤中，没有隐窝脱落下来，则需将组织加入 2 mM EDTA 的 HBSS 溶液中再次 4 ℃ 孵育。逐步增加孵育时间（15—30 min），直到获得足够数量的隐窝。

12. 70 μm 细胞筛置于标记后的 50 mL 离心管上，将最终选定的组分过细胞筛。离心（350 g、3 min、4 ℃）沉淀隐窝，弃去上清后立即置于冰上。

13. 用 10 mL 预冷的基础培养液重悬沉淀，取 10 μL 重悬液于显微镜下进行隐窝计数，估算隐窝总个数（10 mL 中隐窝总个数 = 10 μL 中隐窝个数×1 000）。按每孔种 50—100 个隐窝计算所需重悬液体积，移至适当标记的 50 mL 离心管中。

14. 离心（350g、3 min、4 ℃）沉淀隐窝，去除上清，加入适量基质胶（每孔 50 μL/50—100 个隐窝）。使用预冷的枪头抽吸 10 次重悬沉淀，小心避免产生气泡，冰上操作。

15. 用预冷的枪头每孔取 50 μL 的基质胶重悬液滴加在预热的 24 孔板内，注意需滴

入孔的正中,可形成半球形液滴;为更好操作,可剪去枪头的远端使其开口更宽。

16. 将孔板置于37℃培养箱内,使基质胶固化约5—10 min,每孔加入500 μL 培养基覆盖基质胶。

二、利用胶原酶分离肠道隐窝

(一) 小鼠肠隐窝的分离

[器械]

剪刀、镊子、刀;筛子;培养皿;50 mL 离心管;15 mL 离心管;96 孔板(平底);离心机;水浴锅;1 000/100 μL 枪头;10 mL 塑料移液管;显微镜;注射器和0. 22 μm 无菌滤器;尺子;70 μm 细胞筛

[试剂与溶液]

70%乙醇;DMEM 6546;胶原酶Ⅺ;不含 Ca^{2+}/Mg^{2+} 的 PBS;青霉素/链霉素(双抗,AA);基础培养基(详见肠道类器官培养基的配置)

[类器官培养用品]

基质胶;隐窝培养基(详见肠道类器官培养基的配置);48 孔板

[准备]

基质胶(4℃融化过夜);PBS(4℃预冷过夜);1 000/100 μL 枪头(4℃预冷过夜);离心机预冷(4℃);冰盒;制备基础培养基(4℃预冷,详见小鼠类器官的培养);制备隐窝培养基(CCM)并置于室温或培养箱内预热;将48 孔板置于培养箱预热

[每只小鼠/每个肠段需准备以下物品]

• 2 个培养皿

• 1—2 个50 mL 离心管内加入20 mL PBS(加入1%双抗),标记小鼠编号,置于4℃预冷

• 1—2 个50 mL 离心管,标记小鼠编号

• 6 个15 mL 离心管,标记小鼠编号

• 称取适量的胶原酶Ⅺ于50 mL 离心管中,−20℃保存

• 1 个70 μm 细胞筛

[小肠隐窝的分离流程]

1. 按照小鼠肠隐窝分离流程准备整个小肠样本。

2. 将小肠样本移至装有预冷 PBS 的培养皿中。将小肠切成肠段以便操作,用剪刀纵向剪开小肠。将小肠组织移至加入 PBS 的50 mL 离心管中,剧烈摇晃离心管5 min 以清洗组织。这个步骤重复多次直至清除小肠组织中的黏液及碎片(见图3.5)。

3. 将组织移至装有预冷 PBS 的培养皿中,PBS 仅需覆盖培养皿底部,用镊子及刀片将组织切成小块(约1 mm²)。

4. 用5—10 mL 移液器将组织块和 PBS 移至15 mL 离心管中,加入预冷的 PBS 至10 mL,将离心管翻转5 次,静置使组织块沉降。小心弃上清,再次加入10 mL 预冷的

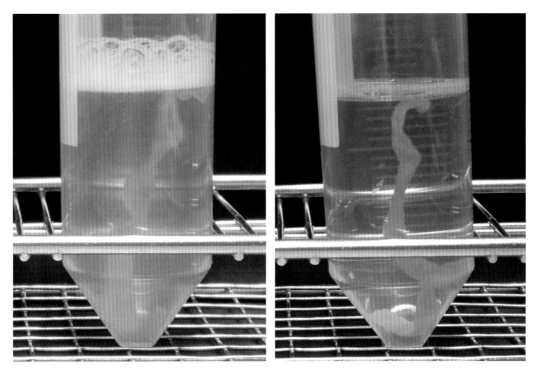

图 3.5

应用胶原酶进行小鼠小肠隐窝的分离。在加入 PBS 的 50 mL 离心管中清洗肠段。左：第 1 次清洗后；右：第 4 次清洗后。

PBS，重复清洗步骤直至上清澄清(大约需 4 次)。

　　● 准备胶原酶XI溶液：将 14 mg 胶原酶XI加入预热的 40 mL DMEM 6546，无菌过滤胶原酶溶液至 50 mL 离心管中，置于 37 ℃水浴锅中。

　　5. 弃去上清，尽可能不残留 PBS，加入 10 mL 预热的胶原酶XI溶液，混匀。

　　6. 在 37 ℃水浴中孵育 4.5 min，小心翻转离心管 30 s，静置 45 s 使组织块沉降，弃上清。

　　7. 加入 10 mL 预热的胶原酶XI溶液，混匀；在 37 ℃水浴中孵育 4.5 min，摇晃离心管 30 s，静置 45 s 使组织块沉降，弃上清。

　　8. 加入 10 mL 预热的胶原酶XI溶液，混匀；在 37 ℃水浴中孵育 15 min，分别在 4.5 min、9.5 min、14.5 min 后摇晃离心管 30 s，静置 45 s 使组织块沉降，弃上清。

　　9. 加入 10 mL 预热的胶原酶XI溶液，混匀；在 37 ℃水浴中孵育 15 min，分别在 4.5 min、9.5 min、14.5 min 后摇晃离心管 30 s，静置 45 秒使组织块沉降。

　　10. 取出上清移至新的 15 mL 离心管中。100 g、4 ℃离心 2 min，弃上清，10 mL 预冷 PBS 重悬沉淀。

　　11. 100 g、4 ℃离心 2 min，弃上清，10 mL 预冷 PBS 重悬沉淀。将重悬液通过 70 μm 细胞筛至适当标记的 50 mL 离心管中。

12. 取 10 μL 重悬液于显微镜下进行隐窝计数,估算隐窝总个数(10 mL 中隐窝总个数=10 μL 中隐窝个数×1 000)。按每孔种 100—200 个隐窝计算所需重悬液体积,移至适当标记的 50 mL 离心管中。

13. 按照小鼠肠隐窝提取流程中的第 12—14 步骤进行后续实验。

(二) 大肠隐窝的分离流程

1. 按照小鼠肠隐窝分离流程准备结肠样本。

2. 按照小肠隐窝分离流程中第 2—4 步骤进行实验。

• 准备胶原酶 XI 溶液:将 14 mg 胶原酶 XI 加入预热的 40 mL DMEM 6546,无菌过滤胶原酶溶液至 50 mL 离心管中,置于在 37 ℃水浴锅中。

3. 弃上清,尽可能不残留 PBS,加入 10 mL 预热的胶原酶 XI 溶液,混匀。

4. 在 37 ℃水浴中孵育 9.5 min,剧烈摇晃离心管 30 s,静置 45 s 使组织块沉降,弃上清。

5. 加入 10 mL 预热的胶原酶 XI 溶液,混匀;在 37 ℃水浴中孵育 14.5 min,剧烈摇晃离心管 30 s,静置 45 s 使组织块沉降,弃上清。

6. 加入 10 mL 预热的胶原酶 XI 溶液,混匀;在 37 ℃水浴中孵育 15 min,分别在 4.5 min、9.5 min、14.5 min 后摇晃离心管 30 s,静置 45 s 使组织块沉降,该上清即为组分 1,将其移至适当标记的 15 mL 离心管中。

7. 加入 10 mL 预热的胶原酶 XI 溶液,混匀;在 37 ℃水浴中孵育 15 min,分别在 4.5 min、9.5 min、14.5 min 后摇晃离心管 30 s,静置 45 s 使组织块沉降,该上清即为组分 2。

• 同时,将组分 1 于 100g、4 ℃离心 2 min,弃上清;10 mL 预冷 PBS 重悬沉淀,再次于 100 g、4 ℃离心 2 min,弃上清;5 mL 预冷 PBS 重悬沉淀,置于冰上。

8. 将组分 2 的上清移至 15 mL 离心管中,于 100g、4 ℃离心 2 min,弃上清;10 mL 预冷 PBS 重悬沉淀,再次于 100 g、4 ℃离心 2 min,弃上清;5 mL 预冷 PBS 重悬沉淀。

9. 将组分 1 重悬液与组分 2 重悬液混合得到 10 mL 隐窝悬液,通过 70 μm 细胞筛至适当标记的 50 mL 离心管中。

10. 取 10 μL 重悬液于显微镜下进行隐窝计数,估算隐窝总个数(10 mL 中隐窝总个数=10 μL 中隐窝个数×1 000)。按每孔种 100—200 个隐窝计算所需重悬液体积,移至适当标记的 50 mL 离心管中。

11. 按照小鼠肠隐窝提取流程中的第 12—14 步骤进行后续实验。

(三) 人源肠隐窝的分离流程

使用胶原酶分离人源肠隐窝的实验流程与小鼠肠隐窝的流程非常类似。器械、试剂、溶液及准备工作与小鼠肠隐窝的分离相同。下述的实验方案适用于约 5.5 cm² 大小的肠组织样本。

1. 用预冷的 PBS 清洗肠组织。

2. 将组织移至装有预冷 PBS 的培养皿中,用剪刀和镊子小心去除肌层及黏附的结缔组织。

3. 弃 PBS，取新的预冷 PBS 清洗组织，再重复 2 次。

4. 按照小肠隐窝分离流程中第 3—5 步骤进行实验。

胶原酶溶液中胶原酶Ⅺ的使用剂量如下：

• 小肠组织：15 mg/40 mL DMEM 6546

• 大肠组织：20 mg/40 mL DMEM 6546

5. 在 37 ℃水浴中孵育 9.5 min，剧烈摇晃离心管 30 s，静置 45 s 使组织块沉降，该上清即为组分 1，将其移至适当标记的 15 mL 离心管中。

6. 用 10 mL 预热的胶原酶Ⅺ溶液重悬组分 1 的沉淀，混匀后在 37 ℃水浴中孵育 9.5 min，剧烈摇晃离心管 30 s，静置 45 s 使组织块沉降，该上清即为组分 2，将其移至适当标记的 15 mL 离心管中。

• 同时，将组分 1 于 100g、4 ℃离心 2 min，弃上清；10 mL 预冷 PBS 重悬沉淀，再次于 100 g、4 ℃离心 2 min，弃上清；5 mL 预冷 PBS 重悬沉淀，置于冰上。

7. 用 10 mL 预热的胶原酶Ⅺ溶液重悬组分 2 的沉淀，混匀后在 37 ℃水浴中孵育 9.5 min，剧烈摇晃离心管 30 s，静置 45 s 使组织块沉降，该上清即为组分 3，将其移至适当标记的 15 mL 离心管中。

• 同时，将组分 2 于 100g、4 ℃离心 2 min，弃上清；10 mL 预冷 PBS 重悬沉淀，再次于 100g、4 ℃离心 2 min，弃上清；5 mL 预冷 PBS 重悬沉淀，置于冰上。

8. 用 10 mL 预热的胶原酶Ⅺ溶液重悬组分 3 的沉淀，混匀后在 37 ℃水浴中孵育 9.5 min，剧烈摇晃离心管 30 s，静置 45 s 使组织块沉降，该上清即为组分 4，将其移至适当标记的 15 mL 离心管中。

• 同时，将组分 3 于 100 g、4 ℃离心 2 min，弃上清；10 mL 预冷 PBS 重悬沉淀，再次于 100 g、4 ℃离心 2 min，弃上清；5 mL 预冷 PBS 重悬沉淀，置于冰上。

9. 将组分 4 的上清于 100 g、4 ℃离心 2 min，弃上清；10 mL 预冷 PBS 重悬沉淀，再次于 100 g、4 ℃离心 2 min，弃上清；5 mL 预冷 PBS 重悬沉淀。

10. 将组分 1—4 的重悬液混合后，通过 70 μm 细胞筛至适当标记的 50 mL 离心管中，并于 350 g、4 ℃离心 3 min。

11. 按照人源肠隐窝提取流程中的第 13—16 步骤进行后续实验。

三、肠道类器官的培养

小鼠和人源类器官培养的主要区别在于其培养基组分的不同。小鼠小肠类器官培养所需要的补充因子最少，人源类器官培养需要多个生长因子和抑制剂以维持生长，这对于前几天的培养尤为重要。生产 Wnt3a、Noggin 和 R-Spondin1 的重组细胞系可在市场中获得，但建议对每一批次生产的条件培养基进行检测质控。在培养基中加入 Wnt3a 可抑制分化，增加干细胞/扩增细胞的比例，促进类器官囊泡样生长（见图 3.6）。减少 Wnt3a 用量、撤掉 SB202190 或加入可抑制 Notch 通路的 γ-分泌酶抑制剂可诱导类器官向不同的肠上皮细胞谱系分化。即用型肠道类器官培养液现也可在市场中获得。

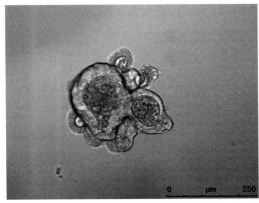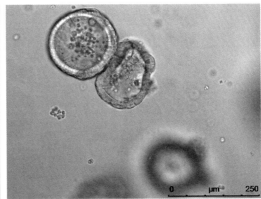

图 3.6

在不含有 Wnt3a(左)和含 Wnt3a(右)的培养基中,小鼠小肠类器官的生长情况。Wnt3a 可促进类器官囊泡样生长。

(一) 肠道类器官培养的培养基配置

1. 基础培养基(basal culture medium，BCM)：人源类器官基础培养基的组成与小鼠肠道类器官相同。

表 3.1   BCM 配置

BCM	储存浓度	稀释比例	终浓度	10 mL 用量
Advanced DMEM/F12				9.7 mL
GlutaMax	200 mM	1：100	2 mM	100 μL
Hepes	1 M	1：100	10 mM	100 μL
青霉素(100 U/mL)和链霉素(100 μg/mL)(AA)	100×	1：100	1×	100 μL

2. 隐窝培养基(crypt culture medium，CCM)补充因子的准备

表 3.2   CCM 补充因子

N-乙酰半胱氨酸(N-Acetylcystein，NAC)	NAC 分子量 = 163.2 g/mol 500 mM 溶液 = 163 mg 溶于 2 mL PBS 无菌过滤，−20 ℃保存
重组小鼠 EGF	无菌蒸馏水溶解至 100 μg/mL 无菌 0.1% BSA/PBS 稀释至 20 μg/mL −80 ℃保存

续　表

重组小鼠 Noggin	无菌蒸馏水溶解至 100 μg/mL 无菌 0.1% BSA/PBS 稀释至 50 μg/mL −80 ℃保存
重组人源 R-Spondin 1	无菌蒸馏水溶解至 200 μg/mL 无菌 0.1% BSA/PBS 稀释至 50 μg/mL −80 ℃保存
重组小鼠 Wnt3a	无菌蒸馏水溶解至 100 μg/mL 无菌 0.1%BSA/PBS 稀释至 50 μg/mL −80 ℃保存
人源类器官培养需额外加入以下补充因子：	
烟酰胺（nicotinamide）	分子量 = 122.12 g/mol 1M 溶液 = 500 mg 溶于 4.094 mL 无菌 PBS −80 ℃保存
Wnt3a 条件培养基	根据说明通过 L Wnt-3A（ATCC®）细胞系生产 人源类器官似乎需非纯化 WNT3A，可能与脂质体包装有关
人源[Leu15]-Gastrin 1	分子量 = 2080.16 g/mol 10 μM 溶液 = 100 μg 溶于 4.81 mL 无菌 0.1% BSA/PBS −80 ℃保存
A83-01 TGFβ 激酶/激活素受体样激酶（ALK 5）抑制剂	分子量 = 421.52 g/mol 500 μM 溶液 = 1 mg 溶于 4.74 mL 无菌 DMSO −80 ℃保存
SB202190 P38 MAP 激酶抑制剂	分子量 = 331.34 g/mol 30 mM 溶液 = 5 mg 溶于 503 μL 无菌 DMSO −80 ℃保存
Y-27632 ROCK 抑制剂	分子量 = 320.26 g/mol 10 mM 溶液 = 1 mg 溶于 312.25 μL 无菌 PBS −80 ℃保存
LY2157299[a] TGF-β 受体 1 型激酶抑制剂	分子量 = 369.4 g/mol 1 mM 溶液 = 1 mg 溶于 2.707 mL 无菌 DMSO 终浓度 = 500 nM，−80 ℃保存
Thiazovivin[a] ROCK 抑制剂	分子量 = 311.4 g/mol 10 mM 溶液 = 1 mg 溶于 321 μL 无菌 DMSO 终浓度 = 2.5 μM，−80 ℃保存
CHIR99021[a] GSK3 抑制剂	分子量 = 465.3 g/mol 10 mM 溶液 = 1 mg 溶于 214.92 μL 无菌 DMSO 终浓度 = 2.5 μM，−80 ℃保存

[a]非必须抑制剂。

3. 小鼠肠道类器官的隐窝培养基（crypt culture medium，CCM）

表 3.3   CCM 配置

CCM	储存浓度	稀释比例	终浓度	3 mL/10 孔用量
BCM				2.861 mL
N2 补充因子	100×	1∶100	1×	30 μL
B27 补充因子	50×	1∶50	1×	60 μL
N-乙酰半胱氨酸	500 mM	1∶500	1 mM	6 μL
EGF	20 μg/mL	1∶400	50 ng/mL	7.5 μL
Noggin	50 μg/mL	1∶500	100 ng/mL	6 μL
R-Spondin 1	50 μg/mL	1∶100	500 ng/mL	30 μL
小鼠大肠隐窝培养需加入以下因子：				
Wnt3a	50 μg/mL	1∶500	100 ng/mL	6 μL/3mL

4. 人源肠道类器官的隐窝培养基（human crypt culture medium，hCCM）

表 3.4   hCCM 配置

hCCM	储存浓度	稀释比例	终浓度	5mL/10 孔用量
BCM		1∶1		2.395 mL
Wnt3a 条件培养基				2.323 mL
GlutaMax[a]	200 mM	1∶200	1 mM/2mM	24 μL
Hepes[a]	1 M	1∶200	5 mM/10mM	24 μL
AA[a]	100×	1∶200	0.5×/1×	24 μL
N2 补充因子	100×	1∶100	1×	25 μL
B27 补充因子	50×	1∶100	1×	50 μL
N-乙酰半胱氨酸	500 mM	1∶1 000	1 mM	2.5 μL
烟酰胺	1 M	1∶100	10 mM	50 μL
EGF	20 μg/mL	1∶400	50 ng/mL	12.5 μL
Noggin	50 μg/mL	1∶500	100 ng/mL	10 μL
R-Spondin 1	50 μg/mL	1∶100	500 ng/mL	50 μL
Gastrin	10 μM	1∶1 000	10 nM	5 μL
A83-01	500 μM	1∶1 000	500 nM	5 μL
SB202190	30 mM	1∶3 000	10 μM	1.67 μL
前 2 天培养需加入以下因子：				
Y-27632	10 mM	1∶1 000	10 μM	5 μL/5mL

[a]这些因子已包含在 BCM 中，因此仅需添加 Wnt3a 条件培养基所需的部分。

（二）肠道类器官培养所需材料

［器械］

生物安全柜；培养箱（37 ℃、5% CO_2、95% 湿度）；离心机（4 ℃）；24/48 孔板；针头（24G）和注射器；50 mL 离心管；1 000/100 μL 枪头（4 ℃预冷）

可选用

• 宽口的 100 μL 枪头（4 ℃预冷）

［试剂与溶液］

基质胶；不含 Ca^{2+}/Mg^{2+} 的 PBS，加入 1% AA；CCM/hCCM

（三）肠道类器官的培养与传代

肠道类器官需每周更换培养基 2—3 次。从孔中小心吸出旧培养基，注意不要触碰基质胶液滴，再在每孔加入 300/500 μL 新的 CCM/hCCM。隐窝的接种密度会严重影响类器官的生长，若接种密度低，类器官会生长缓慢。通常，大肠类器官生长较慢（见图 3.7）。根据类器官的生长状态和密度，可每 5—10d 按照 1∶1—1∶5 的比例进行传代。

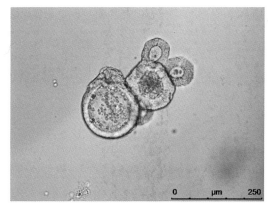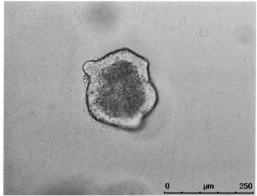

图 3.7

小鼠小肠类器官（左）和小鼠结肠类器官（右）在适当培养基中培养 5 d 后的生长情况。结肠类器官的生长模式与小肠不同，整体生长速度缓慢。

肠道类器官的传代方法如下：

1. 吸去培养基。

2. 每孔加入 500—700 μL 预冷的 PBS，用预冷的 1 000 μL 枪头剧烈重悬基质胶。

• 选做步骤：细胞复苏溶液（cell recovery solution，CRS）可用来替代 PBS 溶解基质胶。用 500 μL CRS 重悬基质胶收集类器官至离心管中，将离心管置于冰上孵育 1 h，再进行第 3 步的离心操作。

3. 混合每个孔的重悬液移入 50 mL 离心管中，350 g、4 ℃离心 5 min，弃上清。

4. 取 10 mL 预冷的 PBS 重悬沉淀，用 24G 针头注射器吸取再冲出重悬液 1—2 次。

5. 350 g、4 ℃离心 5 min，弃上清；用所需体积的基质胶（25/50 μL 每孔）小心重悬沉淀，注意避免产生气泡，置于冰上。

6. 用预冷的枪头取每孔 25/50 μL 类器官基质胶重悬液接种于预热的 48/24 孔板中，注意需滴入孔的正中，可形成半球形液滴；为更好操作，可剪去枪头的远端使其开口更宽。

7. 将孔板置于 37 ℃ 培养箱内，使基质胶固化约 5—15 min，每孔加入 300/500 μL CCM/hCCM 覆盖基质胶。

四、操作要点

1. 处理人(或小鼠)组织时，特殊的生物安全预防措施是必需的；同时每项实验都必须获得伦理认可。

2. 使用针头、手术刀、剪刀和其他锋利或尖锐工具时，需要额外小心，注意安全。

3. 不要一次处理太多标本，如果允许，始终保持样本置于冰上。

4. 胶原酶Ⅺ的消化时间是关键因素，注意遵守实验方案中给出的时间。

五、验证

常用的实验方法如定量 PCR、蛋白印迹、流式细胞术或免疫荧光(IF)/免疫组织化学(IHC)染色等均可用于分析肠道类器官。类器官既可作为细胞团新鲜固定，也可以包埋在 OCT 或石蜡中从而广泛应用于抗体检测。一般来说，肠道类器官培养的验证主要指在 mRNA 或蛋白质水平上检测不同亚型肠上皮细胞(干细胞、潘氏细胞、杯状细胞、肠吸收细胞、肠内分泌细胞、tuft 细胞)标志物的表达。

六、注意事项

1. 为增加隐窝产量，在分离过程中使用的离心管和移液管用 BSA 预处理。可在离心管中加入 1% BSA/PBS 或将移液管放入装有 1% BSA/PBS 的容器中，4 ℃ 孵育过夜。注意使用前弃掉 1% BSA/PBS。

2. 基质胶本身可加入生长因子，或用 CCM/hCCM 稀释(最高比例 1∶1)。

3. 基质胶相关操作需保持在 4—8 ℃(4 ℃ 最佳)。有些冰箱无法达到准确的温度设置，使基质胶无法达到液体状态。

4. 若无法将小鼠肠管的黏膜面翻出，可剪开小肠并切成 2—4 mm^2 的小块。

5. 纵向切开的小鼠肠段可用载玻片轻轻刮擦，去除黏液和绒毛。

6. 不同厂家的胶原酶Ⅺ所需的孵育时间不同。不同价格的胶原酶Ⅺ的消化效率相差较大。建议选用 Sigma 公司的胶原酶Ⅺ。

7. EDTA 溶液的 pH 应为 8.0，其溶解度最好。

致　谢

感谢 Eva Martini 和 Beate Rauscher 提供实验方案，同时感谢 Johannes Zang 提供小鼠处理的照片。

译者：李雅琪　华国强

参 考 文 献

Barker, N., 2014. Adult intestinal stem cells: critical drivers of epithelial homeostasis and regeneration. Nat. Rev. Mol. Cell Biol. 15, 19 – 33.

Barker, N., van Oudenaarden, A., Clevers, H., 2012. Identifying the stem cell of the intestinal crypt: strategies and pitfalls. Cell Stem Cell. 11, 452 – 460.

Berger, E., Rath, E., Yuan, D., Waldschmitt, N., Khaloian, S., Allgauer, M., et al., 2016. Mitochondrial function controls intestinal epithelial stemness and proliferation. Nat. Commun. 7, 13171.

Blumberg, R. S., Li, L., Nusrat, A., Parkos, C. A., Rubin, D. C., Carrington, J. L., 2008. Recent insights into the integration of the intestinal epithelium within the mucosal environment in health and disease. Mucosal. Immunol. 1, 330 – 334.

Clavel, T., Haller, D., 2007. Bacteria-and host-derived mechanisms to control intestinal epithelial cell homeostasis: implications for chronic inflammation. Inflamm. Bowel Dis. 13, 1153 – 1164.

Daniel, H., Kottra, G., 2004. The proton oligopeptide cotransporter family SLC15 in physiology and pharmacology. Pflug Arch. Eur. J. Phys. 447, 610 – 618.

Daniel, H., Zietek, T., 2015. Taste and move: glucose and peptide transporters in the gastrointestinal tract. Exp. Physiol. 100, 1441 – 1450.

de Lau, W., Kujala, P., Schneeberger, K., Middendorp, S., Li, V. S., Barker, N., et al., 2012. Peyer's patch M cells derived from Lgr5 (1) stem cells require SpiB and are induced by RankL in cultured "miniguts". Mol Cell Biol. 32, 3639 – 3647.

Diakogiannaki, E., Pais, R., Tolhurst, G., Parker, H. E., Horscroft, J., Rauscher, B., et al., 2013. Oligopeptides stimulate glucagon-like peptide-1 secretion in mice through proton-coupled uptake and the calcium-sensing receptor. Diabetologia. 56, 2688 – 2696.

Fogh, J., Fogh, J. M., Orfeo, T., 1977. One hundred and twenty-seven cultured human tumor cell lines producing tumors in nude mice. J. Natl. Cancer Inst. 59, 221 – 226.

Harwood, M. D., Achour, B., Neuhoff, S., Russell, M. R., Carlson, G., Warhurst, G., et al., 2016. In vitro-in vivo extrapolation scaling factors for intestinal P-glycoprotein and breast cancer resistance protein: part I: a cross-laboratory comparison of transporterprotein abundances and relative expression factors in human intestine and Caco-2 Cells. Drug Metab. Dispos. 44, 297 – 307.

Hoffmann, M., Rath, E., Holzlwimmer, G., Quintanilla-Martinez, L., Loach, D., Tannock, G., et al., 2008. Lactobacillus reuteri 100 – 23 transiently activates intestinal epithelial cells of mice that have a complex microbiota during early stages of colonization. J. Nutr. 138, 1684 – 1691.

Koo, B. K., Stange, D. E., Sato, T., Karthaus, W., Farin, H. F., Huch, M., et al., 2011. Controlled gene expression in primary Lgr5 organoid cultures. Nat Methods. 9, 81 – 83.

Leushacke, M., Barker, N., 2014. Ex vivo culture of the intestinal epithelium: strategies and applications. Gut. 63, 1345 – 1354.

Mahe, M. M., Aihara, E., Schumacher, M. A., Zavros, Y., Montrose, M. H., Helmrath, M. A., et al., 2013. Establishment of gastrointestinal epithelial organoids. Curr. Protoc. Mouse Biol. 3, 217 – 240.

Mahe, M. M., Sundaram, N., Watson, C. L., Shroyer, N. F., Helmrath, M. A., 2015. Establishment of human epithelial enteroids and colonoids from whole tissue and biopsy. J. Vis. Exp. (97), e52483.

Middendorp, S., Schneeberger, K., Wiegerinck, C. L., Mokry, M., Akkerman, R. D., van Wijngaarden, S., et al., 2014. Adult stem cells in the small intestine are intrinsically programmed with their location-specific function. Stem Cells. 32, 1083 – 1091.

Parker, H. E., Wallis, K., le Roux, C. W., Wong, K. Y., Reimann, F., Gribble, F. M., 2012. Molecular mechanisms underlying bile acid-stimulated glucagon-like peptide-1 secretion. Br. J. Pharmacol. 165,

414 – 423.

Pinto, M., Robineleon, S., Appay, M. D., Kedinger, M., Triadou, N., Dussaulx, E., et al., 1983. Enterocyte-like differentiation and polarization of the human-colon carcinoma cell-line Caco-2 in culture. Biol Cell. 47, 323 – 330.

Pitman, R. S., Blumberg, R. S., 2000. First line of defense: the role of the intestinal epithelium as an active component of the mucosal immune system. J. Gastroenterol. 35, 805 – 814.

Rath, E., Haller, D., 2011. Inflammation and cellular stress: a mechanistic link between immune-mediated and metabolically driven pathologies. Eur. J. Nutr. 50, 219 – 233.

Reimann, F., Habib, A. M., Tolhurst, G., Parker, H. E., Rogers, G. J., Gribble, F. M., 2008. Glucose sensing in L cells: a primary cell study. Cell Metab. 8, 532 – 539.

Roder, P. V., Geillinger, K. E., Zietek, T. S., Thorens, B., Koepsell, H., Daniel, H., 2014. The role of SGLT1 and GLUT2 in intestinal glucose transport and sensing. PLoS One. 9, e89977.

Sambuy, Y., De Angelis, I., Ranaldi, G., Scarino, M. L., Stammati, A., Zucco, F., 2005. The Caco-2 cell line as a model of the intestinal barrier: influence of cell and culturerelated factors on Caco-2 cell functional characteristics. Cell Biol. Toxicol. 21, 1 – 26.

Sato, T., Clevers, H., 2013a. Growing self-organizing mini-guts from a single intestinal stem cell: mechanism and applications. Science. 340, 1190 – 1194.

Sato, T., Clevers, H., 2013b. Primary mouse small intestinal epithelial cell cultures. Methods Mol. Biol. 945, 319 – 328.

Sato, T., Vries, R. G., Snippert, H. J., van de Wetering, M., Barker, N., Stange, D. E., et al., 2009. Single Lgr5 stem cells build crypt-villus structures in vitro without a mesenchymal niche. Nature. 459, 262 – 265.

Schwank, G., Clevers, H., 2016. CRISPR/Cas9-mediated genome editing of mouse small intestinal organoids. Methods Mol. Biol. 1422, 3 – 11.

Schwank, G., Koo, B. K., Sasselli, V., Dekkers, J. F., Heo, I., Demircan, T., et al., 2013. Functional repair of CFTR by CRISPR/Cas9 in intestinal stem cell organoids of cystic fibrosis patients. Cell Stem Cell. 13, 653 – 658.

Spence, J. R., Mayhew, C. N., Rankin, S. A., Kuhar, M. F., Vallance, J. E., Tolle, K., et al., 2011. Directed differentiation of human pluripotent stem cells into intestinal tissue in vitro. Nature. 470, 105 – 109.

Stelzner, M., Helmrath, M., Dunn, J. C., Henning, S. J., Houchen, C. W., Kuo, C., et al., 2012. A nomenclature for intestinal in vitro cultures. Am. J. Physiol. Gastrointest. Liver Physiol. 302, G1359 – G1363.

VanDussen, K. L., Marinshaw, J. M., Shaikh, N., Miyoshi, H., Moon, C., Tarr, P. I., et al., 2015. Development of an enhanced human gastrointestinal epithelial culture system to facilitate patient-based assays. Gut 64, 911 – 920.

Vincent, M. L., Russell, R. M., Sasak, V., 1985. Folic acid uptake characteristics of a human colon carcinoma cell line, Caco-2. A newly-described cellular model for small intestinal epithelium. Hum. Nutr. Clin. Nutr. 39, 355 – 360.

Wells, J. M., Spence, J. R., 2014. How to make an intestine. Development 141, 752 – 760. Whitehead, R. H., Robinson, P. S., 2009. Establishment of conditionally immortalized epithelial cell lines from the intestinal tissue of adult normal and transgenic mice. Am. J. Physiol. Gastrointest. Liver Physiol. 296, G455 – G460.

Wuensch, T., Schulz, S., Ullrich, S., Lill, N., Stelzl, T., Rubio-Aliaga, I., et al., 2013. The peptide transporter PEPT1 is expressed in distal colon in rodents and humans and contributes to water absorption. Am. J. Physiol-Gastr. L. 305, G66 – G73.

Yee, S., 1997. In vitro permeability across Caco-2 cells (colonic) can predict in vivo (small intestinal) absorption in man—fact or myth. Pharm. Res. 14, 763 – 766.

Yoshikawa, T., Inoue, R., Matsumoto, M., Yajima, T., Ushida, K., Iwanaga, T., 2011. Comparative expression of hexose transporters (SGLT1, GLUT1, GLUT2 and GLUT5) throughout the mouse gastrointestinal tract. Histochem. Cell Biol. 135, 183 – 194.

Zietek, T., Daniel, H., 2015. Intestinal nutrient sensing and blood glucose control. Curr. Opin. Clin. Nutr. Metab. Care. 18, 381 – 388.

Zietek, T., Rath, E., Haller, D., Daniel, H., 2015. Intestinal organoids for assessing nutrient transport, sensing and incretin secretion. Sci. Rep. 5, 16831.

第四章

三维乳腺培养模型

——用于分析乳腺发育和功能的新培养模型

原著：Amber M. Wood, Heyuan Sun, Jack Williams,
Keith R. Brennan, Andrew P. Gilmore and Charles H. Streuli

第一节 引 言

一、乳腺的发育、结构和功能

乳腺是泌乳器官,由管状导管、球形腺泡和周围环绕的纤维腺体组织和脂肪组织组成。乳腺上皮细胞形成分支中空的管状网络,嵌入到含有成纤维细胞的基质中,构成乳腺的基本结构。乳腺的发育过程大部分发生在青春期开始后,此时未成熟的树状导管延伸和分支,最终形成成熟的乳腺组织。为了响应怀孕期间的激素变化,乳腺导管上皮分支进一步增加,同时发育出球形的腺泡结构(图4.1)。在哺乳期间,这些腺泡管腔细胞分化并分泌乳汁成分,这些成分被分泌到乳腺导管的管腔中,并通过腺泡基底肌上皮细胞的收缩输送到乳头。婴儿断奶后,乳腺会发生退化,这个过程涉及分化的乳腺管腔上皮退化,实质上是将其恢复到孕前状态(Akhtar et al., 2016)。

为了研究和解析乳腺的多细胞结构形成机制,以及乳腺上皮细胞分化表达组织特异性基因的方式,目前已经开发了多种三维(3-dimensional, 3D)模型,用于体外培养乳腺组织细胞。

二、三维乳腺类器官培养的必要性

乳腺形成机制的解析对于阐明这一重要的哺乳动物组织器官的发育和功能,以及乳腺癌的起始和进展都具有非常重要的意义。迄今为止,大部分研究乳腺发育的工作都集中在导管上皮细胞的特化、生长和分支上。然而,正常乳腺细胞周围的环境对组织发育和细胞分化也起着非常关键的作用。此外,这种组织微环境的变化也与乳腺癌的发展密切相关。因此,能够精确模拟体内组织微环境的培养模型对于阐明正常乳腺的功能以及乳腺癌的发生和发展至关重要。

在体内,乳腺上皮细胞接触不连续的基底膜,而不是基质或血清中的细胞外基质蛋白。然而,从乳腺的研究历史上看,大多数使用乳腺上皮细胞的研究要么在二维(2-

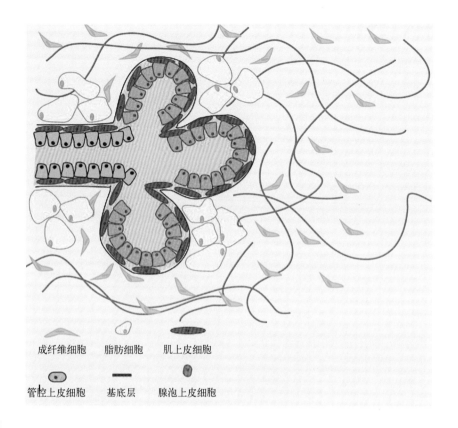

图 4.1

乳腺分化终末导管/小叶单位的简化图,由排列的乳腺腺泡上皮细胞的空心腺泡和排列管腔上皮细胞的管状导管组成。围绕着这些结构的是能够收缩以迫使乳汁流向乳头的肌上皮细胞、含有成纤维细胞的基质,以及神经、血管和免疫细胞。

dimensional,2D)塑料板上进行,要么使用蛋白质凝胶,如基质胶———一种重组基底膜混合物。尽管利用基质胶可以诱导乳腺上皮细胞产生类似体内的某些组织功能,但它不能诱导产生功能齐全的器官特征,如乳腺导管结构等。因此,乳腺相关的基础与转化应用研究急需建立能够精准模拟体内组织环境的研究模型以解析乳腺的发育和功能机制。这些包括我们在本章中讨论的 3D 培养模型。同样值得我们关注的是如何将这些正常组织 3D 微环境改造成更接近肿瘤的组织微环境,以揭示乳腺癌发生和发展的过程机制。

第二节 设 计 思 路

一、细胞外基质

在设计乳腺细胞培养的 3D 培养模型时,首先要考虑的是细胞外基质的组成,因为这可以显著地改变细胞的行为。第一个 3D 细胞培养模型涉及由胶原蛋白 I 制成的凝胶(Williams et al.,1978)。实验证明,附着在漂浮胶原凝胶上的原代小鼠乳腺上皮细胞可以形成类似于在体内的乳腺管状结构。与附着在 2D 塑料板上包被有胶原凝胶的细胞相比,这些细胞还具有形成自身的基底膜并产生乳汁的潜能,而后者仅能形成单层基底膜并且无法产生乳汁(Streuli and Bissell,1990)。

目前,乳腺 3D 类器官培养主要使用一种胶状基质(商业上称为基质胶),该基质是从Engelbreth-Holm-Swarm 肉瘤小鼠肿瘤衍生的细胞系中分离出来的基质基础上开发得到的胶状基质(Li et al.,1987)。在这种胶状基质环境中生长的乳腺上皮细胞可形成圆形、极化的类腺泡结构(图 4.2),其结构类似于乳腺组织中的腺泡结构(Aggeler et al.,1991)。基于此,基质胶从此成为培养乳腺上皮细胞标准方法中的重要成分。然而,基质胶是一种复杂的混合成分,其内含物的具体成分不明确,目前尚不清楚这些成分对乳腺微环境的模拟程度。基质胶中的主要成分——层粘连蛋白 I 与在乳腺基底膜中发现的层粘连蛋白异构体不同。事实上,在基质胶中生长的乳腺上皮细胞自身形成了含有层粘连蛋白的基底膜。因此,目前尚不清楚基质胶中哪些重要成分或特性影响了乳腺上皮细胞的分化。

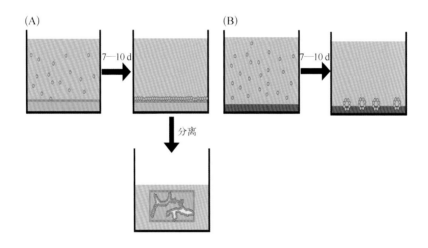

图 4.2

在 3D 蛋白凝胶中生长的乳腺上皮细胞形成的结构类似于乳腺组织中的腺泡结构。(A)附着在胶原凝胶中的乳腺上皮细胞形成鳞状单层结构,而分离的胶原凝胶中的乳腺上皮细胞形成管状结构。(B)在基质胶中生长的乳腺上皮细胞形成圆形腺泡结构。

天然乳腺基质的组成复杂,远比仅包含胶原蛋白 I 或基底膜的培养基质更加复杂。乳腺组织的导管网络也比体外培养获得的囊状腺泡结构更加复杂。因此,需要建立更接近人体乳腺的细胞外基质成分和上皮组织结构的 3D 培养模型。乳腺上皮细胞不仅需要形成腺泡结构,还需要形成导管网络状结构。最近的一项研究使用了 I 型胶原蛋白、层粘连蛋白、纤连蛋白和透明质酸的混合物来模拟细胞外基质,成功获得了具有复杂组织结构的类乳腺组织(Sokol et al.,2016)。利用上述培养体系,成功获得了未成熟乳腺的导管芽结构,并通过乳腺导管芽结构的分化成熟过程分析,追踪到了分化的泌乳腺泡结构,实现了体外诱导人源乳腺上皮细胞形成乳腺导管样结构。这项研究推动建立更接近体内系统的3D 乳腺培养模型,将有助于提高我们对乳腺导管发育和功能的理解(Sokol et al.,2016)。

二、环境硬度

细胞微环境的机械硬度在控制基因表达方面起着核心作用,决定着细胞表型和分化(Gilbert and Weaver, 2016)。值得注意的是,虽然柔软的微环境对于乳腺上皮细胞形成导管样结构至关重要,但高硬度微环境与乳腺癌发展密切相关(Kai et al., 2016)。此外,乳腺癌发展的最重要风险因素之一是乳腺的影像密度。最近的研究表明,乳腺影像密度高的区域呈现更有序的纤维状胶原基质。这些区域比低影像密度区域的机械硬度高,这表明乳腺上皮细胞中环境硬度的增加可能导致癌症的发生(McConnell et al., 2016; Boyd et al., 2014)。因此,可调节硬度的系统不仅可以帮助我们研究正常的乳腺,还可以帮助我们研究乳腺的疾病环境。

2D 培养模型的环境硬度可以通过聚丙烯酰胺基水凝胶来调节(Tse and Engler, 2010)。通过改变丙烯酰胺与双丙烯酰胺的比例,可以改变聚丙烯酰胺基水凝胶的硬度。细胞外基质蛋白可以与水凝胶交联,形成包被有不同硬度的特定细胞外基质蛋白的培养皿表面。然而,需要注意的是包被有细胞外基质蛋白的水凝胶涂层不能改变其自身的硬度。我们用基质胶包被聚丙烯酰胺基水凝胶的经验表明,基质胶包被后水凝胶的硬度会发生显著变化。

多种方法已被开发用于增加 3D 培养物的机械硬度。为了对培养中的细胞进行机械减压,传统方法是将胶原凝胶从孔中分离并使其漂浮。由于胶原凝胶不再有孔的支撑,凝胶会软化并压缩。这种方法相对粗糙,缺乏对环境硬度的微调,使得相对僵硬的环境快速过渡到柔软的环境。细胞外基质硬度改变的替代方法包括改变胶原蛋白的浓度。这种方法尽管已被用于诱导乳腺上皮细胞表型的改变,但无法区分是硬度还是配体可用性的降低对乳腺上皮细胞表型的影响(Provenzano et al., 2009)。也可以将不同浓度的胶原蛋白 I 添加到基质胶中,调整胶原蛋白和基质胶的比例,以增加其硬度,但这再次产生了细胞配体可变性的问题。此外,基质胶和胶原蛋白不会均匀混合,而是分成富含基质胶或胶原蛋白的区域,从而导致培养的异质性(Barnes et al., 2014)。

另一种更可控的增加基质胶硬度的方法是使用支架。支架是惰性的生物天然物质或人工化合物,可以调节环境硬度,并且不会对细胞产生额外影响。支架的使用可以在一定范围内调节机械硬度,同时保持配体的可用性。目前常与基质胶一起使用的支架是藻酸盐,一类源自藻类的多糖(Chaudhuri et al., 2014)。藻酸盐由 BD -甘露糖醛酸(BD-mannuronate, M)和 a - L -古洛糖醛酸(G)组成,它们共价连接在一起形成富含 a - L -古洛糖醛酸、富含 BD -甘露糖醛酸的区域,或二者混合的区域。富含 a - L -古洛糖醛酸的区域与二价离子(如钙离子)结合,可逆地交联并形成更硬的三维网络(图 4.3)(Mørchet al., 2006)。然而,值得注意的是,藻酸盐凝胶可以添加到细胞外基质蛋白的其他混合物中,例如胶原蛋白 I、纤连蛋白或精氨酸甘氨酰天冬氨酸(RGD)肽(Branco da Cunha et al., 2014; Bidarra et al., 2016)。我们已经使用这种方法在柔软和坚硬的基质胶中培养乳腺上皮细胞。在软凝胶中培养的乳腺上皮细胞形成带有腔的圆形小腺泡,而在硬凝胶中培养的乳腺上皮细胞形成不规则形状的较大细胞簇。

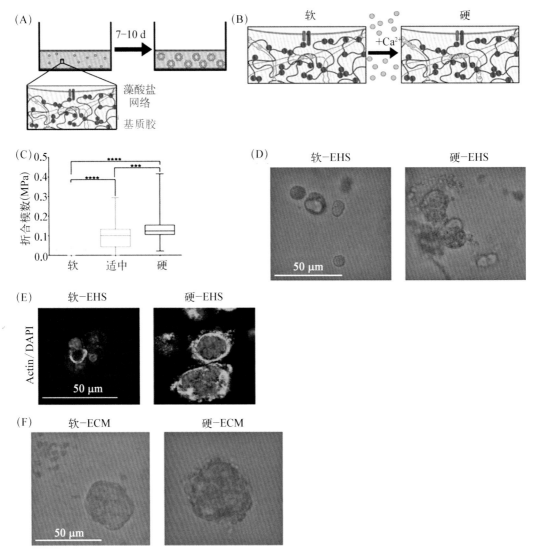

图 4.3

不同硬度的藻酸盐-基质胶凝胶。(A) 示意图显示细胞在藻酸盐-基质胶凝胶中生长 7 - 10 d 后形成的腺泡结构。(B) 钙离子的添加可以增加藻酸盐-基质胶凝胶的硬度。(C) 原子力显微镜可以检测到添加 Ca^{2+} 后藻酸盐-基质胶凝胶的硬度显著增加。(D) 在硬藻酸盐-基质胶凝胶中生长的乳腺上皮细胞形成形状不规则的大型细胞簇,而在软凝胶中生长的乳腺上皮细胞形成圆形的空心腺泡结构。(E) 基质的硬度也会改变腺泡细胞的极性,如肌动蛋白的分布所示,在软凝胶中的肌动蛋白定位于腺泡生长的顶端表面,而在硬凝胶中肌动蛋白定位于腺泡生长的基底表面。(F) 藻酸盐与细胞外基质成分(胶原蛋白 I 、层粘连蛋白、纤连蛋白和透明质酸)混合物相结合的最初方法尝试。

三、组织形状

　　形成乳腺组织模型的第三个考虑因素是生成适当的乳腺组织结构和形状。在上节所述的模型中,植入的细胞可以重塑周围的基质以形成适当的组织结构。然而,新的 3D 打印技术提供了生成适当形状基质的可能性,这样细胞可以培养到具有特定结构的基质中

（Li et al.，2014）。到目前为止，肝脏、心脏和软骨等活体组织模型已成功通过 3D 打印技术重建，并且其功能可以稳定数周（Murphy and Atala，2014；Ma et al.，2016）。因此，使用 3D 打印的生物制造技术具有重建人工乳腺环境的潜力，可用于类似真实组织的体外研究。

我们最终可以通过 3D 打印技术创建人类组织微环境的体外移植试验，用来研究乳腺的发育以及肿瘤的形成，以减少为研究牺牲的实验动物数量。以人类组织为中心的体外组织微环境研究更有助于我们对乳腺生物学的深入了解。因为迄今为止大多数研究都是基于对小鼠的观察，虽然有一定的参考价值，但小鼠乳腺结构终究与人类乳腺组织的结构不同。我们实验室目前正在使用基于蛋白多肽的水凝胶来打印 3D 细胞外基质。水凝胶的硬度可以通过 pH 来调节（图 4.4）（Ulijn and Smith，2008；Boothroyd et al.，2013）。这将为研究细胞对微环境硬度的反应提供更好的模型。

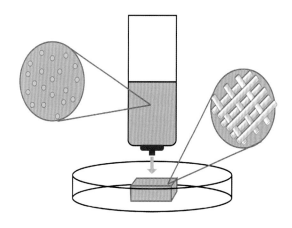

图 4.4

3D 打印示意图。细胞与高硬度或低硬度的商业水凝胶肽溶液混合，并装入 3D 钟形绘图仪中。在机器中对打印设计进行编程，并将凝胶-细胞混合打印到平板上。在加入培养基之前先让凝胶凝固。

第三节　开发三维乳腺上皮细胞培养模型面临的挑战

在本章讨论的方法中，有两个因素尚未完全解决。首先，需要改进培养模型，来模拟癌症细胞的微环境。藻酸盐系统用更好反映疾病组织环境的蛋白质混合物替代基质胶，具有改善疾病培养模型的潜力。或者基于 3D 聚乙二醇［poly（ethylene）glycol，PEG］的水凝胶可用于系统测试细胞外基质配体及其对乳腺上皮细胞行为的影响（Taubenberger et al.，2016）。随着对疾病发生和发展过程中病理环境变化的了解进一步加深，将帮助我们改进新的 3D 培养模型。

其次，乳腺组织的细胞多样性对其功能也很重要。当前的培养模型通常单独使用原代管腔上皮细胞或已建立的管腔上皮细胞系来进行培养。然而在体内，管腔上皮细胞还与肌上皮细胞接触，上皮导管和腺泡被脂肪细胞、成纤维细胞和免疫细胞包围。包含多种细胞的异型培养可能会阻止原代乳腺上皮细胞衰老,并支持类似体内乳腺导管结构的形成(Wang and Kaplan, 2012)。目前,使用多种类型细胞建立乳腺组织培养模型的初步实验涉及由胶原膜隔开的细胞培养室,胶原凝胶中的成纤维细胞位于培养室底层,上皮细胞位于培养室顶层。该系统可用于探索肿瘤细胞与正常乳腺环境的相互作用(Choi et al., 2015)。可以进一步将免疫细胞纳入培养系统,因为这些细胞也参与了乳腺癌的进展过程(Nagalla et al., 2013; Tabariès et al., 2015)。

第四节　三维凝胶系统实验指导

为了使乳腺上皮细胞的行为与在原生体内组织中一样,并使源自乳腺上皮的癌细胞像在体内一样生长和迁移,使用经过精心调整的 3D 培养模型至关重要。普通塑料培养皿适合初步研究,不适合用于研究体内乳腺上皮细胞的功能。当以 2D 培养方式生长时,细胞会失去对生存、细胞周期、组织特异性基因表达和迁移的正常控制。因此,三维培养对于提供更正常的环境来研究所有这些生理病理过程都是至关重要的。

在本章中,我们详细介绍了四种 3D 培养方法,包括传统的胶原蛋白或基质胶凝胶、涉及细胞外基质成分混合的新方法、以及使用藻酸盐等支架。四种方法都可使乳腺上皮细胞形成类似体内的结构。然而,使用结合支架可有更多机会操作系统以接近组织生理和病理环境。

一、附着与漂浮胶原凝胶

[材料]

胶原蛋白Ⅰ,来自鼠尾(Corning；354236)；10×DMEM/10×PBS；0.34 M NaOH(高压灭菌)

[实验方法]

1. 在冰上,将 8 倍体积的Ⅰ型胶原蛋白与 1 倍体积的 10×DMEM 或 10×PBS 混合。

2. 加入 1 倍体积的 0.34M NaOH 并混合,避免产生气泡。

3. 将凝胶溶液转移到平板上(见表 4.1)。

4. 在 37 ℃下放置胶原蛋白至少 1h 以形成胶体。

5. 从细胞中移除培养基,加入胰蛋白酶。在 37 ℃下孵化足够的时间使细胞分离。在完全培养基中重悬细胞,并以 500 r/min 旋转 3 min。

6. 从细胞中移除培养基并重悬于 1 mL 完全培养基中。

7. 吸 10 μL 细胞并按 1∶10 稀释。细胞计数,并根据适合研究的细胞类型计算每孔添加的正确数量。

8. 用完全培养基清洗凝胶 2 次。

9. 将细胞加入凝胶中。

10. 每3—4 d换1次液。

11. 24 h后,用200 μL枪头在凝胶周围转圈来解离凝胶。

[注意事项]

表 4.1

平 板 直 径	最 终 凝 胶 体 积
50 mm	3.0 mL
35 mm	1.5 mL
22 mm	0.6 mL

[验证]

通过先去除培养基可以改善明场图像。

使用胰蛋白酶从凝胶中去除细胞来进行下游分析(例如,细胞离心、蛋白质提取)。

细胞直接在凝胶中裂解,进而通过使用 Trizol 提取 RNA(每块凝胶 1 mL Trizol)。

凝胶嵌入 OCT 并冷冻切片用于免疫荧光。

[常见问题]

需要特别小心"漂浮"的凝胶,因为可能会在真空抽吸中无意去除。

二、基质胶

[材料]

基质胶(Corning;354234);多孔板;胰蛋白酶;完全培养基

[实验方法]

1. 在冰上操作。

2. 在孔中加入适当体积的基质胶(见表 4.2)。

3. 将基质胶铺在平板周围。

4. 检查平板是否水平,并 37 ℃静置至少 30 min。

5. 从细胞中移除培养基并加入胰蛋白酶。37 ℃孵育足够的时间让细胞分离。将细胞重悬于完全培养基中,并以 500 r/min 离心 3 min。

6. 从细胞中移除培养基并重悬于 1 mL 完全培养基中。

7. 使用 10 μL 细胞并按 1∶10 稀释。计数细胞,并根据适合研究的细胞类型计算每孔添加的正确数量。

8. 向孔中加入完全培养基,并补充 2%的基质胶。

9. 将细胞加入孔中。

10. 基质胶可稳定长达 21d。

11. 每 4d 换 1 次液。

[注意事项]

确保基质胶保持在冰上；在将其平铺到培养皿之前，不要让其升温。

向基质胶包被的孔中添加溶液时要小心，以免破坏基质胶层。

细胞密度会因细胞类型而异。作者使用原代乳腺上皮细胞或 EpH4s（来自怀孕的小鼠乳腺）（Fialka et al.，1996），密度为 $1×10^5$ 个/mL。

对于更具侵袭性的细胞系，可能需要更厚的基质胶包被。

表 4.2

多 孔 板	基 质 胶 体 积
24 孔	50 μL
12 孔	100 μL
6 孔	250 μL

[验证]

盖玻片可以包被上基质胶进行免疫荧光。

细胞可以直接在基质胶里裂解来提取 RNA 和蛋白质。

[常见问题的处理]

表 4.3

问 题	故 障 排 除
基质胶没有均匀涂抹在孔上	在添加基质胶之前确保平板已冷却 添加到孔后迅速涂抹基质胶 最初在孔上包被上一层薄薄的胶原蛋白 可以为基质胶提供更好的粘合层
细胞通过基质胶侵入并在平板上形成单层	确保基质胶已覆盖板的整个表面 在加细胞前先加培养基 确保细胞没有以过高的密度接种 换液时要小心，以免破坏基质胶层

三、细胞外基质凝胶

[材料]

13 mm 盖玻片；24 孔板；多孔腔室玻片；胶原蛋白 I，鼠尾，高浓度（Corning；354249）；纤连蛋白，牛血浆（Sigma；F1141）；层粘连蛋白，来自 Engelbreth-Holm-Swarm 小鼠（Sigma；L2020）；高分子量透明质酸（Sigma）；在 10 mL 空白 DMEM 中加入 250 mg 无菌高分子量、高谷氨酸藻酸盐（Novamatrix；SLG100）。

［实验方法］

1. 将 13 mm 盖玻片放入 24 孔板的孔中或准备多孔腔室玻片

2. 准备好凝胶混合物（见表 4.2；最终凝胶体积为 250 μL）。

3. 从细胞中移除培养基并加入胰蛋白酶。37 ℃孵育足够时间让细胞分离。将细胞重悬于完全培养基中，500 r/min 离心 3 min。

4. 从细胞中移除培养基并重悬于 1 mL 完全培养基中。

5. 吸 10 μL 细胞并按 1∶10 稀释。细胞计数并计算含有 2.5×10^5 个细胞的正确体积。

6. 将细胞加入凝胶混合物中，加入合适的 DMEM 培养基混合，使最终的细胞与凝胶总体积为 250 μL。

7. 将凝胶吸到盖玻片或模具中。

8. 37 ℃孵育至少 1 h 使凝胶凝固。

9. 小心地从盖玻片上分离凝胶，使其漂浮在完全培养基中。

10. 每 3—4 d 换 1 次液。

［注意事项］

可以使用原代细胞，但要确保每个凝胶添加的细胞量不超过 50 μL。

形成管状结构的原代细胞比例非常低，每个凝胶中较低的原代细胞数量可能会改善管状结构的形成（Sokol et al.，2016）。

表 4.4

凝 胶 组 成	终浓度(mg/mL)
胶原蛋白 I	1.7
纤连蛋白	0.02
层粘连蛋白	0.04
高分子量透明质酸	0.02
藻酸盐	5

［验证］

通过先去除培养基可以改善明场图像。

使用胰蛋白酶从凝胶中去除细胞来进行下游分析（例如，细胞离心、蛋白质提取）。

细胞直接在凝胶中裂解，用于使用 Trizol 提取 RNA（每块凝胶 1 mL Trizol）。

凝胶嵌入 OCT 并冷冻切片用于免疫荧光。

四、不同硬度的藻酸盐-基质胶凝胶

［材料］

高浓度基质胶>10 mg/mL（Corning；354234）；在 10 mL 空白 DMEM 中加入

250 mg 无菌高分子量、高葡萄糖醛酸藻酸盐（Novamatrix；SLG100）；DMEM，1.22M $CaSO_4$ 溶解在 ddH_2O（高压灭菌）；胰蛋白酶；完全培养基；24 孔板；1 mL 注射器；鲁尔锁接头

[实验方法]

1. 制作适合 24 孔板的 250 μL 凝胶。

2. 在 24 孔板的孔上包被 40 μL 的基质胶。

3. 在空白 DMEM 中将 1.22 M $CaSO_4$ 稀释至 1∶10。

4. 为每种硬度凝胶准备进一步稀释的 $CaSO_4$，如最初的文献所述。

5. 准备凝胶混合物，以便在最终的 250 μL 凝胶中，藻酸盐的浓度为 5 mg/mL，基质胶的浓度为 4.5 mg/mL。用 DMEM 补足体积，DMEM 最多可加满 150 μL。

6. 从细胞中移除培养基并加入胰蛋白酶。37 ℃孵育足够时间让细胞分离。在完全培养基中重悬细胞并以 500 r/min 离心 3 min。

7. 从细胞中移除培养基并重悬于 1 mL 完全培养基中。

8. 吸 10 μL 细胞并按 1∶10 稀释。细胞计数并计算含有 $2.5×10^5$ 个细胞的正确体积。

9. 将细胞加入含有（50 μL -细胞体积 μl）μl DMEM 的凝胶溶液中，并充分混合。

10. 取 200 μL 凝胶细胞混合物并转移到冷却的 1 mL 注射器中。

11. 向另一个 1 mL 注射器中加入 50 μL $CaSO_4$ 溶液。

12. 用鲁尔锁接头连接注射器并将溶液从一个注射器泵送到另一个注射器中，注射大约 6 次。

13. 将所有溶液吸入一个注射器，从另一个注射器上取下注射器。

14. 克服重力将柱塞缓慢推入注射器，然后将凝胶混合物排出到 24 孔板的孔中。

15. 让凝胶凝固至少 30 min，然后加入 1 mL 完全培养基。

16. 凝胶可稳定长达 21 d（例如，MCF10A 腺泡形成）。

17. 每 4 d 换 1 次液。

[注意事项]

确保所有溶液都保存在冰上。

使用的 $CaSO_4$ 的浓度超过其饱和点，因此使用前务必搅拌溶液。

基质胶可以替代蛋白质（见表 4.4）。

换液时注意不要吸出凝胶。

[验证]

先去除培养基可以改善明场图像。

使用胰蛋白酶从凝胶中去除细胞来进行下游分析（例如，细胞离心、蛋白质提取）。

细胞直接在凝胶中裂解，用于使用 Trizol 提取 RNA（每块凝胶 1 mL Trizol）。

凝胶嵌入 OCT 并冷冻切片用于免疫荧光。

［常见的问题的处理］

表 4.5

问 题	问 题 排 除
气泡	尝试减少在凝胶混合的每个步骤中产生的气泡 在用注射器混合之前让凝胶静置
难以聚焦明场	移除培养基
凝胶漂浮	使用跨孔插入物来压实凝胶
在换液过程中丢失凝胶	用 1 mL 枪头更换和添加培养基 缓慢换液以确定何时凝胶会被移液器吸走
凝胶凝固过早	在冰上实验 确保 $CaSO_4$ 没有过早添加
RNA 产量低	在异丙醇步骤后使用 Trizol 方法和 LiCl 沉淀

致　谢

英国 Welcome Trust 细胞矩阵研究中心（088785/Z/09/Z）的核心资金支持了这项工作。医学研究委员会（MRC）和曼彻斯特校友研究影响奖学金的资金也支持了这项工作。资助者没有参与决定出版或准备手稿。

译者：张晓雨　高栋

参 考 文 献

Aggeler, J., et al., 1991. Cytodifferentiation of mouse mammary epithelial cells cultured on a reconstituted basement membrane reveals striking similarities to development in vivo. J. Cell. Sci. 99 (Pt 2), 407 – 417. Available at: http://www. ncbi. nlm. nih. gov/pubmed/1885677 (accessed 14. 07. 16).

Akhtar, N., et al., 2016. Rac1 controls morphogenesis and tissue-specific function in mammary gland development. Dev. Cell.

Barnes, C., et al., 2014. From single cells to tissues: interactions between the matrix and human breast cells in real time. PLoS. ONE. 9 (4), e93325. Available at: http://www. ncbi. nlm. nih. gov/pubmed/24691468 (accessed 16. 06. 16).

Bidarra, S. J., et al., 2016. A3Din vitro model to explore the inter-conversion between epithelial and mesenchymal states during EMT and its reversion. Sci. Rep. 6, 27072. Available at: http://www. nature. com/articles/srep27072 (accessed 01. 08. 16).

Boothroyd, S., et al., 2013. From fibres to networks using self-assembling peptides. Faraday. Discuss. 166 (0), 195. Available at: http://xlink. rsc. org/-DOI5c3fd00097d (accessed 14. 07. 16).

Boyd, N. F., et al., 2014. Evidence that breast tissue stiffness is associated with risk of breast cancer. PLoS. ONE. 9 (7), e100937. Available at: http://www. ncbi. nlm. nih. gov/pubmed/25010427 (accessed 15. 08. 16).

Branco da Cunha, C. , et al. , 2014. Influence of the stiffness of three-dimensional alginate/collagen-I interpenetrating networks on fibroblast biology. Biomaterials 35 (32), 8927 – 8936.

Chaudhuri, O. , et al. , 2014. Extracellular matrix stiffness and composition jointly regulatethe induction of malignant phenotypes in mammary epithelium. Nat. Mater. 1 – 35. Available at: http://www. ncbi. nlm. nih. gov/pubmed/24930031.

Choi, Y. , et al. , 2015. A microengineered pathophysiological model of early-stage breast cancer. Lab. Chip. 15 (16), 3350 – 3357. Available at: http://www. ncbi. nlm. nih. gov/pubmed/26158500 (accessed 16. 06. 16).

Fialka, I. , et al. , 1996. The estrogen-dependent c-JunER protein causes a reversible loss of mammary epithelial cell polarity involving a destabilization of adherens junctions. J. Cell. Biol. 132 (6), 1115 – 1132. Available at: http://www. ncbi. nlm. nih. gov/pubmed/8601589 [accessed 09. 08. 16).

Gilbert, P. M. , Weaver, V. M. , 2016. Cellular adaptation to biomechanical stress across length scales in tissue homeostasis and disease. Semin. Cell. Dev. Biol.

Kai, F. , Laklai, H. , Weaver, V. , 2016. Force Matters: biomechanical regulation of cell invasion and migration in disease. Trends. Cell. Biol. Available at: http://www. ncbi. nlm. nih. gov/pubmed/27056543 (accessed 05. 04. 16).

Li, M. L. , et al. , 1987. Influence of a reconstituted basement membrane and its componentson casein gene expression and secretion in mouse mammary epithelial cells. Proc. Natl. Acad. Sci. U. S. A. 84 (1), 136 – 140. Available at: http://www. ncbi. nlm. nih. gov/pubmed/3467345 (accessed 14. 07. 16).

Li, X. , et al. , 2014. 3D-printed biopolymers for tissue engineering application. Int. J. Polym. Sci. , 20141 – 13. Available at: http://www. hindawi. com/journals/ijps/2014/829145/(accessed 14. 07. 16).

Ma, X. , et al. , 2016. Deterministically patterned biomimetic human iPSC-derived hepaticmodel via rapid 3D bioprinting. Proc. Natl. Acad. Sci. 113 (8), 2206 – 2211. Availableat: http://www. pnas. org/lookup/doi/10. 1073/pnas. 1524510113 (accessed 14. 07. 16).

McConnell, J. C. , et al. , 2016. Increased peri-ductal collagen micro-organization may contribute to raised mammographic density. Breast Cancer Res. BCR 18 (1), 5. Availableat: http://www. ncbi. nlm. nih. gov/pubmed/26747277 (accessed 14. 07. 16).

Mørch, Ý. A. , Donati, I. , Strand, B. L. , 2006. Effect of Ca 21, Ba 21, and Sr 21 on Alginate Microbeads. Biomacromolecules. 7 (5), 1471 – 1480. Available at: http://dx. doi. org/10. 1021/bm060010d (accessed 17. 03. 15).

Murphy, S. V. , Atala, A. , 2014. 3D bioprinting of tissues and organs. Nat. Biotechnol. 32(8), 773 – 785. Available at: http://www. nature. com/doifinder/10. 1038/nbt. 2958 (accessed 14. 07. 16).

Nagalla, S. , et al. , 2013. Interactions between immunity, proliferation and molecular subtype in breast cancer prognosis. Genome Biol. 14 (4), R34. Available at: http://genomebiology. biomedcentral. com/articles/10. 1186/gb-2013-14-4-r34 (accessed 1. 08. 16).

Provenzano, P. P. , et al. , 2009. Matrix density-induced mechanoregulation of breast cellphenotype, signaling and gene expression through a FAK-ERK linkage. Oncogene 28(49), 4326 – 4343. Available at: http://www. pubmedcentral. nih. gov/articlerender. fcgi-artid52795025&tool5pmcentrez&rendertype5abstract (accessed 11. 11. 13).

Sokol, E. S. , et al. , 2016. Growth of human breast tissues from patient cells in 3D hydrogel caffolds. Breast Cancer Res. BCR 18 (1), 19. Available at: http://www. ncbi. nlm. nih. gov/pubmed/26926363 (accessed 16. 06. 16).

Streuli, C. H. , Bissell, M. J. , 1990. Expression of extracellular matrix components is regulated by substratum. J. Cell. Biol. 110 (4), 1405 – 1415. Available at: http://www. ncbi. nlm. nih. gov/pubmed/2182652 (accessed 14. 07. 16).

Tabarie's, S. , et al. , 2015. Granulocytic immune infiltrates are essential for the efficient formation of breast cancer liver metastases. Breast Cancer Res. 17 (1), 45. Available at: http://breast-cancer-research.

com/content/17/1/45 (accessed 01. 08. 16).

Taubenberger, A. V., et al., 2016. 3D extracellular matrix interactions modulate tumour cell growth, invasion and angiogenesis in engineered tumour microenvironments. Acta. Biomater. 36, 73-85.

Tse, J. R., Engler, A. J., 2010. Preparation of hydrogel substrates with tunable mechanical properties. Current protocols in cell biology / editorial board, Juan S. Bonifacino ... [et al.], Chapter 10(June), p. Unit 10. 16. Available at: <http://www. ncbi. nlm. nih. gov/pubmed/20521229> (accessed 21. 10. 13).

Ulijn, R. V., Smith, A. M., 2008. Designing peptide based nanomaterials. Chem. Soc. Rev. 37 (4), 664 - 675. Available at: http://www. ncbi. nlm. nih. gov/pubmed/18362975 (accessed 14. 07. 16).

Wang, X., Kaplan, D. L., 2012. Hormone-responsive 3D multicellular culture model of human breast tissue. Biomaterials. 33 (12), 3411 - 3420. Available at: http://www. ncbi. nlm. nih. gov/pubmed/22309836 (accessed 16. 06. 16).

Williams, B. R., et al., 1978. Collagen fibril formation. Optimal in vitro conditions and preliminary kinetic results. J. Biol. Chem. 253 (18), 6578 - 6585. Available at: http://www. ncbi. nlm. nih. gov/pubmed/28330 (accessed 14. 07. 16).

第五章

前列腺类器官：
胚胎干细胞的定向分化

原著：Esther L. Calderon-Gierszal，Gail S. Prins

第一节 引 言

前列腺是一种雄性附属性腺，在所有哺乳动物包括单孔目动物中都存在（Davies，1978；Price，1963）。在人类中，前列腺分泌的前列腺液占精液体积的 20%—30%（Duncan and Thompson，2007），前列腺液的功能是用碱性分泌物中和酸性阴道环境，通过精蛋白和前列腺特异性抗原（prostate specific antigen，PSA）的蛋白分解活动使精液凝固物液化，并为射出的精子细胞提供能量（Cunha et al.，1987；Frick and Aulitzky，1991；Lilja and Abrahamsson，1988；Mann，1963；Prins and Lindgren，2015）。人类的前列腺结构紧凑，呈圆锥形，位于膀胱下方环绕尿道的位置（图 5.1A）（Price，1963；Timms，2008）。

1912 年，Lowsley 通过新生儿前列腺来定义小叶模型，首次详细描述了人体前列腺解剖结构。Lowsley 通过组织连续切片重建的方法将前列腺分为 5 个叶：前叶、后叶、中叶和两个侧叶（Lowsley，1912）。由于这种小叶结构模型不能准确地代表成人前列腺的解剖结构，Lowsley 的新生儿模型被 McNeal 在 20 世纪 80 年代初建立的人类前列腺解剖模型所取代。McNeal 使用三维（3D）模型描述了 4 个解剖区域：以尿道作为参考点，将人类前列腺分中央区、过渡区、外周区和前区（McNeal，1981）（图 5.1A）。中央区占前列腺的25%，位于膀胱的正下方。过渡区约占腺体的 5%，它围绕着近端尿道直到精阜，在那里尿道向前弯曲 70°。外周区占前列腺体积 70%，它在精阜之后环绕着远端前列腺尿道。前列腺的前区没有腺体结构，仅包含纤维基质结构。射精管在中央区和外周区之间穿过前列腺，将输精管和精囊的内容物排入位于精阜的尿道。值得注意的是，前列腺癌主要起源于外周区的上皮细胞，而良性前列腺增生（benign prostatic hyperplasia，BPH）则起源于过渡区的上皮细胞（McNeal，1981）。

组织学上，前列腺由上皮细胞区和基质区组成（图 5.1B）。前列腺上皮细胞区包含 3 种细胞类型：① 立方体状或柱状的管腔分泌细胞，表达前列腺特异性标记，如 Nkx3.1、HOXB13 和 PSA，以及细胞角蛋白 8/18（cytokeratin 8/18，CK8/18）和雄激素受体（androgen receptor，AR）（Cunha et al.，1987；Prins et al.，1991）；② 非分泌性基底细胞，位于基底膜上,表达 p63 和 CK14(Kurita et al. , 2004；Signoretti et al. , 2000)；③ 罕见的神经内分泌细胞,表达突触素和嗜铬粒蛋白 A(Ousset et al. , 2012)。前列腺的基质组分由平滑肌细胞、成纤维细胞、血管、结缔组织、神经末梢和淋巴管组成(Cunha et al. , 1987)。上皮细胞与基质的比例因物种而异；例如,人类和灵长类动物在这两个区的细胞数量大致相当,而成年大鼠前列腺的比例为 5:1(Cunha et al. , 1987)。

(A)

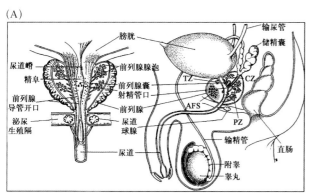

(B)

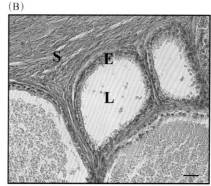

图 5.1

人体前列腺解剖和结构。(A)成人前列腺正面和矢状切面图,显示其解剖位置和区域：中央区(CZ)、外周区(PZ)、前区纤维肌肉基质(AFS)和过渡区(TZ)(Timms, 2008)。(B)前列腺结构在组织学上显示,由上皮(E)、基质(S)和管腔(L)隔室组成。

一、前列腺的发育和结构

在胚胎学上,不同于其他来源于中胚层的男性附属性腺、输精管和精囊,前列腺来源于内胚层起源的泌尿生殖窦(urogenital sinus, UGS)(Davies, 1978；Prins and Putz, 2008)。前列腺的发育、维持和生长依赖于雄激素。从妊娠 6—8 周开始,雄激素以睾酮(testosterone,T)的形式由胎儿睾丸产生(Timms, 2008)。睾酮在前列腺细胞内被类固醇-5-α-还原酶、α 多肽 2(steroid-5-alpha-reductase, alpha polypeptide 2,SRD5A2)酶转化为二氢睾酮(dihydrotestosterone,DHT),对后续前列腺的器官发育起着重要的调控作用(Cunha et al. , 1987；Liao, 1968；Timms, 2008)。在人类中,前列腺的发育起始于妊娠第 10 周原基的出现,上皮细胞芽从泌尿生殖窦上皮中出现,并在妊娠中期伸长并形成管状分支的形态结构。到妊娠第 18—20 周,上皮分泌性细胞开始分化。虽然人的前列腺在出生时的形态结构就已经发育形成,但啮齿类动物的前列腺在出生时是不成熟的,并在出生后的 15d 内经历分支形态发生和分化(Cunha et al. , 1987；Lowsley, 1912；Prins and Putz, 2008；Timms, 2008)。啮齿类动物前列腺的生长过程是从产前子宫内开始到性成熟的一个持续过程(Cunha et al. , 1987；Lowsley, 1912；Prins and Putz, 2008；Timms, 2008)。相反,人类的前列腺生长分为两个不连续的时期,即出生前期和青春期(Cunha et al. , 1987)。

尽管存在物种差异,人类前列腺发育的许多调控分子和机制都是从啮齿类动物前列腺发育的详细研究中推导出来的。虽然啮齿类动物前列腺发育是一个连续的过程,但是其发育过程可分为 5 个不同的阶段:性别决定、出芽、分支形态发生、分化和成熟(Prins and Putz,2008)。尽管在前列腺发育命运决定过程中没有原基细胞的物理证据,但这一阶段的标志是某些泌尿生殖窦细胞进行命运决定,并分化成为前列腺。随后,泌尿生殖窦上皮细胞开始形成芽,长入周围的泌尿生殖窦间质,启动第二阶段的发育。小鼠前列腺发育的启动发生在胚胎第 16.5—17.5d(Sugimura et al.,1986),而大鼠前列腺发育的启动发生在胚胎第 18.5d(Hayashi et al.,1991)。啮齿类动物在出生后前列腺开始出现分支形态发生,细长的泌尿生殖窦上皮芽接触前列腺间充质细胞层,并以近端到远端模式形成连续的分支点,腺体的解剖结构也变得更复杂(Timms et al.,1994)。伴随着前列腺分支形态发生,干细胞和祖细胞的上皮谱系定向分化开始,产生分泌性管腔上皮细胞和非分泌性基底细胞。AR 阳性的泌尿生殖窦间质对相邻上皮细胞的旁分泌作用启动雄激素调节的过程,这些相邻的上皮细胞以相互作用的方式分泌,如 sonic hedgehog(Shh)和骨形态发生蛋白 7(Bmp7)等因子,驱动导管周围间充质细胞分化为平滑肌细胞(Cunha,2008)。分支模式是前列腺叶特异性的,到出生后第 15—30 d,整个前列腺复合体的形态发生已经完成(Hayashi et al.,1991)。大鼠上皮和间充质细胞在腹侧叶的分化开始于出生后第 3—5 d,在背外侧叶中的分化大约在出生 2 d 后开始(Prins and Birch,1995)。

前列腺管腔的形成起始于上皮细胞芽的实心上皮细胞索,以近侧端(出生后 5 d)到远侧端(出生后 12 d)的模式形成管腔,并与上皮细胞和基底细胞分化同时进行。大鼠早期上皮细胞分化的标志是细胞角蛋白和 AR 表达模式的改变(Hayward et al.,1996a,1996b,Prins and Birch,1995),而前列腺具有分化功能的标志是管腔上皮细胞分泌物的合成,这一过程开始于出生后第 10—20 d(Prins and Birch,1995)。前列腺间充质分化开始于啮齿类动物出生后,并且也伴随着上皮分化(Prins and Birch,1995;Prins and Putz,2008)。在出芽阶段,间充质细胞围绕泌尿生殖窦上皮导管的顶端聚集,形成沿着基底膜的顶端和四周的特征模式,这种模式与生长因子的空间特异性表达相关(Timms,2008)。在出生后第 3—5 d 之间,导管周围聚集的间充质细胞分化为导管周围的平滑肌细胞,而导管间细胞则分化为成熟的成纤维细胞(Hayward et al.,1996b;Prins and Birch,1995)。前列腺发育的最后阶段是成熟,这是由青春期(出生后第 25—40 d)雄激素水平急剧增加所驱动的,使前列腺生长到最终的成年大小并积极合成分泌蛋白(Cunha et al.,1983;Prins and Putz,2008)。

虽然雄激素对前列腺的正常发育和生长至关重要,但其他激素如雌激素和视黄醇也参与其组织发育和功能,具体如下所述(Prins and Korach,2008;Prins and Putz,2008)。

二、雄激素作用

人类和啮齿类动物的前列腺发育和生长都依赖于睾丸产生的雄激素,在很小的程度上也依赖于肾上腺产生的雄激素。睾酮在血液中循环,主要与白蛋白和性激素结合球蛋白(sex-hormone-bindingglobulin,SHBG)结合,一小部分以游离睾酮的形式存在(Feldman and Feldman，2001）。睾酮通过扩散或主动运输的方式进入前列腺细胞，大约90%的睾酮在前列腺内被 SRD5A2 酶迅速转化为二氢睾酮（Liao，1968；Prins and Putz，2008）。尽管睾酮和二氢睾酮都能结合并激活 AR，但二氢睾酮对受体的亲和力要比睾酮高五倍（Feldman and Feldman，2001）。这种亲和力的差异使雄激素的作用在前列腺内特异性地放大，而不是通过增加前列腺中的雄激素水平来达到特异调控的作用。

　　雄激素在前列腺中的作用是通过与细胞内的 AR 结合来介导的，AR 是类固醇-甲状腺-类视黄醇核受体超家族的核转录因子成员（Feldman and Feldman，2001）。人类 AR 定位于 X 染色体的 q11—q12 区，由 8 个外显子组成，产生一个由 919 个氨基酸组成的，分子量为 110 kDa 的蛋白质（Lonergan and Tindall，2011）。未结合配体的 AR 在细胞质中与热休克蛋白（HSP）、细胞骨架蛋白和分子伴侣结合，可防止 AR 的核易位和转录激活所需的构象变化。在与配体结合后，AR 发生构象变化，热休克蛋白和其他因子解离，允许 AR 核定位、二聚化以及与靶基因启动子和增强子区域中的雄激素反应元件结合，从而激活基因的转录（Feldman and Feldman，2001；Prins and Lindgren，2015）。

　　AR 对前列腺发育的必要性首先体现在 AR 功能障碍的小鼠和人类不能形成正常前列腺（Bardin et al.，1973）。随后的研究证实，最初雄激素对发育中的前列腺上皮增殖和分化的影响是由 AR 阳性泌尿生殖窦基质细胞的旁分泌作用引起的（Cunha et al.，1983）。AR 在管腔上皮细胞中被迅速诱导，并被认为是前列腺分化的早期标志物。虽然在体内上皮细胞增殖不需要 AR，但在小鼠（Donjacour and Cunha，1993）和大鼠模型（Prins and Birch，1995）中，上皮细胞 AR 对分泌基因及其蛋白产物的表达是必要的。化学和手术雄激素去势研究进一步证明了 AR 在前列腺中的重要性。出芽前的雄激素被证明会阻止前列腺发育，而发育后期的雄激素去势会减慢但不会停止前列腺的发育（Cunha，1973）。此外，在睾丸睾酮产生前取出的啮齿类动物胎儿前列腺体外植体培养物不能出芽，而在睾酮合成后收集的前列腺体外植体培养物则可以出芽（Aboseif et al.，1997；Lasnitzki and Mizuno，1977）。这些结果共同表明，雄激素对前列腺的组织命运决定和最初的组织出芽发育是必要的，在没有持续的雄激素作用下，尽管前列腺生长速度降低，但仍可以继续生长。

三、雌激素作用

　　尽管雌激素在人类前列腺中的生理作用仍不清楚，但在妊娠晚期，母体高水平的雌激素会导致前列腺上皮鳞状化生（squamous metaplasia，SQM），因此，雌激素被证明在前列腺发育过程中也具有重要功能，参与前列腺上皮鳞状化生的发育调控（Zondek et al.，1986）。在人类和啮齿类动物中，随着年龄的增长，雌激素水平的升高与良性前列腺增生和前列腺癌相关（Price，1963；Prins et al.，2006；Prins and Korach，2008）。流行病学研究的证据显示，非裔美国男性患前列腺癌的风险增加了两倍，这与该人群妇女具有较高的雌激素水平有关（Henderson et al.，1988；Platz and Giovannucci，2004）。此外，母亲接触己烯雌酚（diethylstilbestrol，DES），一种在 20 世纪 40 年代至 70 年代使用的强效雌激素模拟物,已被证明新生男婴的前列腺中会产生高水平的前列腺上皮鳞状化生。虽然前列腺上皮鳞状化生在停用己烯雌酚后得到缓解,但前列腺中混乱的导管结构仍然存在(Yonemura et al.,1995)。在啮齿类动物模型中的研究进一步支持生理雌激素水平对基质细胞的发育分化具有作用(Jarred et al.,2002)。

基质细胞中的芳香化酶将睾酮转化为 17β-雌二醇,从而在前列腺内产生雌激素(Matzkin and Soloway,1992)。在人类和啮齿类动物的前列腺中,雌激素的作用是由雌激素受体 α、上皮雌激素受体 β 和基质雌激素受体 α 介导的,它们与 AR 一样,是核转录因子类固醇受体超家族的成员(Prins,1992;Prins et al.,2001;Prins and Korach,2008)。在发育过程中,人类胎儿的前列腺在上皮细胞和基底细胞中表达核雌激素受体 β,而雌激素受体 α 在刚出生的前列腺腺泡周围基质细胞的细胞核中表达(Adams et al.,2002)。在啮齿类动物中,雌激素受体 α 定位于间充质细胞,并且随着前列腺形态结构的发育而表达下降(Prins and Birch,1997)。相反,雌激素受体 β 的表达在管腔上皮细胞分化时提升,在成年啮齿类动物的前列腺中雌激素受体 β 水平最高(Prins et al.,1998)。雌激素受体 α 和雌激素受体 β 由两个具有 9 个外显子的不同基因编码,分别由 595 和 530 个氨基酸组成,分子量分别为 66kDa 和 60—63kDa(Kuiper et al.,1996;Mosselman et al.,1996;Walter et al.,1985)。虽然雌激素受体 α 和雌激素受体 β 之间存在相当高的结构相似性,但需要注意两个主要差异:①雌激素受体 β 的氨基末端结构域(amino terminal domain,NTD)比雌激素受体 α 短约 90 个核苷酸,构成两个氨基末端结构域 24% 的同源性;②雌激素受体 β 的 AF-2 结构域需要配体来激活 AF-1 结构域,而雌激素受体 α 中的 AF-1 结构域独立于 AF-2 的激活(Aranda and Pascual,2001;Mosselman et al.,1996;Prins and Korach,2008)。进一步值得注意的是,这两种受体对各种内源性和外源性配体有不同的亲和力,这解释了雌激素受体阳性细胞内不同的雌激素活性。

与 AR 一样,未结合的雌激素受体与一个多蛋白抑制复合物结合而不能进入细胞核(Le Romancer et al.,2011,Prins and Korach,2008)。在与配体结合后,经典的雌激素受体信号传导开始:通过脱落抑制复合物,从而改变受体构象,允许核定位、同源二聚体化,并与靶基因启动子区域的雌激素受体元件结合,从而激活基因转录(Aranda and Pascual,2001;Bjornstrom and Sjoberg,2005;Le Romancer et al.,2011)。也有证据表明,核雌激素受体通过细胞内第二信使的配体非依赖性信号传导,以及配体激活的膜启动信号,可以激活许多下游信号通路,如 Ras/raf/MEK 和 Akt 信号通路(Bjornstrom and Sjoberg,2005;Poulard et al.,2012;Prins et al.,2014;Revankar et al.,2005)。

雌激素受体 α 表达于发育中的啮齿类动物前列腺中的一小部分基质细胞,在形态发生和整个青春期之后表达量进一步下降(Prins and Birch,1997)。然而,雌激素受体 α 在人类胎儿前列腺发育过程中的表达量保持不变(Shapiro et al.,2005)。多个物种的研究表明,雌激素受体 α 在慢性前列腺炎、良性前列腺增生、前列腺癌和前列腺癌进展过程中发挥作用(Prins et al.,2001;Risbridger et al.,2001)。另一方面,啮齿类动物的上皮雌激素受体 β 在出生时表达很低,随着上皮细胞的分化其表达量增加,并且在青春期表达量达到最高。而在人类前列腺中，早在妊娠第 7 周就观察到雌激素受体 β 表达，并在出生后维持数月，才开始下降至较低水平（Adams et al.，2002；Shapiro et al.，2005）。尽管雌激素受体 β 的作用尚未完全确定，但有人提出雌激素受体 β 可介导抗增殖、抗炎和抗癌的作用（Ellem and Risbridger，2009；Hussain et al.，2012）。雌激素的其他作用，如刺激垂体释放催乳素，已被证明有助于前列腺中的雌激素发挥作用；催乳素还可以抑制促黄体激素分泌，并通过触发下丘脑-睾丸轴的负反馈作用；抑制雄激素类固醇的生成（即化学去势）（Huggins and Hodges，2002；Lee et al.，1981）。Charles Huggins 在 1950 年将己烯雌酚用于治疗前列腺癌就是利用了己烯雌酚抑制雄激素类固醇生成的作用。

四、视黄酸作用

视黄酸（retinoic acids，RA）是源自维生素 A（视黄醇）的亲脂性小分子，在不同组织的发育、分化、增殖和稳态中发挥重要作用（Chambon，1996；Rhinn and Dolle，2012）。前列腺中最常见的两种天然存在的视黄酸异构体是全反式视黄酸（all-trans retinoic acids，ATRA）和 9-顺式视黄酸，它们通过与受体的相互作用来发挥作用（Chambon，1996；Lohnes et al.，1992）。类视黄醇有两个由独立基因编码的受体家族，每个家族由三种同型组成：视黄酸受体（retinoid acid receptor，RAR）α、β 和 γ，以及类视黄醇 X 受体（RXR）α、β 和 γ。这两个家族都属于核转录因子的类固醇-甲状腺受体超家族，并在前列腺组织形态发生过程中差异表达（Chambon，1996）。这两个受体家族都含有核受体中保守的结构域：NTD、DBD、铰链区、LBD 和一个羧基末端结构域（Chambon，1996；Lohnes et al.，1992）。视黄酸受体家族可以被几乎所有的视黄酸激活，包括全反式视黄酸和 9-顺式视黄酸在内，而类视黄醇 X 受体家族仅能被 9-顺式视黄酸激活（Chambon，1996）。与配体结合后，受体可以在靶基因启动子上的视黄酸反应元件（RARE）上形成同源或异源二聚体，从而激活基因转录（Lohnes et al.，1992）。视黄酸受体存在于人类（Richter et al.，2002）、小鼠（Dolle et al.，1990）和大鼠（Prins et al.，2002）的前列腺发育过程中。更具体地说，新生大鼠前列腺在上皮基底细胞中表达视黄酸受体 β，在导管周围基质细胞中表达视黄酸受体 γ，视黄酸受体 α 表达量水平在管腔细胞和平滑肌细胞分化时增加（Prins et al.，2002）。

一些初步的观察结果表明，在前列腺出芽前缺乏维生素 A 会阻止前列腺成熟（Wilson and Warkany，1948），而在成年期缺乏维生素 A 会导致上皮角质化（Wolbach and Howe，1925），这些都说明类视黄醇对大鼠前列腺发育和稳态平衡非常重要。随后对小鼠前列腺前叶的研究表明，同时给予视黄酸和雌激素可抑制雌激素诱导的前列腺上皮鳞状化生（Mariotti et al.，1987），这在视黄酸受体 γ 敲除小鼠模型的研究中得到进一步证实，该小鼠表现出前列腺上皮鳞状化生（Lohnes et al.，1993）。重要的是，在雄性胎鼠泌尿道生殖窦器官培养物的培养基中添加全反式视黄酸显示出对前列腺上皮芽形成的刺激作用，并且参与出芽的基因如 *Shh* 和 *Bmp4* 的表达增加（Vezina et al.，2008）。过高或过低水平的视黄酸都已被证明可以抑制新生小鼠的前列腺导管结构形态发生，并分别抑制新生大鼠前列腺外植体的导管生长和分支(Aboseif et al. , 1997；Seo et al. , 1997)。总之，多年来的研究表明，适当剂量的视黄醇对前列腺的发育和成年稳态都发挥着重要作用。

除了激素之外，一些转录因子和形态调节基因也是前列腺形成和分支形态发生所必需的。重要的是，一些类固醇靶点和效应物已被证明是由类固醇驱动的前列腺形态发生所必需的，包括转录因子 Nkx3.1 和分泌的形态发生因子：Wnts、Fgfs、Bmps 和 Egf。

五、Nkx3.1

Nkx3.1 是 NK 同源盒基因家族中的雄激素调节(Pu et al. , 2007)核转录因子，在前列腺和尿道球腺上皮细胞中表达(Bieberich et al. , 1996)。在小鼠中，Nkx3.1 出现在泌尿道生殖窦出芽部位的细胞中，出现的时间点在这些细胞出现在周围的间充质细胞之前，在前列腺出芽和分支形态发生过程中持续在上皮细胞中表达，表明 Nkx3.1 在前列腺发育中起作用(Bieberich et al. , 1996)。在大鼠前列腺叶中，Nkx3.1 表达的瞬时峰值与上皮细胞分化同时发生(Prins et al. , 2006)。此外，它的表达呈现出梯度模式，在前列腺远端区域表达最高(Bieberich et al. , 1996)。在缺乏 Nkx3.1 的情况下，如在 Nkx3.1 敲除小鼠中，成年期前列腺表现出很多异常，包括受干扰的前列腺分支形态发生和功能分化，甚至包括前列腺上皮内瘤(prostatic intraepithelial neoplasia，PIN)的发生(Bhatia-Gaur et al. , 1999；Kim et al. , 2002)。这些研究表明 Nkx3.1 在前列腺导管分支和前列腺细胞分化中起作用。在人类前列腺上皮细胞中，Nkx3.1 的缺失与前列腺癌的发生有关(Bowen et al. , 2000)。

六、成纤维细胞生长因子-10

成纤维细胞生长因子-10(fibroblast growth factor-10，Fgf10)是一种受雄激素调节的分泌型旁分泌因子，通过酪氨酸激酶 Fgf 受体(Fgf receptors，FgfR)对靶细胞产生作用(Pu et al. , 2007；Uematsu, Kan et al. , 2000)。在大鼠腹叶和 Fgf10 敲除小鼠的发育研究揭示了它在前列腺的起始出芽阶段、芽的生长和导管分支形态结构发生中的作用(Thomson and Cunha, 1999)。Fgf10 在间充质细胞中的表达模式仅限于导管的远端，导管远端表达酪氨酸激酶 Fgf 受体的上皮细胞与其结合，进行导管细胞增殖并刺激分支。同时，Fgf10 使间充质细胞聚集在远端前列腺伸长的导管周围(Huang et al. , 2005)。胚胎期 Fgf10 敲除的小鼠前列腺原基的肾被膜下移植回补研究显示前列腺原基无显著的生长和分化，表明 Fgf10 对前列腺发育起始有着重要作用。并且需要联合 Fgf10 和睾酮用药来恢复 Fgf10 缺失小鼠的前列腺生长，这表明 Fgf10 对前列腺芽的形成是必要的，但不是充分的(Donjacour et al. , 2003)。

小鼠和大鼠前列腺伸长导管的远端上皮细胞表达酪氨酸激酶 Fgf2 受体剪接变体之一 FgfR2iiib，它能特异性地与 Fgf10 和 Fgf7 结合(Finch et al. , 1995)。这种表达模式在整个前列腺分支形态发生过程中一直保留，从而刺激远端前列腺的上皮细胞增殖并驱动导管伸长(Huang et al. , 2005)。利用 Mek1/2 抑制剂的研究阻断了 Fgf10 刺激的前列腺导管分支,表明 Fgf10-FgfR2iiib 在发育前列腺中的作用是通过 ras/raf/Mek/Erk1/2 信号通路介导的(Huang et al.，2005)。Fgf10 诱导的增殖调节已被证明是由 Sprouty 蛋白、表皮生长因子和其他表皮生长因子控制的。

七、骨形态发生蛋白

骨形态发生蛋白(bone morphogenetic proteins,Bmp)4 和 7(分别为 Bmp4 和 Bmp7)是 Tgfβ 基因超家族的成员,在啮齿类动物的前列腺中表达,功能是在前列腺发育过程中抑制其生长。如小鼠突变模型所示,部分或完全敲除 Bmp4 或 Bmp7 会导致前列腺导管分支的增加(Grishina et al.，2005;Lamm et al.，2001;Prins and Putz，2008)。Bmp4 在出芽开始前和出芽期间在小鼠泌尿道生殖窦间充质细胞中表达,表达仅限于紧邻伸长和分支导管周围的间充质细胞中(Lamm et al.，2001;Prins et al.，2006)。Bmp4 表达水平在小鼠出生后迅速下降,从而允许前列腺导管生长。Bmp7 在小鼠泌尿道生殖窦间充质细胞出芽前也有类似的表达,然而,小鼠出生后它会定位于前列腺上皮细胞中(Grishina et al.，2005)。在大鼠的前列腺中,Bmp7 的表达定位于前列腺远端的上皮细胞,在出生后的第 1—5 d 表达水平迅速增加(Huang et al.，2005)。两种 Bmp 蛋白都通过结合其跨膜 Ⅱ 型受体发出信号,这些受体募集和磷酸化 Ⅰ 型受体,从而激活涉及 Smad 的细胞内信号通路(Prins and Putz，2008)。Bmp 蛋白的调节作用受到内源性抑制剂 Noggin 的调节,Noggin 通过与 Bmp 配体的结合阻止其与受体的相互作用(Prins and Putz，2008)。此外,雄激素抑制 Bmp4,这反过来又促使前列腺芽的生长和导管分支(Pu et al.，2007),而雌性激素增加 Bmp 的表达并抑制导管分支(Prins et al.，2006),这意味着激素对前列腺发育具有协同调节作用。

八、Wnt

Wnt 基因家族编码的分泌型糖蛋白具有多种作用,包括调节细胞增殖、细胞命运、分化、迁移和癌症转化等(Logan and Nusse，2004)。迄今发现的所有 19 种哺乳动物 Wnt 蛋白都与 Frizzled(Fz)家族的跨膜受体结合(Cadigan and Nusse，1997;Huang et al.，2009)。根据它们激活的下游信号通路,脊椎动物 Wnt 被分为经典和非经典两类(Huang et al.，2009)。来自经典途径的 Wnt 与 Fz 受体和低密度脂蛋白受体相关蛋白 5/6(low density lipoprotein receptor-related protein 5/6,LRP5/6)共受体结合,导致 Disheveled(Dsh)磷酸化(Bennett et al.，2002;Laudes，2011;Logan and Nusse，2004)。这会抑制 Axin/腺瘤性结肠息肉病(adenomatus polyposis coli，APC)/糖原合酶激酶-3β 复合物的激酶活性,该复合物可磷酸化 β-catenin,靶向其蛋白体降解。因此,胞质 β-catenin 积累并转移到细胞核,在那里它与 T 细胞因子/淋巴增强因子结合,启动 Wnt 靶基因的转录(Bennett et al.，2002;Logan and Nusse，2004;Ross et al.，2000)。非经典的 Wnt(Brennan and Brown，2004)与独立于 LRP5/6 共受体的 Fz 受体结合。然后将信号转导至 Dsh 引起其激活,从而启动下游的两条途径:Ca^{2+}/蛋白激酶 C 和 Ras 同源基因家族成员 A(Ras homolog gene family，member A，RhoA）/c-Jun N‐端激酶（Brennan and Brown，2004；Komiya and Habas，2008；Laudes，2011）。重要的是，Wnt 信号通路受分泌性抑制剂的调节，包括分泌 Frizzled 相关蛋白（secreted Frizzled-related proteins，Sfrp）、Wnt 抑制因子（Wnt inhibitory factors，Wif）和 Dickkopf（Dkk）蛋白，它们阻断经典的 Wnt 信号传导（Brennan and Brown，2004；Huang et al.，2009），以及 Wnt 激活剂 R-spondins（RSPO）和 Norrin 的调节（Cruciat and Niehrs，2013；Jin and Yoon，2012）。

经典的 Wnt 2、2b 和 7b 以及非经典的 Wnt 4、5a 和 11 在新生大鼠的腹侧前列腺中表达。除 Wnt7b 外，所有的 Wnt 在大鼠出生时都是高表达的，在前列腺形态发生期间和之后表达水平下降。相比之下，在前列腺上皮细胞功能分化时，Wnt7b 的水平却很高（Prins and Putz，2008）。据报道，非经典 Wnt 信号传导，更具体地说是 Wnt5a，可在体内和体外实验中抑制前列腺上皮细胞增殖、导管生长和分支形态发生（Huang et al.，2009）。另一方面，典型的 Wnt10b 已被证明在胚胎第 17 d 和出生后 0 d 的小鼠前列腺的腹侧叶、背侧叶和前侧叶的芽尖上表达，表明它是早期特异性前列腺芽的标志物（Abler et al.，2011；Keil et al.，2012；Mehta et al.，2011）。重要的是，人类前列腺类干细胞表达高水平的 Wnt10b，而在子代祖细胞和分化的上皮细胞中 Wnt10b 表达较低，表明其在前列腺干细胞中具有重要作用（Hu et al.，2017）。

九、表皮生长因子

表皮生长因子（epidermal growth factor，Egf）是一种分泌肽，由前列腺的管腔上皮细胞产生，与人体其他部位相比，它在人类前列腺分泌物中的浓度最高（Kim et al.，1999）。表皮生长因子通过与其酪氨酸激酶受体——表皮生长因子受体（epidermal growth factor receptor，EgfR）结合而发挥作用。结合后，EgfR 可同二聚或异二聚化 erbB2 受体，引起其酪氨酸残基的自身磷酸化，进而激活磷脂酰肌醇 3′-激酶（phosphatidylinositol 3'-kinase，PI3K）、丝裂原活化蛋白激酶（mitogen activated protein kinase，MAPK）或磷脂酶 C-γ（phospholipase C-γ，PLC-γ）信号级联（Carpenter and Cohen，1990；Mimeault et al.，2003）。在发育的小鼠前列腺中，已被证明通过 PLC-γ 信号通路来调节表皮生长因子的作用（Kim et al.，1999）。此外，用外源性表皮生长因子处理的大鼠泌尿道生殖窦外植体显示在没有雄激素的情况下刺激前列腺出芽，从而可以正向调节前列腺的出芽（Saito and Mizuno，1997）。

十、胚胎前列腺类器官的必要性

本章详述的胚胎类器官模型的重要性是多方面的，首先胚胎类器官模型是第一个前列腺体外培养模型：① 可以像体内一样重现人类前列腺的发育过程；② 来源于正常人胚胎干细胞；③ 通过上皮和基质细胞的共培养复制人类前列腺结构；④ 通过 PSA 的表达实现前列腺功能特化。这种培养皿中的类器官可用于推进和完善我们对前列腺生理和病理学的理解，具有揭示前列腺疾病病因、治疗疾病和预防疾病的直接潜力。随着干细胞分化

为功能性前列腺细胞,产生的逐步分化的这种培养模型可以识别前列腺发育、细胞多潜能性和潜在癌症起始中的不同时间节点和细胞谱系命运决定机制。此外,该模型可用于阐明前列腺癌发展过程中的分子机制和表观遗传特征的变化。最后,该模型可用于快速筛选针对人类前列腺疾病的治疗药物。

第二节　设 计 思 路

已知前列腺上皮起源于内胚层,为了重现胚胎期进行的前列腺发育过程,可使用激活素 A 诱导定向的胚胎内胚层分化(D'Amour et al.,2005;McCracken et al.,2014;McCracken et al.,2011;Spence et al.,2011)。并且通过 Brachyury 表达证明激活素 A 还能驱动胚胎中胚层分化。因此,激活素 A 将启动细胞分化,以便以后向前列腺上皮细胞(内胚层)和基质细胞(中胚层)分化。

使用胚胎干细胞衍生不同组织(如肝脏、胰腺和后肠)的研究表明,特定 Wnt 和 Fgf 激活和抑制的精确时间对于器官分化和成熟至关重要(Murry and Keller,2008)。因此,根据相关的科学证据,研究者们选择了分泌型经典 Wnt10b 和 Fgf10(Prins and Putz,2008)。小鼠研究表明,Wnt10b 由一组离散的泌尿生殖窦上皮细胞表达和分泌,这些细胞后来形成前列腺芽(Keil et al.,2012;Mehta et al.,2011),人类前列腺类干细胞选择性地表达高水平的 Wnt10b(Hu et al.,2017)。Fgf10 由泌尿生殖间充质细胞表达和分泌,并激活相邻上皮细胞上的受体 FgfR2iiic。这种旁分泌因子的分泌是前列腺上皮出芽、导管延长和分支所必需的(Huang et al.,2005;Thomson and Cunha,1999)。在我们的模型中,我们发现添加 Wnt10b 和 Fgf10 四天是促进前列腺发育命运决定的必要窗口期(Calderon-Gierszal and Prins,2015)。在这些形态发生因子的存在下,短时间的定向内胚层细胞培养不足以驱动前列腺的命运决定,而更长的培养时间会降低前列腺类器官的形成效率。此外,用经典的 Wnt3a 替代经典 Wnt10b 也不足以驱动前列腺导管结构形成,这表明 Wnt10b 在前列腺发育命运决定中具有重要和特殊的作用。

正常的前列腺发育、维持和成熟还需要其他几个因素。因此,前列腺类器官培养基的设计是为了提供这些因素的最佳组合,以及上皮细胞和基质细胞培养基的适当比例,以支持两种细胞类型的培养。已知有几个 Wnt 在前列腺中以时空方式表达,因此使用 Wnt 激动剂 R-Spondin1 来增强内源性 Wnt 信号传导(Huang et al.,2009;Jin and Yoon,2012;Prins and Putz,2008)。前列腺导管分支形态发生受到 BMP 的抑制,因此需要在培养基中添加 Noggin 以拮抗 BMP 的作用(Prins et al.,2006)。表皮生长因子也添加到培养基中,因为已证明其可以调节和促进前列腺间充质和上皮细胞的增殖(Kim et al.,1999)。添加全反式视黄酸和睾酮分别驱动前列腺细胞分化(Prins et al.,2002)和发育。使用睾酮而不是二氢睾酮,因为睾酮可以还原为二氢睾酮或芳香化为雌二醇-17β,这也已证明是前列腺发育所必需的(McPherson et al.,2001)。正如在人类男性中观察到的那样,我们确定这些因素的组合对促进前列腺类器官的生长和成熟至关重要(图 5.2 - 5.3)。

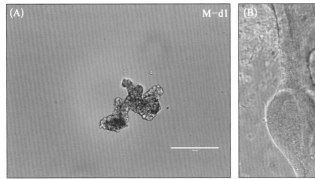
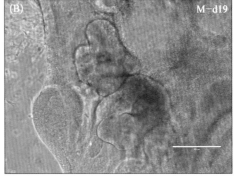

图 5.2

前列腺类器官的发育。（A）代表性基质胶第 1 d（M－d1）培养的类器官的相差图像；（B）基质胶第 19 d（M－d19）显示整个类器官随着时间的推移在大小和复杂性方面的增长。比例尺：200 μm。

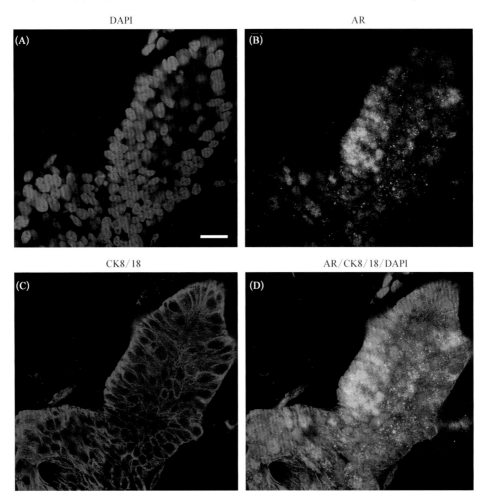

图 5.3

确认前列腺类器官的前列腺性质和细胞分化。（A）通过共聚焦显微镜对代表性基质胶第 28 d 类器官进行免疫荧光分析，用 DAPI（蓝色）染色；（B）管腔细胞细胞分化标志物 AR（绿色）；（C）CK8/18（红色）；（D）合并图像显示类器官的细胞分化。比例尺：20 μm（改编自 Calderon-Gierszal and Prins，2015）。

第三节　面　临　的　挑　战

为了提高体外前列腺类器官形成的效率，建议进行以下修改：① 测试前列腺类器官培养基中不同浓度的成形素、因子和睾酮，以确定前列腺类器官生长和维持的最低必要因子剂量；② 测试已知对前列腺发育和生长重要的额外分泌的形态发生素，如 SHH 或激活 Notch 信号（Prins and Lindgren，2015）；③ 以阶梯式、随时间变化的方式降低全反式视黄酸浓度，来更好地模拟生理水平（Prins and Lindgren，2015）；④ 检测前列腺类器官维持所需的最低睾酮浓度；⑤ 测试使用二氢睾酮代替睾酮。

第四节　实　验　指　导

一、材料

［试剂］

1. 细胞

• H1（WA01）或 H9（H9inGFPhES）hESC（WiCell Research Institute，Madison，WI）

2. 生长培养基和添加剂

• mTeSR1 培养基（StemCell Technologies，cat # 05850）

• DMEM／F12（Gibco，cat # 11965）

• hES-qualified 基质胶（BD Biosciences，cat # 354277）

• RPMI 1640 培养基（Gibco，cat # 11875）

• 特级胎牛血清（dFBS；Hyclone，cat # SH30070.01）

• L-谷氨酰胺（100×；Invitrogen，cat # 25030-081）

• 100 U／mL 青霉素—100 μL／mL 链霉素（Invitrogen，cat # 15140-122）

• BD 基质胶低生长因子基底膜基质胶，不含酚红（BD Biosciences，cat # 356231）：订购时蛋白质浓度>8 mg／mL

• 前列腺上皮细胞生长培养基（PrEGM；Lonza，cat # CC-3166）

• 基质细胞基础培养基（SCBM；Lonza，cat # CC-3205）

• B27 添加剂（50×；Invitrogen，cat # 17504044）

• HEPES 缓冲液（Gibco，cat # 15630）

3. 酶、生长因子和激素

• 分散酶（中性蛋白酶）（StemCell Technologies，cat # 07923）

• 激活素 A（R&D Systems，cat # 338-AC-050/CF）

• Fgf10（R&D Systems，cat # 345-FG-025/CF）

• Wnt10b（R&D Systems，cat # 7196-WN-010/CF）

• Noggin（R&D Systems，cat # 6057-NG-100/CF）

- R-Spondin1(R&D Systems，cat # 4645 – RS – 025/CF)
- 表皮生长因子(EGF；R&D Systems，cat # 236 – EG – 200)
- 全反式视黄酸(ATRA)(芝加哥大学 Kevin White 博士友情提供)
- 睾酮(Sigma-Aldrich Corp.，cat # T1500)

4. 免疫染色试剂

- 羊血清(Vector Laboratories，cat # S – 1000)
- 驴血清(Jackson ImmunoResearch Laboratories Inc.，cat # 017 – 000 – 001)
- 小鼠抗 FOXA2(Novus Biologicals，cat # H00003170 – M12)
- 兔抗 Brachyury(Santa Cruz Biotechnology Inc.，cat # sc – 20109)
- 兔抗 AR(Prins et al.，1991)
- 兔抗波形蛋白(Epitomics，cat # 2701 – 1)
- 兔抗 TMPRSS2(Epitomics，cat # 2770 – 1)
- 豚鼠抗 CK8/18(ARP American Research Products Inc.，cat # 03 – GP11)
- 小鼠抗层粘连蛋白(LifeSpanBioSciences Inc.，cat # LS – C88600)
- 小鼠抗 NKX3.1(Novus Biologicals，cat # NBP1 – 51609)
- 羊抗 PSA(Santa Cruz Biotechnology Inc.，cat # sc – 7638)
- 正常兔 IgG(芝加哥大学 Geoffrey Greene 博士友情提供)
- 正常豚鼠 IgG(Santa Cruz Biotechnology Inc.，cat # sc – 2711)
- 正常小鼠 IgG(Zymed Laboratories Inc.，cat # 02 – 6502)
- 正常羊 IgG(Jackson ImmunoResearch Laboratories，cat# 005 – 000 – 003)
- 羊抗兔(Invitrogen，cat # A – 11034，A – 11036)
- 羊抗豚鼠(Invitrogen，cat # A – 11075)
- 羊抗小鼠(Invitrogen，cat # A – 11029，A – 11031)
- 驴抗羊(Invitrogen，cat # A – 11057)
- 含 DAPI 的 Vectashield 载体介质(Vector Laboratories Inc，cat # H – 1200)

［必备设备］

- 拉制玻璃移液管
- Nunclon delta 表面组织培养皿(4 孔；Nunc，cat # 176740)

操作要点：使用 Nunclon 培养皿是至关重要的,因为培养皿里的涂层有利于基质胶凝珠的形成,这对类器官的三维生长是必要的。

- 塑料盖玻片(Nunc，cat # 174969)

操作要点：hESC 只有在塑料盖玻片上生长才能附着、生长并保持其未分化的状态。随后的免疫染色分析也需要使用塑料盖玻片。

［试剂准备］

1. 对 hESC 进行基质胶分装和基质胶涂层板的制备

- 在冰上或在 4 ℃过夜下解冻 hES 合格的基质胶,将基质胶等分到预冷的微量离心管中，并按照制造商的指示储存。

• 按照制造商的说明包被 6 孔或 24 孔板。在冰上解冻分装的基质胶，并与冷的 DMEM/F12 培养基混合（最终稀释度与批次有关，由制造商决定）。含有基质胶的培养基必须覆盖整个孔的表面。在种 hESC 之前，包被的平板在室温下平衡至少 1 h。平板可以在 4 ℃下保存 1 周。

• 操作要点：基质胶在室温下会凝固，因此必须始终保持低温，并确保在包被平板前将基质胶添加到冷的培养基中。

2. 生长因子和激素重悬

• 按照供应商的指示或在 1×PBS 中重悬所有生长因子（即激活素 A、Wnt10b、Fgf10、R-Spondin1、Noggin 和 Egf）

• 在 DMSO 中重悬 ATRA

• 在 100% 乙醇中重悬睾酮

3. 前列腺类器官的基质胶准备

• 在冰上或 4 ℃过夜解冻 1 瓶不含酚红的低生长因子基质胶基底膜基质。解冻后，将基质胶分装到预冷的微量离心管中。为了避免基质胶的凝固，在整个分装过程中保持试剂和试管在冰上。为了正确储存，请遵循制造商的说明。

• 在冰上或 4 ℃过夜下解冻分装的基质胶。解冻后，添加 B27（最终浓度 1×）、Noggin（最终浓度 100 ng/mL）和 Egf（最终浓度 100 ng/mL），保持试管始终在冰上以避免凝固。小心移液混合均匀以避免产生气泡。前列腺类器官基质胶必须是新鲜制备的。

4. 准备培养基

• 第 1 d 内胚层分化培养基：混合 RPMI 1640 培养基、激活素 A（最终浓度 100 ng/mL）、L－谷氨酰胺（最终浓度 2 mM）和 100 U/mL 青霉素－100 μL/mL 链霉素。每次使用新鲜培养基。

• 第 2 d 内胚层分化培养基：混合 RPMI 1640 培养基、激活素 A（最终浓度 100 ng/mL）、0.2% dFBS（体积/体积）、L－谷氨酰胺（最终浓度 2 mM）和 100 U/mL 青霉素－100 μL/mL 链霉素。每次使用新鲜培养基。

• 第 3 d 内胚层分化培养基：混合 RPMI 1640 培养基、激活素 A（最终浓度为 100 ng/mL）、2% dFBS（体积/体积）、L－谷氨酰胺（最终浓度为 2 mM）和 100 U/mL 青霉素-100 μL/mL 链霉素。每次使用新鲜培养基。

• 前列腺命运决定培养基：混合 RPMI 1640 培养基、Fgf10（终浓度 500 ng/mL）、Wnt10b（终浓度 500 ng/mL）、2% dFBS（vol/vol）、L－谷氨酰胺（终浓度 2 mM）和 100 U/mL 青霉素－100 μL/mL 链霉素。连续 4d 每天更换新鲜制备的培养基。

• 前列腺类器官培养基：结合 1∶2 PrEGM 和 SCBM。添加 L－谷氨酰胺（终浓度 2 mM）和 100 U/mL 青霉素－100 μL/mL 链霉素、HEPES（终浓度 15 mM）、R-Spondin1（终浓度 500 ng/mL）、Noggin（终浓度 100 ng/mL）、Egf（终浓度 100 ng/mL）、B27（终浓度 1×）、ATRA（终浓度 10 nM）和睾酮（终浓度 1.7 μM）。每 4d 更换 1 次新鲜制备的培

养基,持续约 30 d(图 5.2A、B)。

二、实验方法

(一) hESC 传代

1. 如"试剂准备"部分所述,用基质胶包被 24 孔板。

2. 当 6 孔板细胞密度达到 85%—90% 时传代细胞。如果培养的细胞显示出少于 20% 的自发分化,这些细胞应该用拉制玻璃移液管手动去除。吸出用过的培养基并用 DMEM/F12 轻轻冲洗孔。

• 操作要点:为了在以下步骤中获得最佳结果,细胞的起始密度至关重要。如果超过 20% 的细胞出现分化,则应终止培养。

3. 用 1 mg/mL 分散酶孵育细胞 5—7 min,然后用 DMEM/F12 轻轻清洗细胞 3 次。

4. 为了使细胞群脱落并分成小块,用血清玻璃移液管刮除细胞的同时排出 mTeSR1 培养基(每孔 3 mL)。

• 操作要点:为了避免自发分化,hESC 需要作为聚合细胞块而不是作为单细胞进行传代。

5. 将分离的聚合细胞块以 1∶6 的比例转移到 24 孔基质胶包被板中。也就是说,来自 6 孔板的每个孔将被传到 24 孔板的 6 个孔中。24 孔板的每个孔将加入 0.5 mL 的培养基和 hESC。

• 操作要点:可以将塑料盖玻片放在 24 孔板中,并包被上基质胶,如上所述。

6. 在 5% 的 CO_2 浓度和 95% 的湿度下 37 ℃ 培养过夜。

(二) 分化前 hESC 的生长

7. 第 2 d,用新鲜的 mTeSR1 培养基(每孔 0.5 mL)补充的培养基。观察到大量漂浮的碎片是正常的。

• 操作要点:获得均匀分布的 hESC 对成功实现 85%—90% 细胞密度的孔很重要。

8. 每天养护细胞并观察细胞密度。最佳细胞密度应在 2—4 d 内达到。

• 操作要点:如果细胞过于密集或稀疏,则终止细胞培养并重新开始。因为定向分化效率低下。

(三) 定向的内胚层和中胚层分化

9. 一旦细胞密度达到 85%—90%,用第 1 d 的内胚层分化培养基补充培养基。每天观察细胞形态的变化。

10. 24 h 后,用第 2 d 的内胚层分化培养基补充培养基。

11. 24 h 后,用第 3 d 的内胚层分化培养基补充培养基。如果 hESC 被种在塑料盖玻片中,小心地取出盖玻片并对 FOXA2 和 Brachyury 进行免疫染色,以确认细胞是否发生定向的内胚层和中胚层分化,如下面验证部分所述。

• 操作要点:分化的细胞应是 100% 的密度,以利于适当的前列腺类器官形成。

（四）定向分化为前列腺命运决定和类器官发育

12. 24 h 后，用 0.5 mL 的前列腺命运决定培养基替换定向型内胚层培养基。每 24 h 补充 1 次培养基，持续 96 h。

- 操作要点：在定向型的内胚层培养基中大约 48 h 后应观察到三维结构。

13. 使用拉制玻璃移液管小心地将 3D 培养的细胞从孔底分离出来后，使用 200 μL 移液器吸头将它们与任何自由浮动的 3D 培养的细胞一起收集。将大约 20—50 个 3D 培养的细胞合并到 1.5 mL 微量离心管中，并以 100 g 轻轻旋转 3 min。

14. 使用 100 μL 移液器吸头将 25 μL 前列腺命运决定培养基同 3D 培养的细胞转移到新管中，并与 50 μL 用于前列腺类器官的冷基质胶混合，轻轻上下移液以避免气泡产生。按照试剂准备部分中描述的基质胶说明进行操作。

- 操作要点：快速操作以避免基质胶凝固。包含 3D 培养细胞的基质胶与培养基的总体积应为 75 μL。

15. 将基质胶 3D 培养的细胞悬浮液移入 4 孔 Nunclon 板的一个孔的中心。

16. 在 37 ℃、5% 的 CO_2 和 95% 的湿度下培养 20 min，使其凝固。轻轻地将 0.5 mL 前列腺素培养基移到形成的凝固的细胞珠上，使其完全覆盖。

17. 新鲜制备的培养基每 4 d 更换 1 次。类器官生长大约 28—30 d。

三、操作要点

尽管大多数要点已在材料和程序部分的每个步骤中进行了强调，但对于成功的类器官培养，以下几点同等重要。

1. 仅使用 R&D 无载体的生长因子，其他供应商的生长因子尚未经过测试。
2. 始终按照制造商的说明重新配制生长因子。
3. 生长因子和分装的基质胶解冻后不能重复使用。
4. 添加生长因子的时间需要精确，以产生有效的培养物并获得前列腺类器官。

四、验证

（一）免疫染色以确认定向的内胚层和中胚层分化

1. 在激活素 A 处理的第 3 d 后吸出定向型内胚层培养基。
2. 用 0.5 mL 1×PBS 清洗盖玻片上生长的细胞 1 次。
3. 在室温下用 4% 多聚甲醛固定细胞 15 min（在通风橱中）。
4. 用 1×PBS 洗涤细胞 3 次，每次洗涤 5 min。
5. 用封闭缓冲液（1×PBS+0.5 mL 与二抗相同物种的正常血清+0.3% Triton X-100）在室温下封闭细胞 1 h。
6. 在抗体稀释缓冲液（1×PBS+1% BSA+0.3% Triton-X）中稀释一抗。
7. 添加一抗（小鼠抗 FOXA2 1：500、兔抗 Brachyury 1：50、正常小鼠 IgG 1：200 和正常兔 IgG 1：200）。

8. 在 4 ℃ 湿盒中过夜孵育。

9. 第 2 d，用 1×PBS 清洗细胞 3 次，每次清洗 5 min。

10. 在抗体稀释缓冲液（山羊抗兔 1∶200 和山羊抗小鼠 1∶200）中稀释荧光染料偶联的二抗。

11. 将盖玻片与二抗室温避光孵育 2 h。

12. 用 1×PBS 清洗盖玻片 3 次，每次清洗 5 min。

13. 小心地从 24 孔板上取下盖玻片，并使用带有 DAPI 的 Vectashield 封片培养基进行封片。

14. 为了长期存放，将载玻片平放在 4 ℃、避光保存。

（二）免疫染色以确认前列腺类器官的前列腺性质

1. 吸出前列腺类器官培养基。

2. 用分散酶（1 mg/mL）在 37 ℃ 孵育类器官 20 min 来部分溶解基质胶。

3. 使用 28G ×1/2″ 针头进一步解剖单个类器官，并将同一孔中的类器官放入微量离心管中。

4. 以 100g 的速度轻轻离心 2 min。

5. 在室温下（在通风橱中）用 4% 多聚甲醛固定类器官 20 min。

6. 用 1×PBS 洗涤类器官 3 次，每次洗涤 5 min。将它们以 100 g 轻轻离心 2 min，或者在每次洗涤后让它们通过重力沉降到管底部。

7. 用封闭缓冲液（1×PBS+0. 5 mL 来自与二抗相同物种的正常血清+0.3% Triton X-100）在室温下封闭类器官 1 h。以 100 g 轻轻离心 2 min，或让它们在封闭后靠重力沉降到管底。

8. 在抗体稀释缓冲液（1×PBS+1% BSA+0.3% Triton-X）中稀释一抗。

9. 添加一抗（兔抗 AR 1∶100、兔抗 Vimentin 1∶100、兔抗 TMPRSS2 1∶100、豚鼠抗 CK8/18 1∶100、山羊抗 PSA 1∶100、小鼠抗 laminin 1∶100、小鼠抗 NKX3. 1 1∶100、正常兔 IgG 1∶200、正常豚鼠 IgG 1∶300、正常山羊 IgG 1∶100 和正常小鼠 IgG 1∶200）。

10. 4 ℃ 孵育过夜。

11. 第 2 d，用 1×PBS 清洗类器官 3 次，每次清洗 5 min。以 100g 轻轻离心 2 min，或者在每次洗涤后让它们通过重力沉降到管底部。

12. 在抗体稀释缓冲液中稀释荧光染料偶联的二抗（山羊抗兔 1∶200、山羊抗豚鼠 1∶200、驴抗山羊 1∶200 和山羊抗小鼠 1∶200）。

13. 将类器官与二抗在室温下避光孵育 2 h。

14. 用 1×PBS 洗涤类器官 3 次，每次洗涤 5 min。以 100 g 轻轻离心 2 min，或在每次洗涤后让它们在重力作用下沉降到试管底部。

15. 用屏障移液器吸头小心地将类器官移至凸起的腔室载玻片上，并使用含有 DAPI 的防荧光淬灭封片剂进行封片。

16. 为了长期储存，请将在载玻片平放在 4 ℃ 环境、避光保存。

五、常见问题的处理

1. hESC 群落在整个孔中分布不均匀。为避免此问题,请在将板放入培养箱之前轻敲板的侧面。

2. 培养皿中的基质胶包被不光滑。分装基质胶必须始终在冰上进行,并使用冷冻的微量离心管。用于包被的分装基质胶必须溶解在冷 mTeSR1 介质中。如果问题仍然存在,请检查有效期和批号;此时更换新瓶将是最好的选择。

3. 定向性内胚层分化不良(由 FOXA2 和 Brachyury 免疫染色确定)可能是由于诱导步骤前细胞群过度生长,或激活素 A 效果不良所致。如果怀疑过度生长,请尽早开始定向性内胚层诱导。如果怀疑激活素 A 效果不良,请使用新的分装试样或购买新试剂。

4. 生长因子处理 4d 后未形成三维结构。如果起始 hESC 密度不足(85%—90%)、定形内胚层诱导不理想(如上文第 3 点所述)或所使用的生长因子的活性降低(尝试新的分装试样),则会发生这种情况。

5. 如果培养基不是每 3—4d 更换 1 次,或者培养基不是新鲜制备的,前列腺类器官可能无法扩张。为确保向培养基中添加新鲜的生长因子,更换或新鲜制备培养基是必要的。

致　　谢

免疫荧光照片是通过伊利诺伊大学芝加哥分校的研究资源中心在共聚焦显微镜设施中获得的。这项工作得到了美国国立卫生研究院 R01-ES015584、R01-ES02207 和 RC2-ES018758 以及 Michael Reese 研究与教育基金会的资助。

译者:张晓雨　高栋

参 考 文 献

Abler, L. L., Keil, K. P., Mehta, V., Joshi, P. S., Schmitz, C. T., Vezina, C. M., 2011. A high resolution molecular atlas of the fetal mouse lower urogenital tract. Dev. Dyn. Offic. Publ. Am. Assoc. Anat. 240, 2364 – 2377.

Aboseif, S. R., Dahiya, R., Narayan, P., Cunha, G. R., 1997. Effect of retinoic acid on prostatic development. Prostate. 31, 161 – 167.

Adams, J. Y., Leav, I., Lau, K. M., Ho, S. M., Pflueger, S. M., 2002. Expression of estrogen receptor beta in the fetal, neonatal, and prepubertal human prostate. Prostate. 52, 69 – 81.

Aranda, A., Pascual, A., 2001. Nuclear hormone receptors and gene expression. Physiol. Rev. 81, 1269 – 1304.

Bardin, C. W., Bullock, L. P., Sherins, R. J., Mowszowicz, I., Blackburn, W. R., 1973. Androgen metabolism and mechanism of action in male pseudohermaphroditism: a study of testicular feminization. Recent. Prog. Horm. Res. 29, 65 – 109.

Bennett, C. N., Ross, S. E., Longo, K. A., Bajnok, L., Hemati, N., Johnson, K. W., et al., 2002. Regulation of Wnt signalling during adipogenesis. J. Biol. Chem. 277, 30998 – 31004.

Bhatia – Gaur, R., Donjacour, A. A., Sciavolino, P. J., Kim, M., Desai, N., Young, P., et al., 1999. Roles for Nkx3. 1 in prostate development and cancer. Genes Dev. 13, 966 – 977.

Bieberich, C. J., Fujita, K., He, W. W., Jay, G., 1996. Prostate-specific and androgen-dependent expression of a novel homeobox gene. J. Biol. Chem. 271, 31779 – 31782.

Bjornstrom, L., Sjoberg, M., 2005. Mechanisms of estrogen receptor signalling: conver-gence of genomic and nongenomic actions on target genes. Mol. Endocrinol. (Baltimore, Md) 19, 833 – 842.

Bowen, C., Bubendorf, L., Voeller, H. J., Slack, R., Willi, N., Sauter, G., et al., 2000. Loss of NKX3. 1 expression in human prostate cancers correlates with tumor progression. Cancer. Res. 60, 6111 – 6115.

Brennan, K. R., Brown, A. M., 2004. Wnt proteins in mammary development and cancer. J. Mammary. Gland. Biol. Neoplasia 9, 119 – 131.

Cadigan, K. M., Nusse, R., 1997. Wntsignalling: a common theme in animal development. Genes Dev. 11, 3286 – 3305.

Calderon-Gierszal, E. L., Prins, G. S., 2015. Directed differentiation of human embryonic stem cells into prostate organoids in vitro and its perturbation by low-dose bisphenol a exposure. PLOS One 10 (7), e0133238.

Carpenter, G., Cohen, S., 1990. Epidermal growth factor. J. Biol. Chem. 265, 7709 – 7712.

Chambon, P., 1996. A decade of molecular biology of retinoic acid receptors. FASEB J. Offic. Publ. Federation Am. Soc. Exp. Biol. 10, 940 – 954.

Cruciat, C. M., Niehrs, C., 2013. Secreted and transmembrane wnt inhibitors and activators. Cold Spring Harbor Perspect. Biol. 5, a015081.

Cunha, G. R., 1973. The role of androgens in the epithelio-mesenchymal interactions involved in prostatic morphogenesis in embryonic mice. Anat. Rec. 175, 87 – 96.

Cunha, G. R., 2008. Mesenchymal-epithelial interactions: past, present, and future. Differentiation 76, 578 – 586.

Cunha, G. R., Chung, L. W. K., Shannon, J. M., Taguchi, O., Fujii, H., 1983. Hormone-induced morphogenesis and growth -role of mesenchymal epithelial interactions. Recent. Prog. Horm. Res. 39, 559 – 598.

Cunha, G. R., Donjacour, A. A., Cooke, P. S., Mee, S., Bigsby, R. M., Higgins, S. J., et al., 1987. The endocrinology and developmental biology of the prostate. Endocr. Rev. 8, 338 – 362.

D'Amour, K. A., Agulnick, A. D., Eliazer, S., Kelly, O. G., Kroon, E., Baetge, E. E., 2005. Efficient differentiation of human embryonic stem cells to definitive endoderm. Nat. Biotechnol. 23, 1534 – 1541.

Davies, J., 1978. Developmental aspects of the male reproductive system. Environ. Health. Perspect. 24, 45 – 50.

Dolle, P., Ruberte, E., Leroy, P., Morriss-Kay, G., Chambon, P., 1990. Retinoic acid receptors and cellular retinoid binding proteins. I. A systematic study of their differential pattern of transcription during mouse organogenesis. Development 110, 1133 – 1151.

Donjacour, A. A., Cunha, G. R., 1993. Assessment of prostatic protein secretion in tissue recombinants made of urogenital sinus mesenchyme and urothelium from normal or androgen-insensitive mice. Endocrinology 132, 2342 – 2350.

Donjacour, A. A., Thomson, A. A., Cunha, G. R., 2003. FGF-10 plays an essential role in the growth of the fetal prostate. Dev. Biol. 261, 39 – 54.

Duncan, M. W., Thompson, H. S., 2007. Proteomics of semen and its constituents. Proteomics. Clin. Appl. 1, 861 – 875.

Ellem, S. J., Risbridger, G. P., 2009. The dual, opposing roles of estrogen in the prostate. Ann. N. Y. Acad. Sci. 1155, 174 – 186.

Feldman, B. J. , Feldman, D. , 2001. The development of androgen-independent prostate cancer. Nat. Rev. Cancer 1, 34 – 45.

Finch, P. W. , Cunha, G. R. , Rubin, J. S. , Wong, J. , Ron, D. , 1995. Pattern of keratinocyte growth factor and keratinocyte growth factor receptor expression during mouse fetal development suggests a role in mediating morphogenetic mesenchymal-epithelial interactions. Dev. Dyn. Offic. Publ. Am. Assoc. Anat. 203, 223 – 240.

Frick, J. , Aulitzky, W. , 1991. Physiology of the prostate. Infection. 19 (Suppl 3) , S115 – S118.

Grishina, I. B. , Kim, S. Y. , Ferrara, C. , Makarenkova, H. P. , Walden, P. D. , 2005. BMP7 inhibits branching morphogenesis in the prostate gland and interferes with Notch signalling. Dev. Biol. 288, 334 – 347.

Hayashi, N. , Sugimura, Y. , Kawamura, J. , Donjacour, A. A. , Cunha, G. R. , 1991. Morphological and functional heterogeneity in the rat prostatic gland. Biol. Reprod. 45, 308 – 321.

Hayward, S. W. , Baskin, L. S. , Haughney, P. C. , Cunha, A. R. , Foster, B. A. , Dahiya, R. , et al. , 1996a. Epithelial development in the rat ventral prostate, anterior prostate and seminal vesicle. Acta Anat. 155, 81 – 93.

Hayward, S. W. , Baskin, L. S. , Haughney, P. C. , Foster, B. A. , Cunha, A. R. , Dahiya, R. , et al. , 1996b. Stromal development in the ventral prostate, anterior prostate and seminal vesicle of the rat. Acta. Anat. 155, 94 – 103.

Henderson, B. E. , Bernstein, L. , Ross, R. K. , Depue, R. H. , Judd, H. L. , 1988. The early in utero oestrogen and testosterone environment of blacks and whites: potential effects on male offspring. Br. J. Cancer 57, 216 – 218.

Hu, W. Y. , Hu, D. P. , Xie, L. , Li, Y. , Majumdar, S. , Nonn, L. , et al. , 2017. Isolation and functional interrogation of adult human prostate epithelial cells at single cell resolution. Stem Cell Res 23, 1 – 12.

Huang, L. , Pu, Y. , Alam, S. , Birch, L. , Prins, G. S. , 2005. The role of Fgf10 signalling in branching morphogenesis and gene expression of the rat prostate gland: lobe-specific suppression by neonatal estrogens. Dev. Biol. 278, 396 – 414.

Huang, L. , Pu, Y. , Hu, W. Y. , Birch, L. , Luccio-Camelo, D. , Yamaguchi, T. , et al. , 2009. The role of Wnt5a in prostate gland development. Dev. Biol. 328, 188 – 199.

Huggins, C. , Hodges, C. V. , 2002. Studies on prostatic cancer: I. The effect of castration, of estrogen and of androgen injection on serum phosphatases in metastatic carcinoma of the prostate. 1941. J. Urol. 168, 9 – 12.

Hussain, S. , Lawrence, M. G. , Taylor, R. A. , Lo, C. Y. , BioResource, A. P. C. , Frydenberg, M. , et al. , 2012. Estrogen receptor beta activation impairs prostatic regeneration by inducing apoptosis in murine and human stem/progenitor enriched cell populations. PLoS. ONE 7, e40732.

Jarred, R. A. , McPherson, S. J. , Bianco, J. J. , Couse, J. F. , Korach, K. S. , Risbridger, G. P. , 2002. Prostate phenotypes in estrogen-modulated transgenic mice. Trends. Endocrinol. Metab. 13, 163 – 168.

Jin, Y. R. , Yoon, J. K. , 2012. The R-spondin family of proteins: emerging regulators of WNT signalling. Int. J. Biochem. Cell. Biol. 44, 2278 – 2287.

Keil, K. P. , Mehta, V. , Abler, L. L. , Joshi, P. S. , Schmitz, C. T. , Vezina, C. M. , 2012. Visualization and quantification of mouse prostate development by in situ hybridization. Differ. Res. Biol. Divers. 84, 232 – 239.

Kim, H. G. , Kassis, J. , Souto, J. C. , Turner, T. , Wells, A. , 1999. EGF receptor signalling in prostate morphogenesis and tumorigenesis. Histol. Histopathol. 14, 1175 – 1182.

Kim, M. J. , Bhatia-Gaur, R. , Banach-Petrosky, W. A. , Desai, N. , Wang, Y. , Hayward, S. W. , et al. , 2002. Nkx3. 1 mutant mice recapitulate early stages of prostate carcinogenesis. Cancer. Res. 62, 2999 – 3004.

Komiya, Y. , Habas, R. , 2008. Wnt signal transduction pathways. Organogenesis 4, 68 – 75.

Kuiper, G. G. , Enmark, E. , Pelto-Huikko, M. , Nilsson, S. , Gustafsson, J. A. , 1996. Cloning of a novel receptor expressed in rat prostate and ovary. Proc. Natl. Acad. Sci. U. S. A. 93, 5925 − 5930.

Kurita, T. , Medina, R. T. , Mills, A. A. , Cunha, G. R. , 2004. Role of p63 and basal cells in the prostate. Development (Cambridge, England) 131, 4955 − 4964.

Lamm, M. L. , Podlasek, C. A. , Barnett, D. H. , Lee, J. , Clemens, J. Q. , Hebner, C. M. , et al. , 2001. Mesenchymal factor bone morphogenetic protein 4 restricts ductal budding and branching morphogenesis in the developing prostate. Dev. Biol. 232, 301 − 314.

Lasnitzki, I. , Mizuno, T. , 1977. Induction of the rat prostate gland by androgens in organ culture. J. Endocrinol. 74, 47 − 55.

Laudes, M. , 2011. Role of WNT signalling in the determination of human mesenchymal stem cells into preadipocytes. J. Mol. Endocrinol. 46, R65 − R72.

Le Romancer, M. , Poulard, C. , Cohen, P. , Sentis, S. , Renoir, J. -M. , Corbo, L. , 2011. Cracking the estrogen receptor's posttranslational code in breast tumors. Endocr. Rev. 32, 597 − 622.

Lee, C. , Prins, G. S. , Henneberry, M. O. , Grayhack, J. T. , 1981. Effect of estradiol on the rat prostate in the presence and absence of testosterone and pituitary. J. Androl. 2, 293 − 299.

Liao, S. , 1968. Evidence for a discriminatory action of androgenic steroids on the synthesis of nucleolar ribonucleic acids in prostatic nuclei. Am. Zool. 8, 233 − 242.

Lilja, H. , Abrahamsson, P. A. , 1988. Three predominant proteins secreted by the human prostate gland. Prostate. 12, 29 − 38.

Logan, C. Y. , Nusse, R. , 2004. The Wntsignalling pathway in development and disease. Annu. Rev. Cell. Dev. Biol. 20, 781 − 810.

Lohnes, D. , Dierich, A. , Ghyselinck, N. , Kastner, P. , Lampron, C. , LeMeur, M. , et al. , 1992. Retinoid receptors and binding proteins. J. Cell Sci. Suppl. 16, 69 − 76.

Lohnes, D. , Kastner, P. , Dierich, A. , Mark, M. , LeMeur, M. , Chambon, P. , 1993. Function of retinoic acid receptor gamma in the mouse. Cell 73, 643 − 658.

Lonergan, P. E. , Tindall, D. J. , 2011. Androgen receptor signalling in prostate cancer development and progression. J. Carcinog. 10 (20 − 3163), 83937, Epub 2011 Aug 23.

Lowsley, O. S. , 1912. The development of the human prostate gland with reference to the development of other structures at the neck of the urinary bladder. Am. J. Anat. 13, 299 − 348.

Mann, T. , 1963. Biochemistry of the prostate gland and its secretion. Natl. Cancer. Inst. Monogr. 12, 235 − 246.

Mariotti, A. , Durham, J. , Frederickson, R. , Miller, R. , Butcher, F. , Mawhinney, M. , 1987. Actions and interactions of estradiol and retinoic acid in mouse anterior prostate gland. Biol. Reprod. 37, 1023 − 1035.

Matzkin, H. , Soloway, M. S. , 1992. Immunohistochemical evidence of the existence and localization of aromatase in human prostatic tissues. Prostate 21, 309 − 314.

McCracken, K. W. , Howell, J. C. , Wells, J. M. , Spence, J. R. , 2011. Generating human intestinal tissue from pluripotent stem cells in vitro. Nat. Protoc. 6, 1920 − 1928.

McCracken, K. W. , Cata, E. M. , Crawford, C. M. , Sinagoga, K. L. , Schumacher, M. , Rockich, B. E. , et al. , 2014. Modelling human development and disease in pluripotent stem-cell-derived gastric organoids. Nature 516, 400 − 404.

McNeal, J. E. , 1981. The zonal anatomy of the prostate. Prostate 2, 35 − 49.

McPherson, S. J. , Wang, H. , Jones, M. E. , Pedersen, J. , Iismaa, T. P. , Wreford, N. , et al. , 2001. Elevated androgens and prolactin in aromatase-deficient mice cause enlargement, but not malignancy, of the prostate gland. Endocrinology 142, 2458 − 2467.

Mehta, V. , Abler, L. L. , Keil, K. P. , Schmitz, C. T. , Joshi, P. S. , Vezina, C. M. , 2011. Atlas of Wnt and R-spondin gene expression in the developing male mouse lower urogenital tract. Dev. Dyn. Offic. Publ. Am. Assoc. Anat. 240, 2548 − 2560.

Mimeault, M., Pommery, N., Henichart, J. P., 2003. New advances on prostate carcinogenesis and therapies: involvement of EGF-EGFR transduction system. Growth factors (Chur, Switzerland) 21, 1 – 14.

Mosselman, S., Polman, J., Dijkema, R., 1996. ER beta: identification and characterization of a novel human estrogen receptor. FEBS Lett. 392, 49 – 53.

Murry, C. E., Keller, G., 2008. Differentiation of embryonic stem cells to clinically relevant populations: lessons from embryonic development. Cell 132, 661 – 680.

Ousset, M., Van Keymeulen, A., Bouvencourt, G., Sharma, N., Achouri, Y., Simons, B. D., et al., 2012. Multipotent and unipotent progenitors contribute to prostate postnatal development. Nat. Cell. Biol. 14, 1131 – 1138.

Platz, E. A., Giovannucci, E., 2004. The epidemiology of sex steroid hormones and their signalling and metabolic pathways in the etiology of prostate cancer. J. Steroid. Biochem. Mol. Biol. 92, 237 – 253.

Poulard, C., Treilleux, I., Lavergne, E., Bouchekioua-Bouzaghou, K., Goddard-Leon, S., Chabaud, S., et al., 2012. Activation of rapid oestrogensignalling in aggressive human breast cancers. EmboMol. Med. 4, 1200 – 1213.

Price, D., 1963. Comparative aspects of development and structure in the prostate. Natl. Cancer. Inst. Monogr. 12, 1 – 27.

Prins, G. S., 1992. Neonatal estrogen exposure induces lobe-specific alterations in adult rat prostate androgen receptor expression. Endocrinology 130, 3703 – 3714.

Prins, G. S., Birch, L., 1995. The developmental pattern of androgen receptor expression in rat prostate lobes is altered after neonatal exposure to estrogen. Endocrinology 136, 1303 – 1314.

Prins, G. S., Birch, L., 1997. Neonatal estrogen exposure up-regulates estrogen receptor expression in the developing and adult rat prostate lobes. Endocrinology 138, 1801 – 1809.

Prins, G. S., Korach, K. S., 2008. The role of estrogens and estrogen receptors in normal prostate growth and disease. Steroids 73, 233 – 244.

Prins, G. S., Lindgren, M., 2015. Accessory sex glands in the male. Knobil and Neill's Physiology of Reproduction. Elsevier, pp. 773 – 804.

Prins, G. S., Putz, O., 2008. Molecular signalling pathways that regulate prostate gland development. Differ. Res. Biol. Divers. 76, 641 – 659.

Prins, G. S., Birch, L., Greene, G. L., 1991. Androgen receptor localization in different cell types of the adult rat prostate. Endocrinology 129, 3187 – 3199.

Prins, G. S., Marmer, M., Woodham, C., Chang, W., Kuiper, G., Gustafsson, J. A., et al., 1998. Estrogen receptor-beta messenger ribonucleic acid ontogeny in the prostate of normal and neonatally estrogenized rats. Endocrinology 139, 874 – 883.

Prins, G. S., Birch, L., Couse, J. F., Choi, I., Katzenellenbogen, B., Korach, K. S., 2001. Estrogen imprinting of the developing prostate gland is mediated through stromal estrogen receptor alpha: studies with alphaERKO and betaERKO mice. Cancer. Res. 61, 6089 – 6097.

Prins, G. S., Chang, W. Y., Wang, Y., van Breemen, R. B., 2002. Retinoic acid receptors and retinoids are up-regulated in the developing and adult rat prostate by neonatal estrogen exposure. Endocrinology 143, 3628 – 3640.

Prins, G. S., Huang, L., Birch, L., Pu, Y., 2006. The role of estrogens in normal and abnormal development of the prostate gland. Ann. N. Y. Acad. Sci. 1089, 1 – 13.

Prins, G. S., Hu, W. Y., Shi, G. B., Hu, D. P., Majumdar, S., Li, G., et al., 2014. Bisphenol A promotes human prostate stem-progenitor cell self-renewal and increases in vivo carcinogenesis in human prostate epithelium. Endocrinology: en20131955.

Pu, Y., Huang, L., Birch, L., Prins, G. S., 2007. Androgen regulation of prostate morphoregulatory gene expression: Fgf10-dependent and -independent pathways. Endocrinolog 148, 1697 – 1706.

Revankar, C. M., Cimino, D. F., Sklar, L. A., Arterburn, J. B., Prossnitz, E. R., 2005. A transmembrane intracellular estrogen receptor mediates rapid cell signalling. Science (New York, NY) 307, 1625 – 1630.

Rhinn, M., Dolle, P., 2012. Retinoic acid signalling during development. Development (Cambridge, England) 139, 843 – 858.

Richter, F., Joyce, A., Fromowitz, F., Wang, S., Watson, J., Watson, R., et al., 2002. Immunohistochemical localization of the retinoic Acid receptors in human prostate. J. Androl. 23, 830 – 838.

Risbridger, G., Wang, H., Young, P., Kurita, T., Wang, Y. Z., Lubahn, D., et al., 2001. Evidence that epithelial and mesenchymal estrogen receptor-alpha mediates effects of estrogen on prostatic epithelium. Dev. Biol. 229, 432 – 442.

Ross, S. E., Hemati, N., Longo, K. A., Bennett, C. N., Lucas, P. C., Erickson, R. L., et al., 2000. Inhibition of adipogenesis by Wntsignalling. Science (New York, NY) 289, 950 – 953.

Saito, M., Mizuno, T., 1997. Prostatic bud induction by brief treatment with growth factors. C. R. Seances. Soc. Biol. Fil. 191, 261 – 265.

Seo, R., McGuire, M., Chung, M., Bushman, W., 1997. Inhibition of prostate ductal morphogenesis by retinoic acid. J. Urol. 158, 931 – 935.

Shapiro, E., Huang, H., Masch, R. J., McFadden, D. E., Wilson, E. L., Wu, X. R., 2005. Immunolocalization of estrogen receptor alpha and beta in human fetal prostate. J. Urol. 174, 2051 – 2053.

Signoretti, S., Waltregny, D., Dilks, J., Isaac, B., Lin, D., Garraway, L., et al., 2000. P63 is a prostate basal cell marker and is required for prostate development. Am. J. Pathol. 157, 1769 – 1775.

Spence, J. R., Mayhew, C. N., Rankin, S. A., Kuhar, M. F., Vallance, J. E., Tolle, K., et al., 2011. Directed differentiation of human pluripotent stem cells into intestinal tissue in vitro. Nature 470, 105 – 109.

Sugimura, Y., Cunha, G. R., Donjacour, A. A., 1986. Morphogenesis of ductal networks in the mouse prostate. Biol. Reprod. 34, 961 – 971.

Thomson, A. A., Cunha, G. R., 1999. Prostatic growth and development are regulated by FGF10. Development (Cambridge, England) 126, 3693 – 3701.

Timms, B. G., 2008. Prostate development: a historical perspective. Differ. Res. Biol. Divers. 76, 565 – 577.

Timms, B. G., Mohs, T. J., Didio, L. J., 1994. Ductal budding and branching patterns in the developing prostate. J. Urol. 151, 1427 – 1432.

Uematsu, F., Kan, M., Wang, F., Jang, J. H., Luo, Y., McKeehan, W. L., 2000. Ligand binding properties of binary complexes of heparin and immunoglobulin-like modules of FGF receptor 2. Biochem. Biophys. Res. Commun. 272, 830 – 836.

Vezina, C. M., Allgeier, S. H., Fritz, W. A., Moore, R. W., Strerath, M., Bushman, W., et al., 2008. Retinoic acid induces prostatic bud formation. Dev. Dyn. Offic. Publ. Am. Assoc. Anat. 237, 1321 – 1333.

Walter, P., Green, S., Greene, G., Krust, A., Bornert, J. M., Jeltsch, J. M., et al., 1985. Cloning of the human estrogen receptor cDNA. Proc. Natl. Acad. Sci. U. S. A. 82, 7889 – 7893.

Wilson, J. G., Warkany, J., 1948. Malformations in the genito-urinary tract induced by maternal vitamin A deficiency in the rat. Am. J. Anat. 83, 357 – 407.

Wolbach, S. B., Howe, P. R., 1925. Tissue changes following deprivation of fat-soluble a vitamin. J. Exp. Med. 42, 753 – 777.

Yonemura, C. Y., Cunha, G. R., Sugimura, Y., Mee, S. L., 1995. Temporal and spatial factors in diethylstilbestrol-induced squamous metaplasia in the developing human prostate. II. Persistent changes after removal of diethylstilbestrol. Acta. Anat. 153, 1 – 11.

Zondek, T., Mansfield, M. D., Attree, S. L., Zondek, L. H., 1986. Hormone levels in the foetal and neonatal prostate. Acta. Endocrinol. 112, 447 – 456.

第六章

肾脏类器官

原著：Mona Elhendawi，Weijia Liu

第一节　引　言

哺乳动物的肾脏由多种特殊类型的细胞组成，它们以高度协调的方式工作，肾脏功能包括：排泄废物、维持水和电解质平衡、调控维生素 D 代谢、分泌促红细胞生成素以刺激红细胞生成等。一个正常人类肾脏包含大约 1 000 000 个肾单位——肾脏的功能和结构单位（Bertram et al.，2011）。到出生时，肾脏发生已经发育完成，任何肾单位的损失或损害都不能通过形成新的肾单位来替换（Hinchliffe et al.，1991；Rumballe et al.，2011）。

终末期肾病（end-stage renal disease，ESRD）是一个严重的医学问题，目前可用的治疗方式主要为透析，更理想的是肾移植（Liyanage et al.，2015）。但肾移植存在器官供体短缺和移植物排斥的主要缺点，尽管在改善同种异体移植排斥方面已取得了巨大进展，但肾移植等候名单上仍有约 1/4 的患者是因为移植失败，移植失败是开始透析或考虑再次移植的常见原因（Mujais and Story，2006；Yang et al.，2013）。透析对这些患者来说仍然是一种挽救生命的治疗方法，但它会影响生活质量，并且无法去除本应由正常肾脏清除的大分子以及与蛋白质结合的代谢废物（Deltombe et al.，2015）。

2010 年，Unbekandt 和 Davies 研究表明，将小鼠胚胎肾解离成单细胞悬液后，使用 Rho 相关卷曲螺旋蛋白激酶抑制剂（ROCK 抑制剂）抑制细胞凋亡，以上解离细胞能够自发形成肾脏结构。其中，输尿管芽（ureteric bud，UB）干细胞发育成多个集合管（collecting duct，CD）树，肾祖细胞在其周围集聚并分化为肾单位。继而研究人员对该技术进行了优化，增加了以下步骤：该系统中形成的集合管被分离出来，在富含新鲜的后肾间充质（metanephric mesenchyme，MM）的条件下培养。结果显示，使用该方法形成的肾脏组织在单个集合管树周围排列，更接近真实的肾脏组织结构（Ganeva et al.，2011）（参见第 9 章：从类器官到迷你器官：在肾脏研究中的应用）。

iPSCs 的产生避免了限制胚胎多能干细胞使用的伦理问题，并极大鼓励了再生研究领域的发展（Yokoo et al.，2008）。近期一些已发表的研究方案中使用不同的生长因子将诱导的人多能干细胞(human-induced pluripotent stem cells,hiPSCs)定向分化为 UB 和/或 MM,运用 Ganeva 等解离肾祖细胞自发形成肾脏结构的方法,肾祖细胞可用以制备肾脏类器官。

目前,世界各地的团队致力于通过不同的策略研究开发针对 ESRD 的新疗法,包括受损肾脏的原位再生、成人肾脏脱细胞基质的再细胞化(Gifford et al. , 2015),用干细胞培育胚胎肾,并在移植到宿主体内后使其成熟(Davies and Chang,2014) 和 3D 生物打印(Murphy and Atala,2014)。以上策略均在预实验中取得了一些成功,初步结果看起来很有希望,但具体实施中均需要找到用于再生的细胞源。理论上来说,由肾分化的 iPSC 形成的类器官具有高通量的优势,可以作为细胞的来源,培养的类器官也可用作疾病建模和筛选药物肾毒性的模型。

一、肾脏的结构和功能

在成人体内,肾脏位于腹膜后间隙,紧贴后腹壁。每个肾脏的一侧都有一个凹面,称为肾门,它是输尿管和肾静脉的出口,也是肾动脉的入口。肾脏被一个纤维囊包裹,其中实质分为两个区域,浅部的皮质以及被皮质包围着的深部髓质。肾实质由许多被称为肾锥体的锥形小叶组成,每个小叶的底部朝向肾包膜,小叶的顶端区域,即肾乳头,是尿液从集合管流入肾小盏的地方。肾小盏随后合并为肾大盏,肾大盏又合并形成肾盂,肾盂继续变窄成为输尿管。

肾单位是构成肾脏结构和功能的基本单位,健康的成人每个肾脏大约由 1 000 000 个肾单位组成。肾单位包括两个主要组成部分:肾小体和肾小管。每个肾小体由肾小球(一团盘曲的毛细血管,又称肾小球毛细血管)组成,肾小球被肾小管起始部的膨大部分包裹,被称为鲍氏囊(Bowman's Capsule),又称肾小球囊。肾小管从囊中延伸出来,形成近曲小管、具有降支和升支的 Henle 环(髓袢)和远曲小管三部分,远曲小管与由输尿管芽发育而来的集合管相连。

血液通过入球小动脉流入肾小球,再通过出球小动脉流出。入球和出球小动脉可受内分泌信号调节收缩或舒张,从而使肾小球内的静水压力维持在一定范围内,接着血液进入分散且平行于肾小管的管周毛细血管。肾脏的两个毛细血管网(肾小球毛细血管和管周毛细血管)通过一条小动脉连接形成独特的门脉系统,对维持肾单位的功能发挥着重要作用。血液流经管周毛细血管后,通过输出小静脉与其他肾单位的输出小静脉汇合,流入肾静脉。

肾脏的大部分功能由肾单位和集合管的皮质部分执行。它们通过过滤血液中的杂质,从而维持体液和电解质平衡,特别是肾单位的近端部分,除了清除体液中由新陈代谢产生的废物,它也参与吗啡、青霉素等药物的排泄,同时负责清除过量的维生素及其他有机物质。

肾小球静水压驱使血浆中一些成分(水和溶质,而非大的蛋白质)选择性穿过滤过屏障进入鲍氏囊形成超滤液,接着流入近曲小管,在肾单位中经进一步处理。由于沿肾小管排列的各类细胞特性的不同,肾单位中的每一部分都发挥着独特的功能。近曲小管负责肾小球滤过后所有的葡萄糖、氨基酸以及约 2/3 的水和钠的重吸收。近曲小管上皮细胞顶端膜上有密集的由微绒毛构成的刷状缘,大大增加了吸收面积。这些细胞的胞浆中充满了线粒体,为钠离子主动转运出细胞提供所需能量。髓袢的管腔由单层鳞状上皮构成。人类肾脏中约 10% 的肾单位为近髓肾单位,它们在髓质深处有较长的髓袢。髓袢降支对水的通透性较高,对离子渗透性较低;升支对水的通透性较低,但能主动重吸收 Na^+、Cl^-,这一功能特征对于在髓质内建立渗透梯度极其重要。远曲小管较近曲小管短,管腔由单层立方上皮构成,微绒毛少。远曲小管的大部分功能由内分泌系统调节,例如:醛固酮介导 Na^+ 的重吸收,甲状旁腺激素介导 Ca^{2+} 的重吸收,抗利尿激素则增强远曲小管对水的通透性。

集合管虽然与远曲小管连接,然而通常认为其与肾单位来源不同,因为它由输尿管芽发育而来,而肾单位来自后肾间充质。集合管由两种类型细胞构成:主细胞和闰细胞。丰富的主细胞在抗利尿激素的作用下运输水分(Nielsen and Agre,1995),而闰细胞则通过向集合管内分泌 H^+ 和 HCO_3^- 来调节酸碱平衡。在完成最终的电解质和液体平衡后,尿液离开集合管,通过输尿管排入膀胱。

二、正常肾脏发育

哺乳动物通过原肠胚形成将胚胎分为三个胚层:外胚层、中胚层和内胚层。胚内中胚层进一步可细分为:近轴中胚层和侧板中胚层,以及胚胎中负责所有肾脏结构发育的间介中胚层(intermediate mesoderm,IM)。IM 在其最前头部凝集并经过上皮化形成两个位于中线两侧的肾导管(Nephric ducts,ND;也称为 Wolffian 管或中肾管),这两个小管通过其顶端的间充质细胞向上皮细胞转变,继续向尾部生长(Saxen,1987)。

一些重要的转录因子参与了间介中胚层向肾导管转化,使其进一步发育并向尾部延伸这一过程,这些转录因子包括 PAX2、PAX8 和 LHX1(Dressler et al.,1990;Bouchard et al.,2002;Fujii et al.,1994)。

同时,与这些肾导管相邻的间介中胚层在颅侧形成连续的三对肾脏结构:前肾(出现最早也是最重要的结构)、中肾和后肾(最尾部和最后发育的结构)。前肾在低等脊椎动物如爪蟾胚胎(reviewed by Vize et al.,1997)和仔鱼(Drummond et al.,1998)中发挥功能,但在羊膜动物中则无此功能。哺乳动物胚胎发生过程中,中肾可产生尿液,前肾和中肾大部分在胚胎发育结束时退化(对于雄性,一些中肾小管转化成为雄性生殖系统的一部分),只有形成后肾的第三对肾脏结构,能够发育成为功能成熟的肾脏。

输尿管芽(UB)和后肾间充质(MM)起源于间介中胚层,是形成成熟后肾的两个主要来源。人类后肾的发育始于妊娠第 5 周,结束于妊娠第 36 周左右。出生后没有新的肾单位形成,但由于已经存在的肾单位的发育和成熟,肾脏会继续生长到成人大小(Hinchliffe et al.,1991)。图 6.1 显示后肾发育。

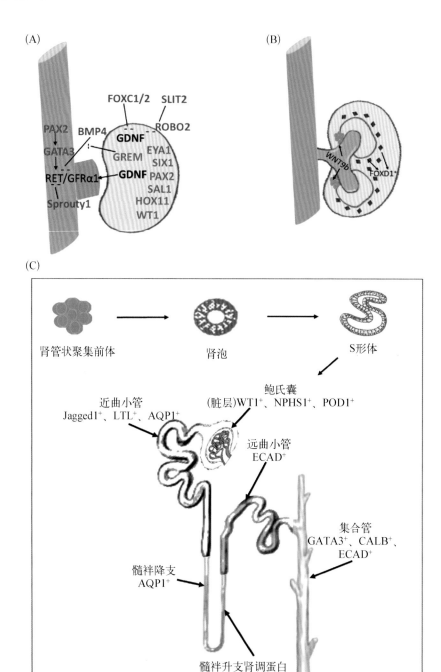

图 6.1

后肾发育示意图。(A)后肾间质（MM）的特异性以 GDNF 及转录调节因子 EYA1、SIX1、PAX2、SAL1、HOX11 和 WT1 的表达为标志。肾导管表达酪氨酸激酶受体 RET，响应后肾间质分泌的 GDNF 蛋白，通过局部细胞增殖和迁移，形成输尿管芽（UB）。在颅尾轴上，GDNF/RET 通路受到严格调节，以防止多余输尿管以及异位输尿管的形成。GDNF/RET 途径的增强子显示为棕色，抑制因子显示为蓝色。(B）UB 穿透 MM 并开始分岔。由 UB 分泌的 WNT9b 刺激 MM 凝聚形成帽状间质，帽状间质形成闭合输尿管柄的聚集物（肾管状聚集前体）。(C）肾单位形成的不同阶段。

三、输尿管芽生长和分支的调控

输尿管芽作为肾导管尾部的一种生长产物,在局部信号的作用下生长并进入后肾间充质(由输尿管芽生长点与肾导管相邻的间介中胚层后部形成)。输尿管芽在后肾间充质内开始分支,最终形成肾脏的集合成分:输尿管、肾盂和集合管树。

两种类型肾祖细胞之间的相互信号传导对它们的发育和成熟至关重要。后肾间充质产生的胶质细胞源性神经营养因子(glial cell-derived neurotrophic factor,GDNF)刺激酪氨酸激酶受体(tyrosine kinase receptor,RET,在肾导管中表达)和共受体 GDNF 家族受体 α1(GDNF family receptor α1,GFR α1,在肾导管和后肾间充质中表达),以诱导局部细胞增殖,进而从肾导管尾端迁移到输尿管芽(Pachnis et al.,1993;Sainio et al.,1997)。

沿颅尾轴分布的 GDNF/RET 通路的严格调节对于预防多余输尿管和异位输尿管的产生非常重要,目前已经证明有多个基因可以控制输尿管的生长。例如,转录因子 Foxc1 和 Foxc2(Kume et al.,2000)以及 Slit2/Robo2 信号通路(Grieshammer et al.,2004)可阻止颅侧 *GDNF* 在后肾间充质中的表达;这些基因中任何一个的缺失都会导致在朝向颅侧输尿管的正常位置生长出多个芽。GDNF/RET 通路的其他重要调节因子是 BMP4 和 Gremlin,肾导管周围的间充质分泌 BMP4 蛋白,以抑制 GDNF/RET 信号导致的颅侧扩张,Gremlin 由后肾间充质分泌,以局部拮抗 BMP4 并适当允许输尿管出芽(Miyazaki et al.,2000)。Sprouty 蛋白也被证明可抑制输尿管上皮细胞胞质内的 ERK2-MAP2-激酶通路,进而拮抗 GDNF/RET 通路,该拮抗功能的丧失可导致异位输尿管的形成(Basson et al.,2005)。

后肾间充质则表达激活 GDNF/RET 通路的基因,包括 *Eya1*、*Six1*、*Pax2*、*Hox11*、*Wt1* 和 *Sal1*(Dressler,2006;Davidson,2009)。Hox11 的六个等位基因的缺失导致后肾间充质中 *GDNF* 表达失败,进而扰乱输尿管芽的生长(Wellik et al.,2002)。在 PAX2/8 存在的情况下,转录因子 GATA3 在间介中胚层中表达,对于肾导管中 *RET* 的正常表达十分重要(Grote et al.,2006)。FGF 信号通路也在输尿管芽分支和进一步分岔的过程中发挥作用(Qiao et al.,1999)。2004 年,Zhao 等研究了 *Fgfr1* 和 *Fgfr2* 对输尿管芽分支和发育的影响,发现 *Fgfr2* 突变会导致输尿管芽不能以正常方式发育。

四、间充质凝集和肾单位的形成

后肾间充质产生三种不同类型的祖细胞:肾祖细胞(CITED11[+]、SIX21[+])分化为肾单位的多种细胞类型(Herzlinger et al.,1992;Boyle et al.,2008;Kobayashi et al.,2008);肾基质细胞(FOXD11[+]细胞),包括系膜细胞、肾素产生细胞、成纤维细胞和周细胞;以及血管祖细胞(FLK11[+]细胞)(Mugford et al.,2008;Little and McMahon,2012)。

生长侵入的输尿管芽产生诱导信号,刺激肾祖细胞在其生长尖端周围聚集,形成帽状间充质(cap mesenchyme,CM)。从输尿管芽中分离的后肾间充质在缺乏外源性诱导物的体外培养中无法分化,最终发生凋亡。然而分离的后肾间充质和胚胎脊髓共培养后可减少细胞凋亡并诱导肾单位形成（Grobstein，1953；Grobstein，1955）。尽管如此，生长中的输尿管芽或胚胎脊髓究竟通过何种诱导信号作用于后肾间充质仍未可知。1995 年，Davies 和 Garrod 观察到使用 WNT 激动剂氯化锂可以诱导分离培养的小鼠后肾间充质管腺增生（Davies et al，1995）。直到 2005 年，Carrol 等鉴定出 WNT9b 是输尿管芽分泌的特异性蛋白，通过经典的 WNT/β-Catenin 通路诱导后肾间充质凝集并启动肾发生（Carroll et al.，2005）。

在输尿管芽分泌的 WNT9b 刺激下，肾祖细胞靠近输尿管柄形成肾管状聚集前体，并开始由间充质向上皮转化进而形成肾小囊（renal vesicle，RV）。接着，肾小囊的远端与输尿管上皮融合，形成一个逗号形体，然后拉长形成 S 形体。表达血管内皮生长因子受体（vascular endothelial growth factor receptor）的血管祖细胞随后进入 S 形体的近端，形成肾小球毛细血管簇（Schrijvers et al.，2004；Simon et al.，1995；Robert et al.，1996）。S 形肾单位继续延伸并分化为不同的特殊细胞类型，形成肾单位的不同部分，并表达独特的标志物。

鲍氏囊：在肾单位的最近端，脏层由足细胞排列组成。足细胞可表达特定转录因子，包括如 WT1、足细胞表达蛋白 1（podocyte expressed 1，POD1）；跨膜蛋白，如 Nephrin（NPHS1）；分泌特定的蛋白，如可以招募内皮细胞的 VEGF（Kreidberg et al.，1993；Ruotsalainen et al.，1999；Kitamoto et al.，1997）。

近曲小管：表达 Jagged1（JAG1）和 AQP1（Cheng et al.，2003；Barresi et al.，1988；Hennigar et al.，1985；Bauchet et al.，2011）。

髓襻：由表达 AQP1 的降支细段和表达 Tamm-Horsfall 蛋白（尿调素）升支粗段组成（Bauchet et al.，2011）。

远曲小管：位于肾单位的末端，与集合管相连，表达 E-钙粘蛋白（E-cadherin，ECAD）（Lee et al.，2013）。

Notch 信号已被证明对沿近-远端轴生长中的肾单位至关重要。2003 年，Cheng 等在小鼠胚胎肾的体外培养模型中使用 γ-分泌酶抑制剂特异性抑制 Notch 信号的转导，发现近端细胞（足细胞和近端肾小管上皮细胞）减少。2015 年，Lindström 等在研究中发现 β-catenin 在肾单位近-远端轴的生长模式中发挥作用，且呈梯度表达，在肾单位的远端最高，向近端逐渐减少。Notch 信号抑制所导致的近端细胞减少可以通过共抑制 β-catenin 来逆转。

在分化形成肾单位时，肾祖细胞在自我更新和分化之间保持平衡。这种平衡部分受到 Six2 的调控，它的缺失会导致所有祖细胞的早期分化和肾发生过早地停止（Self et al.，2006）。Kobayashi 等 2008 年的研究表明，共表达 WNT4 的 SIX2$^+$ 细胞亚群会停止自我更新，并在来自输尿管芽的诱导信号的作用下开始形成肾单位（Kobayashi et al.，2008）。WNT4 的缺失会导致肾管状聚集前体减少，从而无法形成上皮结构（Stark et al.，1994）。相比之下，共表达 CITED1 的 SIX2$^+$ 细胞亚群则可以抵抗诱导信号，并且参与干细胞群的更新（Boyle et al.，2008）。BMP7-SMAD 信号已被证明可以驱动细胞进入 SIX2$^+$

CITED1⁻状态,进而开始分化(Brown et al.，2013)。

研究表明,来自肾基质细胞的信号也可以调节自我更新和分化之间的平衡;白喉毒素通过中断 WNT9b 信号,破坏间质与间质帽,导致肾单位形成减少(Das et al.，2013)。由于具有拮抗 BMP7 作用的蛋白多糖——核心蛋白聚糖(decorin,DCN)水平的增加(通常在髓间质高表达,而不是皮质间质),*Foxd1* 的突变也与抑制祖细胞的扩增和分化相关(Fetting et al.，2014)。

成纤维细胞生长因子(fibroblast growth factor,FGF)通路是肾脏发育中另一个重要的信号通路。敲除小鼠的 *Fgfr1* 和 *Fgfr2* 基因会导致后肾间充质无法响应诱导信号(Poladia et al.，2006)。另一项研究表明 FGF9 和 FGF20 在促进肾祖细胞存活和增殖方面也起到重要作用(Barak et al.，2012)。

五、对肾脏类器官的需求

目前为止,肾脏再生和药物肾毒性的预测研究主要采用二维培养系统或动物模型。虽然动物模型系统地提供了药物在体内的肾毒性信息,但其存在物种间差异、成本高和耗时长等缺点,其中物种间差异在药理学领域是一个十分严峻的问题。使用人类细胞的培养模型原则上是一种替代方法,但目前缺乏可靠的人体近曲小管体外模型。原代近曲小管细胞在分离后数小时内失去功能,因此单层培养的永生化人近曲小管上皮细胞系(human proximal tubule epithelial cell,hPTEC)被用于模拟肾毒性。然而,一些细胞系缺乏对药物排泄起关键作用的阴、阳离子转运蛋白(Jenkinson et al.，2012),另一些在肾毒性药物处理后对肾损伤生物标志物的上调不可靠(Huang et al.，2015),因此不适合用于预测毒理学。近来,新的 hPTEC 细胞系被开发出来,更广泛地表达了功能性转运体,并且能对抗病毒药物和环境致癌物做出反应(Aschauer et al.，2015；Nieskens et al.，2016；Simon-Friedt et al.，2015)。尽管如此,作为体外细胞系,本质上仍然无法准确地代表起源组织。此外,单一细胞的 2D 培养缺乏与其他细胞及环境复杂的相互作用。

研究者对 3D 技术在生物医学领域的应用越来越感兴趣。理论上,利用逐层打印细胞技术制作一个复杂的组织看上去是可行的,但在现实实践中面临多种挑战。其中最显而易见的便是如何在打印过程中维持组织生存,如何实现所需的空间精度。事实上,细胞间精准相互作用发生异常是一些先天性肾脏疾病的根源(Kerecuk，Schreuder，and Woolf，2008)。目前只实现了肾细胞近曲小管结构的 3D 生物打印(Homan et al.，2016)。尽管 3D 生物打印可能改善药物筛选的前景,但在体外模拟人类发育和疾病时,仍需考虑如何模拟人体的整体构造。从细胞到分层组织再到功能器官的复杂性不断增加,这种复杂性的关键在于单个细胞与其他类型细胞之间的相互作用,细胞与细胞外环境之间的相互作用,甚至是组织类型之间的解剖关系。人类肾脏是一个复杂的器官,由各种不同类型的细胞和组织组成,肾脏的功能是基于一系列高度专业化分工的细胞之间复杂的相互作用以及它的三维结构决定的。因此,任何重建肾脏的方法都依赖于在正确的位置上产生足够数量和纯度的类型正确的细胞。类器官的优势在于它们利用肾祖细胞的自我组织能力来产生复杂的组织,其结构和功能与胎儿肾相似。类器官可以作为高通量肾毒性检测的平台,并且可能有助于预测不同亚群患者对药物的反应。

近期研究表明,对发育完全的肾脏进行脱细胞,可以得到复杂的天然支架和细胞外基质(extracellular matrix,ECM)。当重新植入胚胎干细胞时,ECM 网络会从空间上和组织结构上对细胞迁移和分化产生影响(Batchelder et al.,2015)。但现存研究方法将种子细胞分化为正常发生的肾细胞类型的有效性仍无法保证(McKee and Wingert,2016)。因此,更深入地了解肾外 ECM 和种子细胞之间产生的特定信号是至关重要的。肾脏类器官是研究肾脏器官在发育过程中和肾脏再生过程中的有力工具,以上探索能够为再细胞化的复杂途径提供有利线索。

第二节　设　计　思　路

集合管系统和肾单位具有不同的时空起源。肾祖细胞后肾间充质来源于后间介中胚层,而集合管前体细胞输尿管芽来源于前间介中胚层。以前研究者们很少注意到这一差异,当尝试从多能干细胞中制备肾脏类器官时,要么效率很低(Taguchi et al.,2014),要么多能干细胞的分化仅指向一个细胞群:后肾间充质或输尿管芽(Kang and Han,2014;Lam et al.,2014;Morizane et al.,2015;Xia et al.,2013)。

以下方案改编自 Takasato 等 2015 年已发表的研究报告。在该研究中,人诱导多能干细胞在添加了化合物的培养条件下通过三阶段分化方案进行诱导(Takasato et al.,2015)。分化的第一阶段是用高剂量的经典 Wnt 信号激动剂 CHIR99021 诱导细胞分化为原条(primitive streak)。第二阶段是用 FGF9 处理细胞,从原条诱导分化为间介中胚层,FGF9 在间介中胚层中表达且在体外实验中支持后肾间充质在体外存活(Barak et al.,2012;Colvin et al.,1999),通过小心调整 CHIR 和 FGF9 的处理时长,来平衡中胚层的颅尾模式(在小鼠中,颅尾轴与前后轴相同,因此命名为前间介中胚层和后间介中胚层)。在中期,将单层细胞培养的细胞取出,制成微球,然后在气体-培养基界面培养。此时,再进行一次 CHIR 处理,从而触发肾发生,并使三维中产生的肾单位数量最大化。分化的最后一个阶段是撤除所有处理因素,使细胞进一步成熟和自组织。

该方案成功地将 iPSCs 同时分化为两种肾祖细胞(输尿管芽和后肾间充质),二者互相诱导发育和分化,更为贴近肾胚胎发生的生理方式。使用这种方法生成的复杂多细胞肾脏类器官包括被内皮和肾间质包围的完整分段的肾单位,在转录水平上与早期妊娠的人类胎儿肾脏相似。此外,该肾近曲小管上皮细胞暴露于测试用的肾毒物时可发生急性凋亡(Takasato et al.,2015)。

利用 CRISPR/Cas9 基因编辑技术,可以进一步修饰该类器官,以创建某种疾病特异性的器官。例如,敲除 *PKD1* 和 *PKD2* 基因可诱导肾小管囊肿的形成,敲除足细胞标志蛋白可导致足细胞组织连接缺陷(Freedman et al.,2015)。这为人体微观生理学、病理生理学和再生医学的功能研究提供了机会。使用人诱导多能干细胞(hiPSCs)作为原材料可以最大程度地减少伦理问题,并能够应用于特定患者个性化疾病建模和肾毒性筛查。

第三节　面临的挑战

肾脏类器官的产生对肾脏再生和毒理学的研究具有相当可观的益处。然而,仍有一些需要解决的挑战。

肾脏类器官和天然肾之间显著的解剖差异仍然是一个主要问题。肾单元不是排列在一个有清晰出口的集合管树周围,而是由分散的多个不相连的集合管组成。目前,培养的类器官直径可达 8mm,包含多达 100 个肾单位,无论是大小还是肾单位数量,都是成人肾脏的超级微缩版。类器官的另一个局限是血管化,尽管有报道在肾脏类器官中观察到内皮毛细血管网,但仍缺乏发达的管周毛细血管和肾小球毛细血管。将不同类型的细胞从类器官中分离出来,并将它们按适当的比例结合起来,形成一个更近似组织的结构,这可能有助于解决部分问题。

形成一个可功能替代的器官还有很长的路要走,目前使用类器官作为药物筛选或疾病建模的工具似乎更现实。尽管如此,对不同类型细胞的功能成熟度进行细致的评估仍是需要的。

第四节　实　验　方　法

［试剂］

• Corning Matrigel(基质胶)(BD Biosciences, cat. 354277)

• KnockOut-DMEM (Life Technologies, cat. 10829 – 018)

• Essential 8 (E8)培养基(Life Technologies, cat. A1517001)

• ROCK 抑制剂 Y-27632 (Tocris, cat. 1254)

• Dulbecco's PBS (DPBS)(Gibco, cat. 14190 – 094)

• EDTA 0. 5 M (Sigma, cat. 03690)

• hiPSC 细胞系 (Lonza Walkersville. inc, clone SFC-AD3-01)

• DMSO (Applichem, cat. A3276)

［仪器］

6 孔细胞培养板(Geiner Bio-one, Cat. 657160);刻度移液管 1. 5 mL、5 mL、10 mL;移液器(Pipetboy, Integra Biosciences);自动移液器 P3、P20、P200、P1000 (Gilson);移液吸头;光学显微镜;离心机;15 mL、50 mL 离心管;冻存管;细胞冻存盒(Sigma, cat. C1562);生物安全柜;二氧化碳培养箱

［试剂制备］

基质胶的分装:

- 在 4 ℃的冰上解冻过夜。
- 在冰上处理基质胶,并使用冷冻移液管和枪头分装基质胶。
- 将基质胶倍数稀释至 15 mL 离心管中。
- 将分装好的基质胶储存在-20 ℃。
- 制备 ROCK 抑制剂的 10 mM 储存液(以 10 μM 的终浓度使用)并储存在 -80 ℃。
- 在 E8 基础培养基中加入 50 × E8 补充剂,制备 E8 完全培养基。

一、包被板的制备

1. 基质胶在 4 ℃的冰上过夜解冻。
2. 用预冷的吸头吸取 KO-DMEM 稀释基质胶,上下吸取几次,不要引入气泡。
3. 在 6 孔板每孔中加入 1 mL 工作基质胶溶液,轻轻晃动,确保孔的表面全部覆盖。
4. 包被板可以在 4 ℃下密封保存 1 周。

二、hiPSCs 的解冻

1. 使用前将基质胶涂层板在室温下预热 1 h,然后吸出多余的培养基,并添加 1 mL 加有 ROCK 抑制剂的 E8 培养基。
2. 从液氮中取出 iPSC,并在 37 ℃水浴中快速解冻。
3. 将细胞悬液转移到含有 5 mL KO-DMEM 的 15 mL 离心管中(滴至管壁以避免渗透性死亡)。
4. 180 g 离心 5 min。
5. 吸出上清液。
6. 取 1 mL 加有 ROCK 抑制剂的 E8 培养基将细胞混匀。
7. 将细胞种植在基质胶包被孔中,并将其转移到培养箱中。

三、hiPSCs 的传代

当细胞达到 80% 汇合度时传代。
1. 在传代前 1 h 向细胞中添加 ROCK 抑制剂。
2. 用 DPBS 清洗细胞 1 次。
3. 在 6 孔板的每个孔中添加 1 mL 0.5 mM EDTA(PBS 为溶剂),并在 37 ℃下培养 5 min。
4. 在显微镜下检查细胞周围是否开始分离,中心是否出现小孔,然后吸取 EDTA 溶液。
5. 在每个孔中加入 1 mL 加有 ROCK 抑制剂的 E8 完全培养基,并用移液管混匀细胞。
6. 根据细胞的传代数,以 1∶5—1∶10 的接种密度将细胞重新种植基质胶包被板中(意味着来自一个孔的细胞分为 5—10 个孔),传代次数较少的细胞要以较高密度传代,传代次数越多,细胞密度可逐渐降低(传代次数越多,细胞增殖越快)。

7. 每天更换新鲜 E8 培养基。

四、hiPSCs 的冻存

收集 iPSC 后,应将细胞储存在液氮中冻存,以确保有足够的细胞用于进一步的实验。

1. 传代前 1 h,在细胞中加入 ROCK 抑制剂。

2. 与细胞传代相同的步骤。

3. 将细胞重悬于 0.9 mL 的加有 ROCK 抑制剂的 E8 完全培养基中,并转移到冻存管中。

4. 每冻存管添加 0.1 mL DMSO。

5. 将冻存管储存在-80 ℃的冰箱中过夜。

6. 第二天将冻存管转移到液氮中。

五、hiPSCs 的分化

除了用于培养 iPSC 的试剂和仪器外,还需要以下试剂和仪器。

[试剂]

• STEMdiff APEL 2 培养基（Stemcell Technologies, cat. 05270）

• PFHM-II 无蛋白杂交瘤培养基（Gibco, cat. 12040077）

• CHIR99021（Tocris, cat. 4423）

• 重组人 FGF9（R&D systems, cat. 273－F9）

• 肝素（Stemcell Technologies, cat. 07980）

• BSA 组分 V（7.5%）（Gibco, cat. 15260－037）

[仪器]

细胞培养板:6 孔板、24 孔板和 96 孔板(24 孔板和 96 孔板用于免疫染色);一次性血细胞计数器

[试剂制备]

• 向 APEL 2 培养基中添加 5%无蛋白杂交瘤细胞培养基制备 APEL 培养基。

• 用 DMSO 作为溶剂,制备 20 mM CHIR9901 储存液,分装储存在-20 ℃。

• 在含有 0.1% BSA 的 DPBS 中制备 200 μg/mL 重组人 FGF9 储存液,分装储存在-20 ℃。

[步骤]

1. 基质胶包被培养板:6 孔板、1 mL/孔,24 孔板、0.3 mL/孔,96 孔板、50 μL/孔,室温下孵育 1 h。

2. 使用细胞培养的常规传代中相同的步骤来分离诱导多能干细胞。

3. 将细胞转移到 15 mL 的离心管中,用 5 mL 的移液管将细胞悬液上下混匀 20 次,

将细胞分离成单个细胞。

4. 以 15 000 个细胞/cm^2 的密度接种于 6、24 和 96 孔板表面,并在加有 ROCK 抑制剂的 E8 完全培养基中培养过夜。

5. 第 2 d 早上开始分化,去除原有培养基,加入含有 8 μM CHIR99021 的 APEL 培养基。

6. 整个实验过程中,每隔 1 天更换 1 次培养基。

7. CHIR99021 处理 4 d 后,将细胞转移到含有 200 ng/mL FGF9 和 1 μg/mL 肝素的 APEL 培养基中。

8. 继续使用 FGF9 和肝素处理 8 d。

9. 第 13 d,去除所有生长因子,将细胞在不含任何生长因子的 APEL 培养基中再培养 5—7 d。

注意事项:

• 细胞达到 50%—60% 时开始分化。

• 细胞容易在开始 CHIR99021 处理时脱落,开始分化时如果细胞数量较少,可能导致细胞损失,无法继续分化。

六、类器官形成与培养

除了单层培养中使用的试剂和仪器外,还需要以下试剂和仪器。

[试剂]

• 抗生素/抗真菌剂(Gibco, cat. 15240‐096)

• 胰蛋白酶-EDTA(Sigma, cat. T4171)

[仪器]

金属网格;聚碳酸酯过滤膜(5 um 孔径)(Millipore, cat. TMTP02500);30 mm 盘(Greiner Bio-one, cat. 627160);微型离心机;500 μL EP 管;火源

[步骤]

为了形成类器官,将分化 7 d 后的细胞从单层培养条件中分离出来,在 3D 环境中进行后续的分化。

1. 向细胞中添加胰蛋白酶‐EDTA(6 孔板、1mL/孔,24 孔板、0.3mL/孔),孵育 5 min。

2. 上下吹打胰蛋白酶来分离细胞。

3. 将 1 体积的胰蛋白酶(含游离细胞)加入 3 体积的含有 1% BSA 的 KO-DMEM 培养基中(以稀释并停止胰蛋白酶的作用)。

4. 用移液管将细胞悬液上下混匀,将细胞分离成单个细胞。

5. 180 g 离心 5 min 以获得细胞沉淀。

6. 去除上清液并将细胞重悬于 APEL 培养基中。

7. 在血细胞计数器上计数细胞,然后将细胞悬液分至 0.5 mL 离心管中,每个管约 500 000 个细胞。

8. 在微型离心机中以 800 g 的离心 3 min,收集细胞。

9. 同时,用火焰对金属网格进行消毒,并将每个网格放入一个 30 mm 的板中。

10. 在每个金属网格上放置一个聚酯膜。

11. 将细胞微球转移到聚酯膜表面。

12. 在 APEL 培养基中用 CHI99021(5 μM)处理微球 1 h,然后用含有 FGF9(200 ng/mL)和肝素(1 μg/mL)的 APEL 更换培养基,并向培养基中添加抗生素/抗真菌剂防止污染。

13. 培养类器官 5 d 后,去除所有生长因子,培养于不含任何生长因子的 APEL 培养基中。

注意事项:

隔天更换 1 次培养基,注意保持培养液中的培养基平面位于聚酯薄膜以下,防止溢出(细胞微球生长在气-液界面)。

七、单层免疫染色

[试剂]

- 1 × PBS
- BSA(Sigma,cat. A9647)
- Triton X-100(Sigma,cat. X100)
- 含 4% PFA 的 PBS(Santa Cruz,cat. Sc-281692)

[抗体]

- Oct3/4(BD Biosciences,cat. 611202)
- 兔抗 MIXL1(GeneTex,cat. GTX60273)
- 兔抗人 PAX2(Biolegend,cat. PRB-276P-200)
- 山羊抗人 LHX1(Santa Cruz Biotechnology,cat. SC-19341)
- 小鼠抗人 SIX2(Abnova,cat. H000-10736-M01)
- 兔抗人钙结合蛋白(Chemicon,cat. AB1778)
- 兔抗人 WT1(Santa Cruz Biotechnology,cat. SC-192)
- 小鼠抗 E-钙粘蛋白(BD Biosciences,cat. 610181)
- 山羊抗 TROP-2(R&D systems,cat. AF650)
- 绵羊抗 NPHS1(R&D systems,cat. AF4269)
- 兔抗 T-Brachyury(Santa Cruz Biotechnology,cat. SC-20109)
- 山羊抗人 GATA3(R&D systems,cat. AF2605)
- 马 AMCA 抗小鼠(Vector Laboratories,cat. C1-2000)
- 驴抗小鼠 Alexa-488(Alexa Fluor,cat. A-21202)
- 驴抗兔 Alexa-594(Alexa Fluor,cat. A-21207)
- 驴抗山羊 Alexa-488(Alexa Fluor,cat. A-11055)
- 驴抗绵羊 FITC(Sigma,cat. F7634)

- Vectashield 封片液（Vector Laboratories，cat. H-1000）

［凝集素］

- 荧光素莲藕凝集素（Vector Laboratories，cat. FL-1321）

［仪器］

- 倒置荧光显微镜（Zeiss Observer D1）

［准备］

- 用 PBS 制备 2% BSA 溶液。

［步骤］

对来自分化方案中不同阶段的样本进行免疫染色，以确认由多能性开始的分化是否沿原条、间介中胚层和肾脏分化逐步进行。

1. 吸取培养基并在 PBS 中洗涤细胞 1 次，然后在室温下使用含 4% PFA 的 PBS 固定 15 min。

2. 在 PBS 中洗涤 3 次，每次 3 min。

3. 用含有 0.3% Triton X-100 的 2% BSA 单层渗透/封闭 1 h。

4. 在 PBS 中洗涤细胞 3 次，然后加入一抗在 4 ℃下孵育过夜。

5. 在 PBS 中洗涤 3 次，每次 5 min，然后加入二抗在室温下孵育 1—2 h。

6. 在 PBS 中洗涤 3 次，每次 5 min，然后使用倒置荧光显微镜观察细胞。

注：所用抗体用含有 1% BSA 的 PBS 制备，稀释后的工作浓度如表 6.1—6.3 所示。

表 6.1　所用一抗及其工作溶液列表

一 抗	工作溶液	公司（目录号）	标志物所属	参 考 文 献
Oct3/4	1∶100	BD Biosciences （611202）	多能性	Takahashi and Yamanaka（2006）
兔抗 T Brachyury	1∶100	Santa Cruz Biotechnology （SC-20109）	原条和中胚层	Rivera-Perez and Magnuson（2005），Beddington et al.（1992）
兔抗 MIXL1	1∶100	GeneTex （GTX60273）	原条	Davis et al.（2008）
兔抗人 PAX2	1∶200	Biolegend （PRB-276P-200）	IM、UB、MM 和肾泡	Bouchard et al.（2002），Torres et al.（1995）
山羊抗人 LHX1	1∶100	SC（sc-19341）	IM 和早期肾标志物	Tsang et al.（2000）
小鼠抗人 SIX2	1∶100	Abnova（H000 10736-M01）	MM 和肾原祖细胞	Kobayashi et al.（2008），Self et al.（2006）
兔抗人钙结合蛋白	1∶200	CHEMICON （AB1778）	输尿管芽和 CD	Davies（1994）

一 抗	工作溶液	公司（目录号）	标志物所属	参 考 文 献
兔抗人 WT1	1∶200	Santa Cruz Biotechnology（sc-192）	MM、Cap 间充质和足细胞	Kreidberg et al.（1993）
小鼠抗 E-钙粘蛋白	1∶300	BD Bioscience（610181）	标记 CD 和远曲小管的上皮标志物	Lee et al.（2013）
山羊抗 TROP2	1∶100	R&D systems（AF650）	输尿管干标志物	Tsukahara et al.（2011）
绵羊抗 NPHS1	1∶200	R&D systems（AF4269）	足细胞标志物	Ruotsalainen et al.（1999）
山羊抗人 GATA3	1∶200	R&D systems（AF2605）	肾导管、输尿管和集合管	Labastie et al.（1995）

表 6.2　所用凝集素及其工作溶液列表

凝集素	工作溶液	公司（目录号）	标志物所属	参 考 文 献
荧光素莲藕凝集素	1∶100	Vector laboratories	近曲小管	Barresi et al.（1988） Hennigar et al.（1985）

表 6.3　所用二抗及其工作溶液列表

二 抗	工作溶液	公司（目录号）
马 AMCA 抗小鼠	1∶100	VECTOR（C1-2000）
驴抗小鼠 Alexa-488	1∶500	Alexa fluor（A-21202）
驴抗兔 Alexa-594	1∶500	Alexa fluor（A-21207）
驴抗山羊 Alexa-488	1∶500	Alexa fluor（A-11055）
驴抗绵羊 FITC	1∶100	Sigma（F7634）

八、类器官的免疫染色

类器官的染色方法与单层染色方法大致相同。为了使抗体更好地渗透获得以更佳染色结果（因为类器官比单层细胞更厚），对个别步骤进行了调整。

- 渗透/封闭过夜,而不是 1 h。
- 二抗 4 ℃过夜（而不是室温下孵育 1—2 h）。

九、操作要点

在人源多能干细胞（hiPSC）冻融过程中,向培养基中添加 ROCK 抑制剂 Y-27632 对实现细胞最大存活率至关重要。

在未分化的 hiPSCs 常规传代过程中,经 EDTA 处理后,加入 E8 培养基后,细胞容易迅速重新附着在培养皿上,为避免这种情况,应迅速分离并收集细胞。分化初期的细胞密度对分化的成功至关重要。密度过低可能在分化初期导致细胞脱落,而密度过高则可能导致生长因子不能接触所有细胞。

分化过程中,在 CHIR 处理后引入 FGF9 的节点(通常从第 4 d 开始,可能持续 2 d),细胞表现出低黏附性,并有从培养板上剥离的趋势。在更换培养基时,尽管温和地操作,以减少细胞的脱离。

十、验证

1. 分化第 2 d

形态学:在多能状态下,细胞以单层的形式分散,而不是密集的集落。

标志物(原条):T、MIXL1 阳性,OCT4 阴性。见图 6.2。

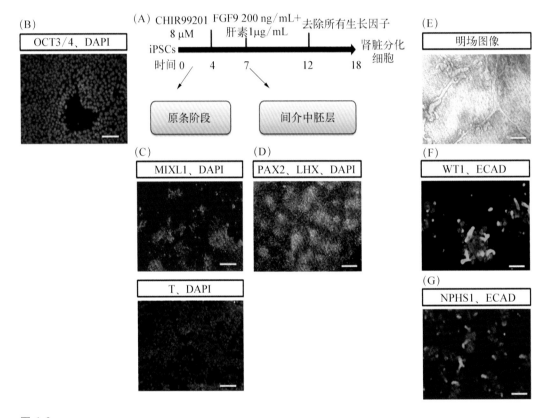

图 6.2

单层分化。(A) 分化方案示意图。(B) 未分化 IPSC 多能性标志物 OCT3/4 染色。(C - G) 验证不同的分化阶段。(C) 免疫染色 2 d,分化细胞显示 MIXL1$^+$(顶部)和 T$^+$(Brachyury)(底部)细胞,两者都是原条的标志物。(D) 免疫染色 7 d,分化细胞显示间介中胚层阶段标志物;PAX2(红色)和 LHX1(绿色)。(E) 分化 18 d 后单层的明场图像显示分支小管。(F - G) 单层分化 18 d 免疫染色。(F) WT1(MM 和足细胞标志物,红色)和 ECAD(远曲小管和集合管标志物,绿色)染色。(G) NPHS1(足细胞标志物,红色)和 ECAD(红色)染色。比例尺:200 μm。

2. 分化第 7 d

形态学：细胞融合，紧密排列成片状。

标志物（间介中胚层）：PAX2、LHX1 阳性。见图 6.2。

3. 分化第 18 d（最终产物）

形态学：单层细胞显示出小管，类器官（通常直径约为 5 mm）显示出复杂的内部结构。

标志物：GATA3、WT1、NPHS1、LTL、JAG1、ECAD、TROP2、CALB、NCAM 阳性。见图 6.3—6.4。

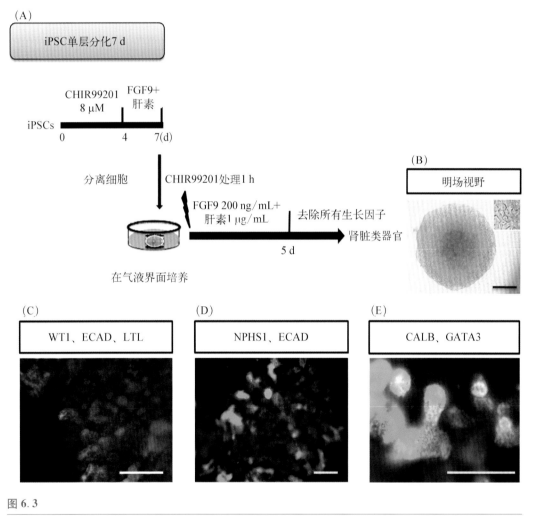

图 6.3

类器官的形成和分化。

（A）培养类器官的步骤示意图。（B）培养 18 d 后的类器官明场图像（单层培养 7 d，类器官培养 11 d）。嵌入图是类器官的部分放大。比例尺：1 mm。（B－D）分化 11 d 的类器官（总共 18 d 培养和分化）不同肾脏标志物染色图。（B）WT1（MM 和足细胞标志物）标记为红色，LTL（近曲小管标志物）标记为蓝色，ECAD（远曲小管和集合管标志物）标记为绿色。（C）NPHS1（足细胞标志物）标记为红色，ECAD 标记为绿色。（D）CALB（红色）和 GATA3（绿色）都是输尿管芽标志物。比例尺：200 μm。

(A)   (B)

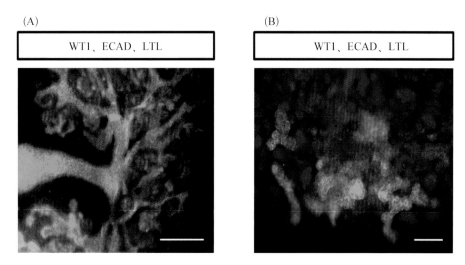

图 6.4

(A) E11.5 小鼠肾脏培养 7 d 并染色。WT1(红色)、ECAD(绿色)和 LTL(蓝色)。(B)肾脏类器官,在培养 18 d 后(单层 7 d,类器官 11 d),使用相同染色以进行比较。比例尺:200 μm。

译者:杨谨衔   陈淑桢

参 考 文 献

Aschauer, L., Carta, G., Vogelsang, N., Schlatter, E., Jennings, P., 2015. Expression of xenobiotic transporters in the human renal proximal tubule cell line RPTEC/TERT1. Toxicol. Vitr. 30, 95 – 105.

Batchelder, C. A., Martinez, M. L., Tarantal, A. F., Shin'oka, T., Imai, Y., et al., 2015. Natural Scaffolds for Renal Differentiation of Human Embryonic Stem Cells for Kidney Tissue Engineering. PLoS One 10, e0143849.

Barak, H., Huh, S. H., Chen, S., Jeanpierre, C., Martinovic, J., Parisot, M., et al., 2012. FGF9 and FGF20 maintain the stemness of nephron progenitors in mice and man. Dev. Cell 22 (6), 1191 – 1207.

Barresi, G., Tuccari, G., Arena, F., 1988. Peanut and Lotus tetragonolobus binding sites in human kidney from congenital nephrotic syndrome of Finnish type. Histochemistry 89 (2), 117 – 120.

Basson, M. A., Akbulut, S., Watson-Johnson, J., Simon, R., Carroll, T. J., Shakya, R., et al., 2005. Sprouty1 is a critical regulator of GDNF/RET-mediated kidney induction. Dev Cell 8 (2), 229 – 239.

Bauchet, A. L., Masson, R., Guffroy, M., Slaoui, M., 2011. Immunohistochemical identification of kidney nephron segments in the dog, rat, mouse, and cynomolgus monkey. Toxicol Pathol. 39 (7), 1115 – 1128.

Beddington, R. S., Rashbass, P., Wilson, V., 1992. Brachyury a gene affecting mouse gastrulation and early organogenesis. Dev. Suppl. 166, 157 – 165.

Bertram, J. F., Douglas-Denton, R. N., Diouf, B., Hughson, M. D., Hoy, W. E., 2011. Human nephron number: implications for health and disease. Pediatr Nephrol. 26 (9), 1529 – 1533.

Bouchard, M., Souabni, A., Mandler, M., Neubuser, A., Busslinger, M., 2002. Nephric lineage specification by Pax2 and Pax8. Genes Dev. 16, 2958 – 2970.

Boyle, S., Misfeldt, A., Chandler, K. J., Deal, K. K., Southard-Smith, E. M., Mortlock, D. P., et al., 2008. Fate mapping using Cited1-CreERT2 mice demonstrates that the cap mesenchyme contains self-renewing progenitor cells and gives rise exclusively to nephronic epithelia. Dev Biol. 313 (1), 234 – 245.

Brown, A. C. , Muthukrishnan, S. D. , Guay, J. A. , Adams, D. C. , Schafer, D. A. , Fetting, J. L. , et al. , 2013. Role for compartmentalization in nephron progenitor differentiation. Proc. Natl. Acad. Sci. U. S. A. 110 (12), 4640 – 4645.

Carroll, T. J. , Park, J. S. , Hayashi, S. , Majumdar, A. , McMahon, A. P. , 2005. Wnt9b plays a central role in the regulation of mesenchymal to epithelial transitions underlying organogenesis of the mammalian urogenital system. Dev Cell 9 (2), 283 – 292.

Cheng, H. T. , Miner, J. H. , Lin, M. , Tansey, M. G. , Roth, K. , Kopan, R. , 2003. Gammasecretase activity is dispensable for mesenchyme-to-epithelium transition but required for podocyte and proximal tubule formation in developing mouse kidney. Development 130 (20), 5031 – 5042.

Colvin, J. S. , Feldman, B. , Nadeau, J. H. , Goldfarb, M. , Ornitz, D. M. , 1999. Genomic organization and embryonic expression of the mouse fibroblast growth factor 9 gene. Dev. Dyn. 216, 72 – 88.

Das, A. , Tanigawa, S. , Karner, C. M. , Xin, M. , Lum, L. , Chen, C. , et al. , 2013. Stromalepithelial crosstalk regulates kidney progenitor cell differentiation. Nat Cell Biol. 15 (9), 1035 – 1044.

Davidson, A. J. , 2009. Mouse kidney development. In: StemBook (Ed.), The Stem Cell Research Community, StemBook. Davies, J. , 1994. Control of calbindin-D28K expression in developing mouse kidney. Dev. Dyn. 199 (1), 45 – 51.

Davies, J. A. , Chang, C. H. , 2014. Engineering kidneys from simple cell suspensions: an exercise in self-organization. Pediatr Nephrol. 29 (4), 51 – 524.

Davies, J. A. , Garrod, D. R. , 1995. Induction of early stages of kidney tubule differentiation by lithium ions. Dev Biol. 167 (1), 50 – 60.

Davis, R. P. , Ng, E. S. , Costa, M. , Mossman, A. K. , Sourris, K. , Elefanty, A. G. , et al. , 2008. Targeting a GFP reporter gene to the MIXL1 locus of human embryonic stem cells identifies human primitive streak-like cells and enables isolation of primitive hematopoietic precursors. Blood 111 (4), 1876 – 1884.

Deltombe, O. , Van Biesen, W. , Glorieux, G. , Massy, Z. , Dhondt, A. , Eloot, S. , 2015. Exploring Protein Binding of Uremic Toxins in Patients with Different Stages of Chronic Kidney Disease and during Hemodialysis. Toxins (Basel) 7 (10), 3933 – 3946.

Dressler, G. R. , 2006. The cellular basis of kidney development. Annu Rev Cell Dev Biol. 22, 509 – 529.

Dressler, G. R. , Deutsch, U. , Chowdhury, K. , Nornes, H. O. , Gruss, P. , 1990. Pax2, a new murine paired-box-containing gene and its expression in the developing excretory system. Development 109 (4), 787 – 795.

Drummond, I. A. , Majumdar, A. , Hentschel, H. , Elger, M. , Solnica-Krezel, L. , Schier, A. F. , et al. , 1998. Early development of the zebrafish pronephros and analysis of mutations affecting pronephric function. Development 125 (23), 4655 – 4667.

Fetting, J. L. , Guay, J. A. , Karolak, M. J. , Iozzo, R. V. , Adams, D. C. , Maridas, D. E. , et al. , 2014. FOXD1 promotes nephron progenitor differentiation by repressing decorin in the embryonic kidney. Development 141 (1), 17 – 27.

Freedman, B. S. , Brooks, C. R. , Lam, A. Q. , Fu, H. , Morizane, R. , et al. , 2015. Modelling kidney disease with CRISPR-mutant kidney organoids derived from human pluripotent epiblast spheroids. Nat. Commun. 6, 8715.

Fujii, T. , Pichel, J. G. , Taira, M. , Toyama, R. , Dawid, I. B. , Westphal, H. , 1994. Expression patterns of the murine LIM class homeobox gene lim1 in the developing brain and excretory system. Dev Dyn. 199 (1), 73 – 83.

Ganeva, V. , Unbekandt, M. , Davies, J. A. , 2011. An improved kidney dissociation and reaggregation culture system results in nephrons arranged organotypically around a single collecting duct system.

Organogenesis 7 (2), 83 – 87.

Gifford, S., Zambon, J. P., Orlando, G., 2015. Recycling organs-growing tailor-made replacement kidneys. Regen Med. 10 (8), 913 – 915.

Grieshammer, U., Ma, L., Plump, A. S., Wang, F., Tessier-Lavigne, M., Martin, G. R., 2004. SLIT2-mediated ROBO2 signaling restricts kidney induction to a single site. Dev Cell 6 (5), 709 – 717.

Grobstein, C., 1953. Morphogenetic interaction between embryonic mouse tissues separated by a membrane filter. Nature 172, 869 – 871.

Grobstein, C., 1955. Inductive interaction in the development of the mouse metanephros. J. Exp. Zool. 130, 319 – 340.

Grote, D., Souabni, A., Busslinger, M., Bouchard, M., 2006. Pax 2/8-regulated Gata 3 expression is necessary for morphogenesis and guidance of the nephric duct in the developing kidney. Development 133, 53 – 61.

Hennigar, R. A., Schulte, B. A., Spicer, S. S., 1985. Heterogeneous distribution of glycoconjugates in human kidney tubules. Anat Rec. 211, 376 – 390.

Herzlinger, D., Koseki, C., Mikawa, T., al-Awqati, Q., 1992. Metanephric mesenchyme contains multipotent stem cells whose fate is restricted after induction. Development 114 (3), 565 – 572.

Hinchliffe, S. A., Sargent, P. H., Howard, C. V., Chan, Y. F., van Velzen, D., 1991. Human intrauterine renal growth expressed in absolute number of glomeruli assessed by the disector method and Cavalieri principle. Lab Investig. 64 (6), 777 – 784.

Homan, K. A., Kolesky, D. B., Skylar-Scott, M. A., Herrmann, J., Obuobi, H., et al., 2016. Bioprinting of 3D convoluted renal proximal tubules on perfusable chips. Sci. Rep. 6, 34845.

Huang, J. X., Kaeslin, G., Ranall, M. V., Blaskovich, M. A., Becker, B., Butler, M. S., et al., 2015. Evaluation of biomarkers for in vitro prediction of drug-induced nephrotoxicity: comparison of HK-2, immortalized human proximal tubule epithelial, and primary cultures of human proximal tubular cells. Pharmacol. Res. Perspect. 3, e00148.

Jenkinson, S. E., Chung, G. W., vanLoon, E., Bakar, N. S., Dalzell, A. M., Brown, C. D. A., 2012. The limitations of renal epithelial cell line HK-2 as a model of drug transporter expression and function in the proximal tubule. Eur. J. Physiol. 464, 601 – 611.

Kang, M., Han, Y. -M., 2014. Differentiation of human pluripotent stem cells into nephron progenitor cells in a serum and feeder free system. PLoS One 9, e94888.

Kerecuk, L., Schreuder, M. F., Woolf, A. S., 2008. Renal tract malformations: perspectives for nephrologists. Nat. Clin. Pract. Nephrol. 4, 312 – 325.

Kitamoto, Y., Tokunaga, H., Tomita, K., 1997. Vascular endothelial growth factor is an essential molecule for mouse kidney development: glomerulogenesis and nephrogenesis. J. Clin. Investig. 99 (10), 2351 – 2357.

Kobayashi, A., Valerius, M. T., Mugford, J. W., Carroll, T. J., Self, M., Oliver, G., et al., 2008. Six2 defines and regulates a multipotent self-renewing nephron progenitor population throughout mammalian kidney development. Cell Stem Cell 3 (2), 169 – 181.

Kreidberg, J. A., Sariola, H., Loring, J. M., Maeda, M., Pelletier, J., Housman, D., et al., 1993. WT-1 is required for early kidney development. Cell 74 (4), 679 – 691.

Kume, T., Deng, K., Hogan, B. L., 2000. Murine forkhead/winged helix genes Foxc1 (Mf1) and Foxc2 (Mfh1) are required for the early organogenesis of the kidney and urinary tract. Development 127 (7), 1387 – 1395.

Labastie, M. C., Catala, M., Gregoire, J. M., Peault, B., 1995. The GATA-3 gene is expressed during human kidney embryogenesis. Kidney Int. 47 (6), 1597 – 1603.

Lam, A. Q., Freedman, B. S., Morizane, R., Lerou, P. H., Valerius, M. T., Bonventre, J. V., 2014. Rapid and efficient differentiation of human pluripotent stem cells into intermediate mesoderm that forms tubules expressing kidney proximal tubular markers. J. Am. Soc. Nephrol. 25, 1211 – 1225.

Lee, S. Y., Han, S. M., Kim, J. E., Chung, K. Y., Han, K. H., 2013. Expression of E-cadherin in pig kidney. J Vet Sci. 14 (4), 381 – 386.

Lindström, N. O., Lawrence, M. L., Burn, S. F., Johansson, J. A., Bakker, E. R., Ridgway, R. A., et al., 2015. Integrated β-catenin, BMP, PTEN, and Notch signalling patterns the nephron. Elife. 3, e04000.

Little, M. H., McMahon, A. P., 2012. Mammalian kidney development: principles, progress, and projections. Cold Spring Harb. Perspect. Biol 4 (5), 2012 May 1.

Liyanage, T., Ninomiya, T., Jha, V., Neal, B., Patrice, H. M., Okpechi, I., et al., 2015. Worldwide access to treatment for end-stage kidney disease: a systematic review. Lancet. 385 (9981), 1975 – 1982.

McKee, R. A., Wingert, R. A., 2016. Repopulating decellularized kidney scaffolds: an avenue for ex vivo organ generation. Materials (Basel) 9, 3.

Miyazaki, Y., Oshima, K., Fogo, A., Hogan, B. L., Ichikawa, I., 2000. Bone morphogenetic protein 4 regulates the budding site and elongation of the mouse ureter. J. Clin. Investig. 105 (7), 863 – 873.

Morizane, R., Lam, A. Q., Freedman, B. S., Kishi, S., Valerius, M. T., Bonventre, J. V., 2015. Nephron organoids derived from human pluripotent stem cells model kidney development and injury. Nat. Biotechnol. 33, 1193 – 1200.

Mugford, J. W., Sipilä, P., McMahon, J. A., McMahon, A. P., 2008. Osr1 expression demarcates a multi-potent population of intermediate mesoderm that undergoes progressive restriction to an Osr1-dependent nephron progenitor compartment within the mammalian kidney. Dev. Biol. 324 (1), 88 – 98.

Mujais, S., Story, K., 2006. Patient and technique survival on peritoneal dialysis in patients with failed renal allograft: a case-control study. Kidney Int. Suppl 103, S133 – S137.

Murphy, S. V., Atala, A., 2014. 3D bioprinting of tissues and organs. Nat. Biotechnol. 32 (8), 773 – 785.

Nielsen, S., Agre, P., 1995. The aquaporin family of water channels in kidney. Kidney Int. 48, 1057 – 1068.

Nieskens, T. T. G., Peters, J. G. P., Schreurs, M. J., Smits, N., Woestenenk, R., Jansen, K., et al., 2016. A human renal proximal tubule cell line with stable organic anion transporter 1 and 3 expression predictive for antiviral-induced toxicity. AAPS J. 18, 465 – 475.

Pachnis, V., Mankoo, B., Costantini, F., 1993. Expression of the c-ret proto-oncogene during mouse embryogenesis. Development 119 (4), 1005 – 1017.

Poladia, D. P., Kish, K., Kutay, B., Hains, D., Kegg, H., Zhao, H., et al., 2006. Role of fibroblast growth factor receptors 1 and 2 in the metanephric mesenchyme. Dev. Biol. 291 (2), 325 – 339.

Qiao, J., Uzzo, R., Obara-Ishihara, T., Degenstein, L., Fuchs, E., Herzlinger, D., 1999. FGF 7 modulates ureteric bud growth and nephron number in the developing kidney. Development 126 (3), 547 – 554.

Rivera-Perez, J. A., Magnuson, T., 2005. Primitive streak formation in mice is preceded by localized activation of brachyury and Wnt3. Dev. Biol. 288 (2), 363 – 371.

Robert, B., St John, P. L., Hyink, D. P., Abrahamson, D. R., 1996. Evidence that embryonic kidney cells expressing flk-1 are intrinsic, vasculogenic angioblasts. Am. J. Physiol. 271 (3 Pt 2), F744 – F753.

Rumballe, B. A., Georgas, K. M., Combes, A. N., Ju, A. L., Gilbert, T., Little, M. H., 2011. Nephron formation adopts a novel spatial topology at cessation of nephrogenesis. Dev Biol. 360, 110 – 122.

Ruotsalainen, V., Ljungberg, P., Wartiovaara, J., Lenkkeri, U., Kestilä, M., Jalanko, H., et al., 1999. Nephrin is specifically located at the slit diaphragm of glomerular podocytes. Proc. Natl. Acad. Sci. U. S. A. 96 (14), 7962 – 7967.

Sainio, K., Suvanto, P., Davies, J., Wartiovaara, J., Wartiovaara, K., Saarma, M., et al., 1997. Glial-cell – line-derived neurotrophic factor is required for bud initiation from ureteric epithelium. Development 124 (20), 4077 – 4087.

Saxen, L., 1987. Organogenesis of the kidney. In: Barlow, P. W., Green, P. B., White, C. C. (Eds.), Developmental and Cell Biology Series 19. Cambridge Univ. Press, Cambridge, UK, pp. 1 – 171.

Schrijvers, B. F. , Flyvbjerg, A. , De Vriese, A. S. , 2004. The role of vascular endothelial growth factor (VEGF) in renal pathophysiology. Kidney Int. 65 (6), 2003 – 2017.

Self, M. , Lagutin, O. V. , Bowling, B. , Hendrix, J. , Cai, Y. , Dressler, G. R. , et al. , 2006. Six2 is required for suppression of nephrogenesis and progenitor renewal in the developing kidney. EMBO J. 25 (21), 5214 – 5228.

Simon, M. , Gröne, H. J. , Jöhren, O. , Kullmer, J. , Plate, K. H. , Risau, W. , et al. , 1995. Expression of vascular endothelial growth factor and its receptors in human renal ontogenesis and in adult kidney. Am. J. Physiol. 268 (2 Pt 2), F240 – F250.

Simon-Friedt, B. R. , Wilson, M. J. , Blake, D. A. , Yu, H. , Eriksson, Y. , Wickliffe, J. K. , 2015. The RPTEC/TERT1 cell line as an improved tool for in vitro nephrotoxicity assessments. Biol. Trace Elem. Res. 166, 66 – 71.

Stark, K. , Vainio, S. , Vassileva, G. , McMahon, A. P. , 1994. Epithelial transformation of metanephric mesenchyme in the developing kidney regulated by Wnt-4. Nature. 372 (6507), 679 – 683.

Taguchi, A. , Kaku, Y. , Ohmori, T. , Sharmin, S. , Ogawa, M. , Sasaki, H. , et al. , 2014. Redefining the in vivo origin of metanephric nephron progenitors enables generation of complex kidney structures from pluripotent stem cells. Cell Stem Cell 14, 53 – 67.

Takahashi, K. , Yamanaka, S. , 2006. Induction of pluripotent stem cells from mouse embryonic and adult fibroblast cultures by defined factors. Cell 126 (4), 663676.

Takasato, M. , Er, P. X. , Chiu, H. S. , Maier, B. , Baillie, G. J. , Ferguson, C. , et al. 2015. Kidney organoids from human iPS cells contain multiple lineages and model human nephrogenesis. Nature 526, 564 – 568.

Torres, M. , Gómez-Pardo, E. , Dressler, G. R. , Gruss, P. , 1995. Pax-2 controls multiple steps of urogenital development. Development 121 (12), 4057 – 4065.

Tsang, T. E. , Shawlot, W. , Kinder, S. J. , Kobayashi, A. , Kwan, K. M. , Schughart, K. , et al. , 2000. Lim1 activity is required for intermediate mesoderm differentiation in the mouse embryo. Dev. Biol. 223 (1), 77 – 90.

Tsukahara, Y. , Tanaka, M. , Miyajima, A. , 2011. TROP2 expressed in the trunk of the ureteric duct regulates branching morphogenesis during kidney development. PLoS One 6 (12), e28607.

Unbekandt, M. , Davies, J. A. , 2010. Dissociation of embryonic kidneys followed by reaggregation allows the formation of renal tissues. Kidney Int. 77 (5), 407 – 416.

Vize, P. D. , Seufert, D. W. , Carroll, T. J. , Wallingford, J. B. , 1997. Model systems for the study of kidney development: use of the pronephros in the analysis of organ induction and patterning. Dev Biol. 188 (2), 189 – 204.

Wellik, D. M. , Hawkes, P. J. , Capecchi, M. R. , 2002. Hox11 paralogous genes are essential for metanephric kidney induction. Genes Dev. 16 (11), 1423 – 1432.

Xia, Y. , Nivet, E. , Sancho-Martinez, I. , Gallegos, T. , Suzuki, K. , Okamura, D. , et al. , 2013. Directed differentiation of human pluripotent cells to ureteric bud kidney progenitorlike cells. Nat. Cell Biol. 15, 1507 – 1515.

Yang, K. S. , Kim, J. I. , Moon, I. S. , Choi, B. S. , Park, C. W. , Yang, C. W. , et al. 2013. The clinical outcome of end-stage renal disease patients who return to peritoneal dialysis after renal allograft failure. Transplant Proc. 45 (8), 2949 – 2952.

Yokoo, T. , Kawamura, T. , Kobayashi, E. , 2008. Kidney organogenesis and regeneration: a new era in the treatment of chronic renal failure? Clin. Exp. Nephrol. 12 (5), 326 – 331.

Zhao, H. , Kegg, H. , Grady, S. , Truong, H. T. , Robinson, M. L. , Baum, M. , et al. , 2004. Role of fibroblast growth factor receptors 1 and 2 in the ureteric bud. Dev. Biol. 276 (2), 403 – 415.

第七章

人源肝脏类器官：人源分化细胞自发自组装构建肝脏类器官

原著：Haristi Gaitantzi，Katja Breitkopf-Heinlein

第一节 引 言

传统的体外研究实验是进行二维单层细胞培养，使用从动物甚至人体组织中分离的原代细胞被认为是一项"黄金标准"，因为这些细胞不仅不受长期培养的影响，而且不受转化的影响。但是，随着时间的推移，仅通过这种培养方式（甚至使用原代细胞）获得的实验结果受到了越来越多的质疑，因此这种方法逐渐被动物模型实验所取代，其中最常使用的模型动物是小鼠或大鼠。虽然这些动物具有完整的生物体组织结构和3D细胞间的通讯交流，但事实证明，许多动物模型不能很好地模拟人体的生理或病理规律。这其中的原因多种多样，首先，通过人为损伤构建某种疾病的动物模型，会出现与人体不同的疾病特征。此外，酒精性肝病（alcoholic liver disease，ALD）等慢性疾病在人体中具有漫长的发展过程，有的甚至长达几十年。显然，在寿命较短的动物（如小鼠）中模拟这种漫长且复杂的过程是十分困难的。因此，动物模型通常只能够反映复杂疾病的某些方面或某一阶段，并不能再现人体疾病的真实情况（Teufel et al.，2016；Lin et al.，2014）。即使可以模拟疾病，物种间的差异仍然是一个不容忽视的问题。小鼠肝脏与人类肝脏的代谢能力大不相同，不同的适应性进化导致了不同的肝酶亚型和变异（Takahashi et al.，2016；Xie et al.，2013）。

因此，利用多种类型的人体肝脏细胞组建三维肝脏结构已经成为许多院校以及工业界具有挑战性的研究目标。这种分化的组织样结构预计能在长期培养中保持稳定，最终可移植入宿主体内，并且实现具有活力和功能的目标。目前已经设想出利用同一供体的细胞构建个体化类器官的方法。该方法在未来的临床治疗中具有巨大的应用潜力。

一、肝脏的结构、发育与功能

肝脏是重要的代谢器官，除了负责清除血液中外来的毒素，将氨转化为尿素外，还具有以下功能：合成白蛋白、各种氨基酸、凝血因子（Ⅰ、Ⅱ、Ⅴ、Ⅶ、Ⅸ、Ⅹ、Ⅺ、蛋白C、蛋白S

以及抗凝血酶)和某些激素;分解胰岛素和其他激素;储存维持健康所需的营养物质,如葡萄糖、维生素 A、维生素 D、铁等;产生免疫因子。健康肝脏的功能如此广泛,所以急性肝衰竭的死亡率非常高。肝脏移植是晚期肝病的唯一治疗方式,治疗效果显著。但是,供体短缺意味着许多患者将会在等待供体阶段死亡。在英国,即使被列为优先移植的患者,其中也有 18% 的患者在等待移植过程中死亡或错过最佳手术时期(NHS Blood and Transplant, Liver Activity Report www.odt.nhs.uk)。

在胚胎发育过程中,肝脏组织的形成过程十分复杂,目前尚未完全了解。肝脏中有两种主要的细胞,分别为肝细胞和胆管细胞,它们来源于原肠胚前原条形成的内胚层,在小鼠胚胎发育的第 7.5 d 和人类妊娠第三周的胚盾期(shield stage)可以识别(Gordillo et al., 2015)。在小鼠胚胎发育的第 9—10 d,含有成肝细胞的肝芽形成,内皮细胞在小鼠肝脏周围和附近形成项链样结构。在小鼠胚胎发育的第 18.5 d 左右、人类妊娠的第 210 d 左右,肝母细胞(hepatoblasts)已分化为肝细胞和胆管细胞。在妊娠的最后几周,糖酵解酶受到抑制,同时糖异生酶水平升高,这表明肝脏逐渐发育成熟,肝脏的功能从妊娠期前六个月的糖酵解作用转变为出生前的糖异生作用。肝细胞在出生后继续发育成熟,随着年龄的增长,细胞中脂类和蛋白质的比例降低,膜胆固醇的含量增加,流动性降低(Devi et al., 1992)。

对于肝脏受损的患者来说,庆幸的是肝脏具有强大的再生能力,即使短时间暴露于有毒有害的物质中,通常也可以完全恢复至健康状态。与其他器官不同,肝脏有一套复杂但非常有效的再生机制快速平衡损失组织,所以当突然经受大量的质量损失时,肝脏可以快速响应,直至恢复到原始的质量。有趣的是,该过程并非由受损部位通过某种形式的生长来完成的,而是通过整个剩余组织"感知"受损量,诱导剩余的大部分细胞,或者有可能是全部细胞,进行可控地增殖来实现的。这意味着,肝质量损失一半会导致剩余的每个细胞平均额外增殖一次,而损伤部位的细胞则不需要过度地增殖。所以,成体分化的肝细胞可以完全再生,并且这一过程似乎不需要干细胞的参与。

成体肝脏主要由以下 5 种细胞组成:

1. 肝细胞(hepatocytes):约占肝脏重量的 90%,是肝实质的主要组成细胞(Michalopoulos and DeFrances,1997),也是健康肝脏的主要功能细胞。在正常成人的肝脏中,肝细胞通常具有较低的增殖率。这些处于分化且极化状态的细胞会排列成一个具有单个细胞厚度的平板结构,它的一侧可以从血流中摄取和释放物质,另一侧进行胆汁分泌。上皮极化是功能性肝细胞的一个基本特性,在分离原代细胞并进行单层培养时,这种极化现象由于失去了必要的三维细胞-细胞、细胞-基质之间的相互作用而迅速消失(Meyer et al., 2015)。此外,肝细胞似乎具有感知肝脏内部总压力的能力。这部分压力来自从肠道经门静脉和肝动脉流入的血液,它们负责在一侧输送必要的氧气进入肝脏,在另一侧负责将胆汁运出。当压力急剧变化或急性肝损伤(如暴露于肝毒性物质)时,剩余的肝细胞会发生去分化。这种短暂的去分化可以被认为是一种伤口愈合反应,目的是恢复肝脏的功能,它至少包括:短暂的功能丧失、增殖增加、迁移到损伤部位以及诱导凋亡和/或坏死。然而，如果损伤太严重，超过成熟肝脏细胞的再生修复极限，细胞便会衰老和丧失再生能力。这种情况下，在赫令氏管（canals of Hering）中处于静止期的祖细胞将被激活并分化为肝细胞或胆管细胞。因此，肝脏仍然可以实现再生（Riehle et al.，2011）。

2. 肝星状细胞（hepatic stellate cells, HSCs）：也被称为 Ito 细胞或贮脂细胞，为肝脏中的周细胞，其数量占肝脏细胞总数的 5%—8%。它们位于窦状内皮细胞和肝细胞板之间的狄氏腔（space of Disse）内。在健康的肝脏中，HSC 处于静止期，可以储存维生素 D 脂肪滴；当肝脏损伤时，它们被激活并转分化为成纤维细胞样细胞，产生瘢痕组织（主要是胶原蛋白），并分泌多种细胞因子。这些细胞因子可以帮助 HSC 与其他肝细胞进行沟通，共同促进伤口愈合（包括纤维化、炎症和再生）（Hellerbrand, 2013）。

3. 肝窦内皮细胞（liver sinusoidal endothelial cells, LSECs）：门静脉和肝动脉延伸形成一个所谓的窦状网络，纵横交错于整个肝脏。因此，肝脏形成一种海绵样的结构，其窦状网络类似于海绵的孔隙，可以增加肝脏的固有表面积，使血液和薄壁组织之间能够有效地进行物质交换。LSEC 沿着肝窦壁排列，形成松散且易于穿透的屏障（Poisson et al.，2017）。和大血管的内皮细胞不同，LSEC 在健康状况下不形成基底膜，所以甚至小分子物质都能穿过由 LSEC 形成的小孔。

LSEC 另一个重要的功能是调节肝脏血管的张力。因此，即使消化过程使肝脏的血流发生重大变化，门静脉压仍可以在 LSEC 的帮助下维持较低水平。有趣的是，由于细胞间直接的相互影响，LSEC 可以维持肝星状细胞的静止状态，从而抑制肝内血管收缩和纤维化进程，但在病理条件下，LSEC 失去其保护能力，转而促进血管生成和血管收缩。与肝细胞类似，分离的原代 LSEC 在单层培养时会迅速失去其特殊的表型。

4. 库普弗细胞（Kupffer cells, KCs）：是肝脏中的巨噬细胞，也是抵御由血液流入肝脏的炎症因子的第一道防线。它们位于肝窦内，松散地附着于肝窦内皮细胞层，可通过细胞延伸和分泌因子等方式与其他类型的细胞（如肝星状细胞，甚至肝细胞）进行交流（Dixon et al.，2013）。

5. 胆管上皮细胞（bile duct epithelial cells, BECs）/胆管细胞：毛细胆管可收集由肝细胞分泌的胆盐和解毒产物，并开口于更大的胆管中，最后汇合于胆总管。随着直径的增加，胆管逐渐由上皮细胞、胆管细胞或胆管上皮细胞排列而成。除了具有分泌和排泄功能外，胆管上皮在形成屏障、阻止有毒物质从胆汁扩散到肝间质组织的过程中也起着重要作用（Rao and Samak，2013）。胆管功能障碍，如患有某些先天性胆道疾病（Alagille 综合征、胆道闭锁或胆管阻塞等），会导致胆汁在肝脏内积聚，影响解毒产物的分泌，最终导致肝脏损伤。

二、肝脏类器官的必要性

肝脏类器官可用于预测实验性物质的潜在肝毒性，如新开发的药物。啮齿类动物的肝脏解毒酶与人体中相应的酶有很大差异。这主要表现在老鼠对各种毒素有较高的耐受性,因此啮齿类动物模型并不适合于进行药物毒性实验,或用于研究人类肝脏疾病的分子机制等。在培养过程中使用人体细胞是啮齿类动物模型的替代方案,但该方案也存在较大问题,非生理的培养条件往往有较大概率产生人为产物,对于 2D(单层)培养尤为如此。此外,肝癌细胞也可作为原代肝细胞的替代物,广泛用于毒性试验。但是,肿瘤来源的肝癌细胞失去了原代细胞的许多重要特征,实验结果会产生偏差。基于以上原因,建立一个由几种不同类型的肝细胞组成的三维培养体系,如实反映肝脏的主要表型,已成为一个日益紧迫的目标。

在将来,类器官有可能在体外培养至可以移植的完整器官,以支持患者受损的肝脏。

第二节   设 计 思 路

如上所述,成体分化的肝脏细胞能够完全再生出损伤部分,这表明再生程序必须始终存在于细胞中,并且可以被重新激活。如果我们可以设法在体外激活该程序,类器官的构建就不需要模拟胚胎发育过程或使用多能干细胞。因此,肝脏类器官的构建思路是创建一个能够使细胞自主聚集,并帮助细胞发育成类似于真正人体肝脏结构的环境。球体是典型的类器官结构,它由细胞在非黏附表面随机连接、相互聚集而成。虽然该结构能够比 2D 系统更好地代表体内环境,但至少对于肝脏来说,球体也并没有真实地模拟出肝脏的解剖结构。Takebe 及其同事将干细胞衍生的肝细胞放置在基质胶上,发现它会自发地形成类器官(Takebe et al.,2013)。在这一工作的基础上,我们使用成体分化的肝脏细胞开发类似的类器官结构。

由于可获得的原代肝细胞非常有限,我们将"upcyte"细胞作为替代细胞。Upcyte ® 程序需要使用慢病毒载体稳定转染原代细胞。慢病毒载体包含促使生长诱导基因(growth inducing genes)表达的序列,可通过在生长介质中补充或减少某些可溶性因子来调控这些基因的表达。例如,用人乳头状瘤病毒(human papilloma virus,HPV)基因 E6 和 E7 稳定转染原代人源肝细胞,足以使细胞增殖而不发生恶性转化或胚胎重编程(Burkard et al.,2012)。转染应选择低表达细胞,因为过高的表达可能会导致不受控的增殖。在缺乏 STAT3 激活的情况下,低表达反而降低了增殖能力。因此,向培养基中添加抑瘤素 M(oncostatin M,OSM)可短暂诱导增殖,去掉该成分后细胞可又重新分化为成熟的肝细胞。第二代 upcyte ® 人源肝细胞可连续传代、冷冻和复苏多达 40 代,而不会丧失代谢能力。单次分离可产生 10^{13} — 10^{16} 个细胞,且再分化的细胞与原代细胞具有较高的相似性(Levy et al.,2015)。

到目前为止,已有由肝细胞、LSEC 或间充质基质细胞(mesenchymal stroma cells,MSC)制备的 Upcyte ® 系,并且已用于生产第一代肝脏类器官(Ramachandran et al.,2015)。这些器官内部形成的"实质(parenchyma)"与体内的肝细胞具有显著的相似性。例如,能够表达和合成具有代谢活性的酶(如 Cyp450 氧化酶),以及具有肝细胞的极化现象和板状结构的形成(Ramachandran et al., 2015)。我们已经能够用成分确定的惰性基质,或琼脂糖代替基质胶,用 upcyte® 或原代人 HSC 代替 MSC 在基质中进行培养(图 7.1—7.3)。

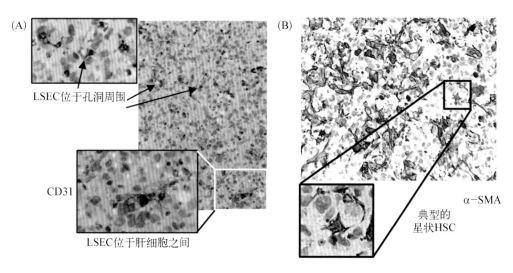

图 7.1

在琼脂糖基质中培养 72 h 后,对含有 70% Upcyte® 肝细胞、25% Upcyte® LSEC 以及 5% Upcyte® HSC 的肝脏类器官进行免疫组化染色。(A)对 CD31 进行染色,将其作为类器官中内皮细胞的标志物。(B)测定 α-平滑肌肌动蛋白(α-smooth-muscle-actin,α-SMA)的表达情况以确定 HSC 的位置。

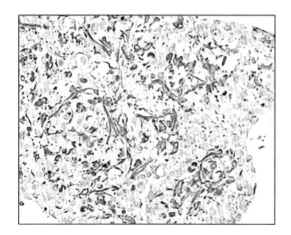

图 7.2

肝脏类器官的免疫组织化学染色。本图所示的类器官含有原代人源 HSC,而非 Upcyte® HSC,与图 7.1 所示的类器官具有相同的组成和培养方式。对类器官中的波形蛋白(vimentin)进行染色,该蛋白是一种通用的间充质标记蛋白,用于检测 HSC。

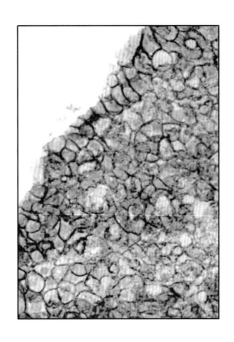

图 7.3

肝脏类器官培养 10 d 后的免疫组化染色。本图所示的类器官组成与图 7.1 所示的类器官一致。对类器官中的上皮钙粘蛋白（E -钙粘蛋白）进行染色，标记极化肝细胞。

第三节　面临的挑战

我们已经整合了三种重要的肝脏细胞类型：肝细胞、肝星状细胞和肝窦内皮细胞，但是仍然缺少两种重要的细胞：肝内巨噬细胞和胆管上皮细胞/胆管细胞。这两种细胞均未用作 Upcyte® 细胞系，我们希望将来能弥补这一不足，至少能够将其用作分离的人原代细胞。目前，我们已经开始摸索从人类肝脏切除样本中分离原代肝细胞、LSEC、HSC、胆管细胞和 KC 的方法，而且未来研究的一项重要任务是用单一供体的原代细胞构建肝脏类器官。此外，整合 KC 或至少是来自血液的巨噬细胞将成为构建完整系统的另一个关键步骤，由此可以更好地模拟肝脏的炎症反应。

肝脏类器官的另一挑战是在类器官内部形成"真正"的肝窦结构。到目前为止，肝细胞之间经常形成类似于窦状结构的"孔洞"。我们认为这些"孔"可使培养基进入类器官的内部，防止中心坏死。但是，天然的肝窦主要是由 LSEC 排列而成，而类器官中的 LSEC 却很少位于孔洞的开口处，反而十分均匀地分布于整个"组织"（见图 7.1A）。其原因可能是，到目前为止，我们还不能模拟出肝脏血流的物理特性。虽然我们在灌注系统中培养了类器官，但体内的肝窦是由血管延伸而成，血流及其产生的压力会作用于下面的 LSEC 层，甚至是肝细胞层。到目前为止，我们无法模拟出这种生理状态下的压力和剪应力，这可能是在类器官中无法由 LSEC 形成肝窦的真正原因。未来我们将尝试使用更加复杂的装置，例如，在预先准备的血管树周围构建类器官，并用血管树引导灌注。

第四节　实　验　指　导

（以下方案依据 Ramachandran et al., 2015）

制备两个类器官的方案（2 个类器官分别培养于 24 孔板的 2 个孔中，并配备有 Kirkstall 公司的 Quasi-vivo® 流动培养系统）。

一、培养基与琼脂糖混合

（~2 mL）

- 高性能培养基（High performance medium；Upcyte technologies, Hamburg）：1 mL；
- 无血清培养基（Serum-free medium, SFM；Life technologies）：900 μL；
- 胎牛血清：100 μL；
- 重组 VEGF，终浓度为 5 ng/mL；
- 重组 HGF，终浓度为 5 ng/mL；
在 37 ℃下预热该混合物。

二、准备琼脂糖

- 添加 500 μL 水（双蒸馏水；BBRAUN）至 10 mg 琼脂糖中（低熔点，超纯度，来自 Invitrogen）；
- 在微波炉中煮沸，直到液体澄清；
- 稍微冷却，然后加入预热混合物（见上文）；搅拌均匀；
- 每个腔室添加 760 μL（避免形成气泡）；
4 ℃下聚合至少 30 min。

三、准备细胞培养基

（~3 mL）

- 高性能培养基（High performance medium；Upcyte technologies, Hamburg）：1.5 mL
- 无血清培养基（Serum-free medium, SFM；Life technologies），含 10% FCS、VEGF（20 ng/mL）、HGF（20 ng/mL）：1.5 mL
- 对乙酰氨基酚：1.5 μL（储存液为 0.5 M，乙醇稀释）

四、准备细胞

（细胞最终的比例应大致为：70%肝细胞、25% LSEC 和 5% HSC）

1. 所有细胞应至少培养几天；避免使用刚复苏的细胞。

2. 用胰蛋白酶消化 Upcyte® 肝细胞并计数：2 个类器官需要 3.06×10^6 个细胞。90 g 离心沉降 5 min。

3. 用胰蛋白酶消化 Upcyte® LSEC 并计数：2 个类器官需要 1.1×10^6 个细胞。720 g 离心沉降 5 min。

4. 用胰蛋白酶消化 Upcyte® 或原代人 HSC 并计数：2 个类器官需要 2.2×10^5 个细胞。260 g 离心沉降 5 min。

5. 在多聚琼脂糖的上部逐滴添加 320 μL 培养基。

6. 用总体积为 1.6 mL 的培养基重悬细胞。

7. 每个腔室中添加 800 μL 细胞悬液。

8. 在 37 ℃、95%O_2 和 5% CO_2 的条件下培养过夜。

9. 第 2 d，类器官应自发形成（图 7.4）。

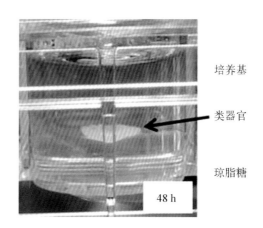

培养基

类器官

琼脂糖

48 h

图 7.4

接种 48 h 后，12 孔板的单个孔内形成的肝脏类器官。类器官自组织成球体，松散地附着在琼脂糖凝胶表面。

10. 将类器官培养腔室连接至灌注系统（图 7.5），并以 300 μL/min 的速度进行灌注。

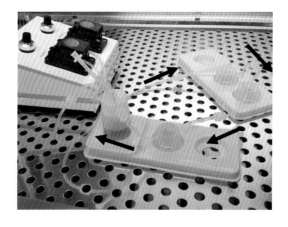

图 7.5

三个肝脏类器官在培养基的恒定灌注下培养。如图所示，可以"成排"培养几个类器官，也可以利用几个泵头从不同的瓶子中产生分离的灌注循环。箭头表示培养基的流动方向。

11. 培养基储存罐中应含有 25 mL 的培养基,并且应每 3 d 更换 1 次储存罐。(培养基的制备过程如上,但不添加对乙酰氨基酚,VEGF 和 HGF 在培养基中的终浓度为 5 ng/mL)。

12. 经过一段时间的培养(我们测试至第 10 d),可以将培养体系完全转移至 RNA 或蛋白质裂解液中收取类器官样本,或将其包埋至石蜡中(图 7.6)。具体操作取决于所需的后续分析方法(例如,实时 PCR、免疫印迹或免疫组化)。

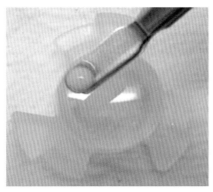
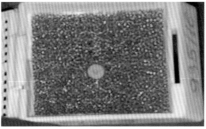

图 7.6

培养 10 d 后,肝脏类器官的"收获"。类器官可转移至组织盒中进行下一步处理或用于石蜡包埋。

致　　谢

感谢本实验室之前的研究生 Katharina Schirmer 为我们提供了图 7.4。

译者：王溢贤　陈磊

参 考 文 献

Burkard, A., Dähn, C., Heinz, S., Zutavern, A., Sonntag-Buck, V., Maltman, D., et al., 2012. Generation of proliferating human hepatocytes using Upcyte® technology: characterisation and applications in induction and cytotoxicity assays. Xenobiotica. 42, 939 – 956.

Devi, B. G., Gupta, P. D., Habeebullah, C. M., 1992. Changes in membrane fluidity during human liver development. Biochem. Int. 28, 41 – 49.

Dixon, L. J., Barnes, M., Tang, H., Pritchard, M. T., Nagy, L. E., 2013. Kupffer cells in the liver.

Compr. Physiol. 3, 785 – 797.

Gordillo, M., Evans, T., Gouon-Evans, V., 2015. Orchestrating liver development. Development. 142, 2094 – 2108.

Hellerbrand, C., 2013. Hepatic stellate cells -the pericytes in the liver. Pflugers Arch. 465, 775 – 778.

Levy, G., Bomze, D., Heinz, S., Ramachandran, S. D., Noerenberg, A., Cohen, M., et al., 2015. Long-term culture and expansion of primary human hepatocytes. Nat. Biotechnol. 33, 1264 – 1271.

Lin, S., Lin, Y., Nery, J. R., Urich, M. A., Breschi, A., Davis, C. A., et al., 2014. Comparison of the transcriptional landscapes between human and mouse tissues. Proc. Natl. Acad. Sci. U. S. A. 111, 17224 – 17229.

Meyer, C., Liebe, R., Breitkopf-Heinlein, K., Liu, Y., Müller, A., Rakoczy, P., et al., 2015. Hepatocyte fate upon TGF-β challenge is determined by the matrix environment. Differentiation. 89, 105 – 116.

Michalopoulos, G. K., DeFrances, M. C., 1997. Liver regeneration. Science. 276, 60 – 66.

Poisson, J., Lemoinne, S., Boulanger, C., Durand, F., Moreau, R., Valla, D., et al., 2017. Liver sinusoidal endothelial cells: Physiology and role in liver diseases. J. Hepatol. 66, 212 – 227.

Ramachandran, S. D., Schirmer, K., Münst, B., Heinz, S., Ghafoory, S., Wölfl, S., et al., 2015. In vitro generation of functional liver organoid-like structures using adult human cells. PLoS One. 10, e0139345.

Rao, R. K., Samak, G., 2013. Bile duct epithelial tight junctions and barrier function. Tissue Barriers 1, e25718.

Riehle, K. J., Dan, Y. Y., Campbell, J. S., Fausto, N., 2011. New concepts in liver regeneration. J. Gastroenterol. Hepatol. 26 (Suppl 1), 203 – 212.

Takahashi, S., Fukami, T., Masuo, Y., Brocker, C. N., Xie, C., Krausz, K. W., et al., 2016. Cyp2c70 is responsible for the species difference in bile acid metabolism between mice and humans. J. Lipid Res. 57, 2130 – 2137.

Takebe, T., Sekine, K., Enomura, M., Koike, H., Kimura, M., Ogaeri, T., et al., 2013. Vascularized and functional human liver from an iPSC-derived organ bud transplant. Nature. 499, 481 – 484.

Teufel, A., Itzel, T., Erhart, W., Brosch, M., Wang, X. Y., Kim, Y. O., et al., 2016. Comparison of gene expression patterns between mouse models of nonalcoholic fatty liver disease and liver tissues from patients. Gastroenterology 151, 513 – 525.

Xie, G., Zhou, D., Cheng, K. W., Wong, C. C., Rigas, B., 2013. Comparative in vitro metabolism of phospho-tyrosol-indomethacin by mice, rats and humans. Biochem. Pharmacol. 85, 1195 – 1202.

第八章

脑类器官：
从干细胞构建大脑

原著：Nurfarhana Ferdaos，John O. Mason

第一节　引　言

　　胚胎发生过程中的错误可能会导致神经发育障碍，进而导致神经异常和精神疾病。因此，了解哺乳动物的大脑胚胎发生过程具有重要意义。提高对脑正常发育的认识，也将促进我们对于病因学的理解。前脑(forebrain)负责最高级的认知功能，因此很多关于脑发育分子机制的研究聚焦于这个区域。由于很难直接在人体进行研究，研究者更多依赖动物模型，特别是小鼠模型进行研究工作。小鼠的大脑显然比人类的大脑简单得多，但它仍然是一个高度复杂的器官，包含大约7 000万个以复杂模式连接的神经元。大脑的胚胎发育在很大程度上受遗传调控，许多重要的调控基因和相关通路在小鼠和人类之间高度保守。此外，由于小鼠基因改造的简易性，使得小鼠成为研究前脑发育分子机制的流行和有效工具(Andoniadou and Martinez-Barbera，2013；Southwell et al.，2014)。尽管小鼠和灵长类动物，包括人类之间的许多机制是保守的，但越来越清楚的是，它们之间也存在差异，尤其是在发育的后期阶段(Florio et al. 2017)。即使如此，我们依然从动物模型上获取了很多认知，特别是我们现在了解到转录因子和信号分子之间复杂的相互作用调节着前脑发育的早期步骤，且相对少数的转录因子作为更高级别的调节因子调控这一过程(Hoch et al.，2009；Hébert，2013)。人们普遍认为大脑发育只能在完整胚胎的背景下进行研究，这一认识一直持续到最近。然而，近几年，一些研究小组已经发表了大脑类器官——三维神经组织的体外培养方法，它是由多能干细胞(pluripotent stem cell)培养而来，与正常的胚胎前脑非常相似(Eiraku et al.，2008；Nasu et al.，2012；Mariani et al.，2012；Lancaster et al.，2013；Kadoshima et al.，2013；Paşca et al.，2015)。这一令人振奋的突破有望对神经发育的研究产生重大影响(Huch and Koo，2015；Kelava and Lancaster，2016；Mason and Price，2016)。

一、哺乳动物前脑发育概述

　　前脑起源于胚胎的前部。最初，胚胎神经系统由神经外胚层组成，这是一个简单的上皮层,随后在神经形成过程中折叠形成神经管。神经管的前端呈气球状向外膨胀,形成大脑的三个初级泡:前脑、中脑和后脑,它们分别构成未来的前脑、中脑和后脑(图 8.1)。前脑吻侧的部分分为:① 端脑(telencephalon),它产生大脑皮层的背侧和基底神经节的腹侧;② 间脑(diencephalon),它产生包括丘脑等结构。端脑迅速而不成比例地膨胀,很大程度上包住间脑。人们认为神经组织默认呈现前部特征,而一些信号分子,包括在胚胎后部表达的 Wnt 分子赋予新生神经组织更多的后部定位特征。在前脑区域,Wnt 信号被抑制,使前脑的特性得以维持(Andoniadou and Martinez-Barbera, 2013)。其他信号分子在前脑发育的最初阶段也很重要,例如,Foxg1 转录因子活性需要 FGF 信号通路激活,这对前脑的正常发育至关重要(Xuan et al., 1995;Martynoga et al., 2005)。Hoch 研究组(2009)和 Azzarelli 团队(2015)对控制端脑发育的早期模式进行了详细的总结。

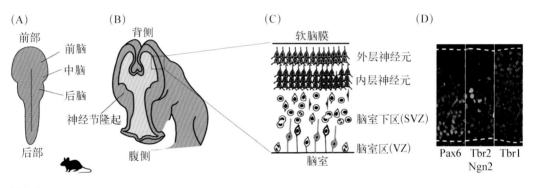

图 8.1

小鼠大脑的胚胎发育。(A)在神经板阶段,前后轴明显发达,可以看到推定的前脑、中脑和后脑。(B)小鼠胚胎前脑的结构妊娠中期。背侧端脑和腹侧端脑有明显区别。(C)妊娠中期小鼠胚胎皮层中细胞类型的组织形态。脑室和脑室下区的祖细胞分裂,产生随后迁移到软脑膜边缘的神经元,最终形成成人大脑皮层的特征性六层结构。(D)特定基因的表达可识别胚胎皮层中的细胞类型。Pax6 在脑室下区中间祖细胞的 VZ、Tbr2 和 Ngn2 的放射状胶质细胞中表达,Tbr1 标记早期生成的神经元。图(A)和图(B)修改自 Price D. J., et al., 2010.;图(D)修改自 Nasu M., et al., 2012.

胚胎发生过程中端脑的快速生长是由祖细胞的增殖所驱动的。几种具有特定特征的祖细胞已被鉴定,最早被描述的是神经上皮细胞(neuroepithelial cells,NECs),它分裂迅速,大大增加了祖细胞池的容量。随后,在神经发生开始前后(小鼠大约在胚胎日 E8.5),NEC 转化为放射状胶质细胞(radial glial cells,RGCs)。所谓放射状胶质细胞是因为它们表达神经胶质标志物,但实际上它们是神经祖细胞群的主要组成部分(Tan and Shi,2013)。RGC 经历特征形式的细胞分裂、细胞间运动迁移,其中有丝分裂发生在脑室边缘,S 期发生在脑室区(ventricular zone,VZ)的更深处。最初,大多数 RGC 进行对称分裂,产生两个 RGC 子代细胞。随后,多数 RGC 不对称分裂,产生一个 RGC 和另一个可能是神经元或更特定化类型的神经祖细胞或处于发育后期的神经胶质细胞。新生神经元快速向新生大脑皮层的外(软脑膜)边缘迁移。RGC 不对称分裂的许多后代形成一种独特类型的祖细胞,称为中间祖细胞(intermediate progenitor cells,IPCs)。与 RGC 相比,IPC 在被称为脑室下区的脑室区外分裂。在啮齿类动物中,大多数 IPC 对称分裂,产生两个神经元子体,然后径向迁移到皮层的软脑膜边缘(图 8.1)。在灵长类动物中存在多种 IPC 类型,包括一些促进灵长类动物更大皮层发育的类型,这些 IPC 类型促进了大脑皮层皱褶形成(Dehay et al. ,2015;Florio and Huttner,2014)。总而言之,啮齿类动物和灵长类动物的祖细胞亚型种群比最初想象的要复杂。Namba and Huttner(2017)提供了对哺乳动物胚胎皮层中神经祖细胞类型及其行为的全面描述。源自这些祖细胞的新生神经元随后向发育中的皮层外缘迁移。那些更深的内层神经元首先出生,而后出生的神经元迁移经过它们形成皮层的外层,最终形成人们熟知的成熟大脑皮层的六层结构(Tan and Shi, 2013)。

　　上述祖细胞类型仅与大脑皮层的兴奋性、谷氨酸能神经元的发育有关。有助于皮层成熟的另一类主要神经元——GABA 能抑制性中间神经元不在皮层本身产生;相反,它们出生在端脑的腹侧区域神经节隆起处。然后这些神经元切向迁移到皮层(Gelman and Marin,2010)。一旦这两组主要的皮层神经元到达它们的最终位置,它们之间便形成突触连接,从而启动极其复杂的皮层神经元回路。虽然彼此靠近的细胞之间会形成一些皮层连接,但许多兴奋性皮层神经元长距离传输信号到中枢神经系统的其他部分。例如,随着皮层的发育,皮层和丘脑中的神经元之间会形成相互联系。这些连接的正确形成对于感觉信息的皮层处理至关重要,这是成人大脑功能的核心组成部分(Leyva-Díaz and López-Bendito,2013)。

二、脑类器官的必要性

　　目前对哺乳动物前脑胚胎发育的理解主要基于动物研究,尤其是小鼠。虽然该领域许多工作的最终目标是了解人类大脑的发育,但使用人类胚胎进行研究存在明显的伦理和实际限制。因此,科学家们努力寻找替代品进行研究。小鼠被广泛用于大脑发育的研究,部分原因是控制大脑发育的机制(特别是在早期阶段),被认为在哺乳动物物种中是保守的,还有部分原因是其遗传易处理性,编辑小鼠基因组相对容易。由于大部分大脑发育都受基因控制,因此探索特定发育调控基因的功能对于人们理解机制至关重要。使用 *cre-loxP* 系统对基因进行组织特异性敲除的效率很高(Joyner,2016)。这些实验涉及在 ES 细胞中使用基因工程手段来产生目标基因的条件等位基因,然后将其与组织特异性启动子控制条件下表达 *cre* 重组酶的小鼠品系杂交,使得条件等位基因在选择的组织中特异性失活。此类实验通常还包括一个 *cre* 报告基因,以标记目标基因已被删除的细胞。虽然转基因小鼠品系已被证明是强大的工具,但要用它来解开大脑发育的机制尚存在局限性。用所需的转基因等位基因组合生成胚胎通常需要多个品系进行杂交,这既费时又费钱。同样重要的是,出于伦理原因,研究中使用的动物数量应该尽可能减少。由于大脑类器官来源于多能干细胞,它们提供了在不使用动物的情况下研究控制前脑早期发育机制的潜在应用价值。

　　最近出现的基于 CRISPR/Cas9 的基因编辑方法代表了另一项重大突破。这项技术大大降低了在动物和干细胞中产生精确、有针对性基因突变的难度(Doudna and Charpentier, 2014)。CRISPR/Cas9 基因打靶和类器官技术的结合具有广阔的应用前景,可以同时对 PSC 进行多种遗传修饰（Wang et al.，2013）。因此，多个等位基因，如 *floxed* 基因、*cre* 基因和荧光报告基因，可以比传统转基因技术更容易组合起来并获得目标转基因动物。CRISPR/Cas9 还可以很容易地进行高通量筛选，例如，可以制造大量突变细胞系，并测试它们对大脑类器官发育的影响，然后可以对那些表现出有趣表型的细胞系进行体内研究。CRISPR/Cas9 的新应用不断涌现，例如，Andersson-Rolf 等（2017）将其应用于诱导细胞或小鼠产生突变的新方法。

无论是啮齿类动物还是灵长类动物，哺乳动物大脑的难以操作性都使得直接在胚胎发生过程中进行研究变得特别困难。在大多数情况下，必须在分析前取出、固定胚胎大脑并进行染色。解决此限制的一种方法是使用器官型培养物，其中胚胎前脑切片在培养中可保持长达几天的时间。当与实时成像结合使用时，器官型培养物可用于表征小鼠（Noctor et al.，2004）和人类（Hansen et al.，2010）前脑发育过程细胞的行为和命运。但是，这种方法具有限制性。例如，器官外植体在培养中保持健康状态的时间有限，并且培养条件可能会改变细胞的行为。合适人体组织的获取也极大地限制了实验的开展。由于类器官生长在培养物中，它们很容易获得并且适用于实时成像实验。可以实时观察单个细胞，并以体内不可能的方式追踪其行为。Nasu 等（2012）的研究表明，小鼠大脑类器官中的放射状神经胶质祖细胞表现出与体内皮质中相同的区间动态核迁移（interkinetic nuclear migration）。同样，Bershteyn 等（2017）在源自人类诱导多能干细胞（induced pluripotent stem cells，iPSC）的大脑类器官中追踪细胞分裂并测量细胞迁移率。

第二节   设 计 思 路

胚胎干细胞（embryonic stem cells，ES）可以很容易地定向分化为特定的细胞类型，包括神经元，因此长期以来一直作为模拟大脑发育方面的工具。大多数 ES 细胞神经分化的历史方案都涉及培养细胞形成胚状体的多细胞三维聚集体，随后打散细胞用以获取二维培养的神经元。然而，在没有三维聚集的情况下，神经分化也非常有效（Ying et al.，2003）。已有多项研究报道了将小鼠和人类 PSCs 在贴壁培养中有效二维分化为神经元的方案（Chambers et al.，2009；Gaspard et al.，2008；Shi et al.，2012）。正常皮层发育的许多方面特性都在这些二维培养中重现。它们包含增殖的祖细胞，这些祖细胞就像体内的放射状胶质皮质祖细胞一样，显示出顶端-基底极性并进行区间动态核迁移。它们以玫瑰花状结构生长，空间结构上有靠近中心的放射状神经胶质样祖细胞，以及朝向外围的分化神经元。以这种方式产生的神经元在移植后可以整合到小鼠大脑中，并形成功能连接（Michelsen et al.，2015），表明它们与正常的体内神经元非常相似。因此，二维培养很好地再现了皮层发育的一些早期特征。然而，由于这类神经元缺乏三维组织和正常皮层的组织结构，依赖于这两种结构的发育过程无法准确再现。由此可以看出，三维类器官培养更接近正常的胚胎皮层，因此可以作为更好的实验模型。

Yoshiki Sasai 的实验室的开创性研究（Watanabe et al.，2005；Eiraku et al.，2008；

Nasu et al.，2012）促使研究者使用大脑类器官作为研究小鼠前脑发育的工具。连同对人类大脑类器官的大量研究（Lancaster et al.，2013；Kadoshima et al.，2013；Mariani et al.，2012；Paşca et al.，2015；Qian et al.，2016），这些实验表明 ES 细胞能够自我形成与正常胚胎前脑非常相似的结构（图 8.2）。从 ES 细胞生产大脑类器官的方案非常简单，如图 8.3所示。这种简单性与前脑发育默认出现的想法一致，只需要对后缘信号（包括 Wnt）进行抑制（Wilson and Houart，2004）。在脂质包被的 96 孔培养皿的孔中，数千个 ES 细胞会发生快速聚集。因为小鼠的 ES 细胞表达 Wnt 家族的一系列成员（Nordin et al.，2008），在培养基中添加 Wnt 抑制剂 IWP2 可以阻断所有 Wnt 蛋白从培养的细胞中分泌出来。分化培养基包含两种未明确的成分，血清替代品 KSR 和细胞外基质胶（Kleinman and Martin，2005）。这些应在使用前进行批量测试。Nasu 等（2012）报道了使用化学成分确定的培养基和层粘连蛋白（laminin）/巢蛋白（entactin）混合物代替基质胶改进了实验结果，但也有研究者使用 KSR 和基质胶取得了良好的结果（图 8.2）。一些小组已经开始尝试用化学成分确定的合成基质代替基质胶，并报告了令人鼓舞的结果（Meinhardt et al.，2014；Lindborg et al.，2016），但目前尚不清楚未来这些基质将在多大程度上能够取代基质胶。

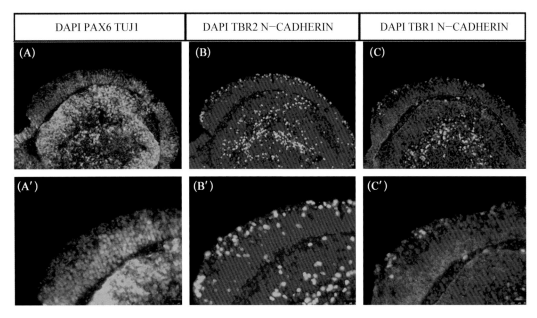

图 8.2

大脑类器官显示出与胚胎皮层相似的基因表达模式。在培养 8 d 后，特定标志物在小鼠大脑类器官的免疫化学染色。底部图片为上方图片的局部放大。（A，A′）PAX6（绿色）在与类器官管腔相邻的祖细胞中表达，TUJ1（红色）在外边缘的细胞中表达。（B，B′）N-钙粘蛋白标记神经上皮的顶端边缘，邻近管腔，Tbr2 在脑室下区表达。（C，C′）Tbr1 在早期出生的神经元中表达，靠近组织的外缘。

对人类 PSC 培养的大脑类器官研究表明，搅拌培养基能促进细胞分化，最有可能的原因是这些操作改善类器官与培养基之间的营养和气体交换（Lancaster et al.，2013；Qian et al. , 2016）。但是，在本培养方案中小鼠类器官培养基并不使用搅拌处理。与人类大脑类器官培养的时间为几个月相比，小鼠类器官培养周期大约 10—14 d，但是，我们可以清晰地观察到当培养大约 9—10 d 后，类器官中心的细胞出现一定数量的坏死。所以，搅拌可能会在此阶段或之后对类器官产生更好的结果。

第三节   面临的挑战

未来可在三个主要领域对类器官分化进行改进，进而帮助其成为研究小鼠大脑发育的理想工具。这三个主要领域分别为：提高类器官的可重复性，将类器官分化扩展到大脑发育的后期阶段，以及提高类器官重现正常发育的准确性。

可重复性是使用大脑类器官研究前脑发育的重大挑战。ES 细胞系之间形成大脑类器官的效率存在差异，在当前阶段，尚不清楚这种变异有多少反映了干细胞系之间固有的生物学差异（可能受培养条件的影响），以及有多少是分化条件或方案中的可变因素的结果。在研究突变的影响时，要确认在由突变细胞系形成的类器官中看到的任何细胞行为改变都是由于突变的影响，而不是细胞之间的变异性或培养条件造成的，这个问题尤为重要。解决此问题的一种方法是使用 CRISPR/Cas9 基因编辑来"补救"突变，通过对比来研究野生型基因的功能（Bershteyn et al. , 2017）。在大脑类器官分化中发现变异性的最可能来源之一是使用基质胶，如上所述，其精确组分在批次之间是可变的（Kleinman and Martin, 2005）。将来很可能会开发成分确切的基质，这将消除使用基质胶的必要性（Lindborg et al. , 2016）

目前，小鼠大脑类器官较好地再现了皮质发育的早期阶段。培养几天后会形成长长的连续神经上皮，但随后会分解形成更小的球体（Eiraku et al. , 2008）。延长神经上皮组织伸展时间应作为对类器官培养方案改进的重点，这样可以有效增加其作为前脑发育模型的实用价值。类似地，小鼠大脑类器官同时包含早期和晚期产生的神经元亚型，但这些神经元不会如在体内所见从脑室区迁移出来形成不同的层（Nasu et al. , 2012）。有趣的是，与小鼠类器官相比，从人类 iPSC 中生长的大脑类器官可以形成更长的连续神经上皮，并显示出更好的神经元亚型迁移依赖性分离。这表明用于培养人类类器官的方案可以改善小鼠大脑类器官的分化。本方案集中讨论了从小鼠 ES 细胞发育形成大脑皮层组织。如上所述，大脑皮层中发现的两种主要神经元亚型来自不同的生发区，谷氨酸能神经元在背侧，GABA 能神经元在腹侧生发。已有方案描述了分别生产背侧和腹侧端脑类器官的方法，但更准确的皮质发育模型需要产生包含背侧和腹侧端脑组织的前脑类器官，就和在体内发现的特征相同。这种结果有望利用微流控技术将类器官局部暴露于促进特定命运的信号中来实现（Bhatia and Ingber, 2014；Nie and Hashino, 2017）。这将使人们能够使用类器官来研究前脑发育的其他方面，例如控制腹侧产生的 GABA 细胞迁移到皮层的机制。

从目前的报道看，与小鼠干细胞形成的类器官相比，由人类 PSC 产生的类器官要大得多,也更复杂。除了前脑之外,其中一些人类类器官还包含类似于大脑其他部分的组织,如中脑和后脑,因此被称为"迷你脑"(Lancaster et al.,2013)。迷你脑包含的组织类似于大脑多个区域的组织,但这些组织不像正常大脑那样沿着背腹轴或前后轴组织分布。尽管如此,这一发现清楚地表明了可以在体外培养更复杂的类脑结构,这可以让研究者研究神经发育的后期阶段,例如大脑区域之间连接的形成。如果可以培育出同时包含端脑和间脑组织的器官,它们就可以用来帮助确定大脑皮层和丘脑之间如何形成联系。大脑类器官的长期培养及其达到大脑发育后期能力的一个主要限制因素是它们缺乏血管。与胚胎脑组织相比,没有循环来提供气体交换、营养流入或代谢废物的去除,这对类器官培养的时间长度产生限制。通过使用旋转生物反应器对培养物进行机械搅拌可以在一定程度上改善这些过程(Lancaster et al.,2013)。有研究发现,把这些类器官移植到免疫功能缺陷的小鼠体内,可以部分解决这些问题。研究人员在其培养的类器官中加入了内皮细胞和间充质干细胞的混合物,用于形成血管并促进移植后的有效血管化(Takebe et al.,2015)。可以想象,这种结合多种细胞类型的更复杂的组织工程技术,很可能在不久的将来改善类器官分化。

第四节 实 验 指 导

这里描述的操作步骤改编自 Sasai 实验室开发的 SFEBq 方案(Watanabe et al.,2005;Eiraku et al.,2008;Nasu et al.,2012)。此方案已成功用于培养多种小鼠 ES 细胞系,包括 Foxg1-venus 报告基因 ES 系,该系在前脑标记基因 *Foxg1*(以前称为 BF-1)的控制下表达荧光蛋白(Eiraku et al.,2008),以及突变 Pax6$^{-/-}$ 小鼠 ES 细胞(Quinn et al.,2010)。ES 细胞系通常在含有 LIF 和血清的培养基中的明胶上培养。研究发现,自发分化水平非常低的低传代数 ES 细胞分化最佳。概括地说,ES 细胞可以在非黏附的 96 孔 U 型底板中聚集,该板含有补充有 Wnt 抑制剂 IWP2 的无血清培养基。用于聚集形成类器官的最佳细胞数量因 ES 细胞系而异。使用 5 000 个 Foxg1-venus 细胞获得了良好的结果(Nasu et al.,2012)。细胞在铺板几小时内形成均匀的球形聚集体。培养基中信号分子的缺失促使 ES 细胞朝默认方向分化为神经细胞,抑制 Wnt 活性促进前脑表征分化。大约 24 h 后,加入基质胶以支持神经上皮(NE)结构的形成。再过 4 d 后,类器官被转移到非黏附性细菌级培养皿中,并加入皮质成熟培养基。在接下来的几天里,皮质组织逐渐成熟。该培养方案在图 8.3 中进行了总结。

一、小鼠皮质类器官制备的详细方案

第 0 d：单细胞悬液的制备和聚集

1. 待 ES 细胞生长到汇合度大约 70%—80%。
2. 吸出培养基并用预热的 1×PBS 清洗 ES 细胞 2 次。
3. 加入 1 mL 胰酶后在 37 ℃孵育几分钟使得细胞从培养皿分离。

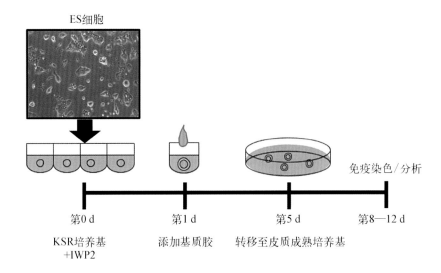

ES细胞

免疫染色/分析

第0 d　　　　第1 d　　　　第5 d　　　　第8—12 d

KSR培养基　　添加基质胶　　转移至皮质成熟培养基
+IWP2

图8.3

小鼠 ES 细胞生成大脑类器官的方案示意图。在含有 Wnt 抑制剂 IWP2 的培养基中,将大约 5 000 个 ES 细胞置于低黏附性 96 孔板的每个孔中。24 h 后,添加基质胶(蓝色液滴)。培养 5 d 后,将类器官转移到含有皮质成熟培养基的细菌级培养皿中。

4. 使用 P1000 尖头轻轻研磨分离细胞,并将所得单细胞悬浮液转移到 20 mL 培养瓶中。

5. 向细胞悬液中加入 5 mL ES 培养基,以 250 ×g 离心 5 min。

6. 弃上清并将细胞重新悬浮在 5 mL 新鲜制备的 KSR 培养基中。

7. 使用计数仪计算细胞总数以确定细胞密度。注意:类器官分化的最佳初始细胞数因 ES 细胞系而异,因此应该是为每个细胞系单独确定。例如,对 Foxg1-venus 细胞的最佳细胞数是每孔 5 000 个细胞,添加 100 μL KSR 培养基进行培养。

8. 将准备好合适数量的细胞在 KSR 培养基中稀释,并将 IWP2 添加到培养基中,终浓度为 2.5 μM。

9. 将 100 μL 的细胞悬浮液(大约 5 000 个细胞)分装到 96 孔 U 型底板的各个孔中。

10. 放入 37 ℃、含 5% CO_2 孵箱中培养。

11. 在铺板后的几个小时内,细胞聚集形成规则的球体(图 8.4)。

第 1 d:添加基质胶

1. 让基质胶在冰上解冻(它会在室温下快速凝固,因此需始终将其置于冰上。)使用已放置在 -20 ℃ 冰箱中至少 1 h 的预冷移液器吸头来分配基质胶。

2. 将基质胶直接添加到每个孔中,最终浓度为 200 μg/mL,并在 37 ℃、5% CO_2 条件下培养细胞。

第 2—5 d:皮质成熟

1. 添加基质胶后(第 2 d),球形聚集体在外观上变得更加不规则,呈现"气泡"形状。第 3d 开始出现明亮且连续的 NE,并继续增长到第 4 d(图 8.4)。

2. 第 5d,将聚集体转移到 50 mm 细菌级皮氏培养皿中(bacterial-grade Petri dish)的

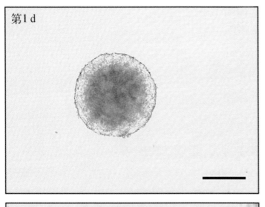
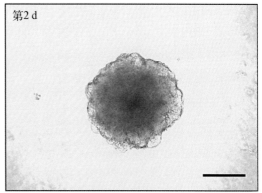
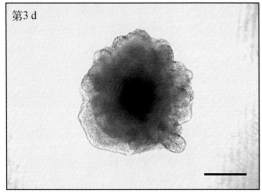
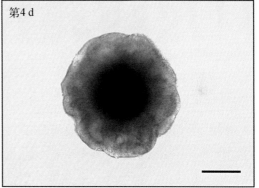

图 8.4

图像显示不同时间点小鼠大脑类器官在分化过程中不同阶段的外观。类器官最初是球形的，并在第 2 d 开始变得不规则；到第 3—4 d，作为有机体外缘的连续明亮区域，神经上皮的伸展变得可见。比例尺：200 μm。

皮层成熟培养基中。

3. 保持每个培养皿中类器官的最佳数量（最多 16 个）很重要，以避免类器官相互融合。

4. 每隔 1 d 更换皮质成熟培养基，方法为使用 P1000 移液器去除一半培养基后补充等体积的新鲜培养基。

［注意事项］

尽管该方案总体上是全面的，但可能会遇到以下问题：

1. 细胞无法完全聚集，在 96 孔板中可以看到一些死细胞。

确保 ES 细胞的起始群体是健康的，避免或尽可能减少 ES 细胞的分化。健康的 ES 细胞是类器官成功分化的必要先决条件。

2. ES 细胞形成多个小聚集体而不是单个大聚集体。

这个问题也可能是 ES 细胞培养不理想的结果，重要的是要确保 ES 细胞是健康的，并且很少有分化细胞存在。将细胞接种到 96 孔板中时也应小心，以确保尖端不接触板表面。该板具有特殊涂层，可防止细胞黏附，因此划痕会影响涂层。本方案建议使用由 Sumitomo Bakelite 提供的 96 孔 U 型培养板。

3. 聚集体在第 3 d 不会形成明亮的放射状神经上皮。

不同批次的基质胶之间存在相当大的差异。重要的是确保所使用的批次能够促进有效的神经上皮分化。

二、类器官免疫染色准备

［固定］

1. 使用 1 mL 塑料巴斯德吸管将类器官转移到 12 孔板。我们每孔分 12 个类器官。

2. 将类器官浸入 3 mL 含 4% 多聚甲醛（PFA）PBS 中，并于室温下在振动平台上固定 15—20 min。避免过度固定，这可能会导致后续免疫化学染色的困难。

3. 吸去含 PFA 液体并安全弃去。

4. 在 1×PBS 中冲洗类器官 3 次，每次 10 min。

5. 在 4 ℃ 下储存在 3 mL 的 1×PBS 中直至实验需要，或直接进行冷冻保护和包埋。

［冷冻保护、包埋和冷冻切片］

1. 4 ℃ 下在 3 mL 的 30% 蔗糖溶液中冷冻保护类器官。

2. 通过抽吸小心去除蔗糖溶液，并在 3 mL 的包埋剂（30% 蔗糖溶液和 OCT 的 50∶50 混合物）中平衡类器官，在 4 ℃ 下，置于摇床上保持 1 h。

3. 使用 1 mL 巴斯德吸管，将最多 12 个类器官转移到包埋模具中。

4. 让类器官不受干扰地在工作台上静置 10 min，让它们沉淀到模具的底部。

5. 使用 P20 吸头通过抽吸去除剩余的包埋剂，并小心地将类器官排列到模具的中间。

6. 立即将模具放在干冰上以将类器官固定到位，并用包埋剂快速填充模具的一半。随后，将模具继续放在干冰上，让样品完全冷冻。

7. 将包埋块储存在-70 ℃ 直到进行冷冻切片。

8. 在低温恒温器中以 10 μm 厚度进行冷冻切片，将切片转移到载玻片上，并让其风干至少 1 h。

9. 将载玻片储存在-20 ℃ 直至待使用（免疫染色或原位杂交）。

三、培养基和试剂

除了下列试剂，其余所有的试剂均购自 Invitrogen 公司：

生长因子减低的基质胶（Corning，cat no. 356231）

IWP2（Sigma，cat no. I0536）

Prime Surface 96 孔 U 型底培养板（Sumitomo Bakelite，cat no. MS-9096U）

50 mm 培养板（Fisher Scientific）

［KSR 培养基］

Glasgow Minimal Essential Medium（GMEM）（Invitrogen，cat no. 21710‒025）

10% Knock-out serum replacement（KSR）（Invitrogen，cat no. 10828010）

1 mM 丙酮酸钠（Invitrogen，cat no. 11360‒039）

0.1 mM 非必需氨基酸（Invitrogen，cat no. 11140‑035）

0.1 mM 2-巯基乙醇（Invitrogen，cat no. 31350‑010）

［皮质成熟培养基］

Dulbecco's Modified Eagle Medium/F12（Invitrogen，cat no. 21331‑020）

1 × Glutamax（Invitrogen，cat no. 35050‑038）

1 × N2（Invitrogen，cat no. 17502‑048）

［多聚甲醛固定试剂（4% PFA）］

1. 准备 500 mL 1×PBS 和高压灭菌器进行消毒。

2. 在通风橱中，新鲜高压的 PBS 刚从高压锅取出，仍然很热时，加入 20 g PFA。

3. 在通风橱中的热板上搅拌混合物以溶解 PFA 大约 10—15 min。

4. 让 PFA 溶液冷却至室温分装成 50 mL 并储存在-20 ℃。

［低温保护试剂（30% 蔗糖溶液）］

1. 将 150 g 蔗糖溶解在 1×PBS 中，最终体积为 500 mL，适度加热。

2. 冷却后分装并储存在-20 ℃。

致　谢

Nurfarhana Ferdaos 由马来西亚高等教育部的博士生培养项目资助（Grant G32486）。

译者：蒋添翼　董立巍

参 考 文 献

Andersson-Rolf, A., Mustata, R. C., Merenda, A., Kim, J., Perera, S., Grego, T., et al., 2017. One-step generation of conditional and reversible gene knockouts. Nat. Methods 14, 287-289. Available from: http://dx.doi.org/10.1038/nmeth.4156.

Andoniadou, C. L., Martinez-Barbera, J. P., 2013. Developmental mechanisms directing early anterior forebrain specification in vertebrates. Cell Mol. Life. Sci. 70, 3739‑3752.

Azzarelli, R., Hardwick, L. J., Philpott, A., 2015. Emergence of neuronal diversity from patterning of telencephalic progenitors. Wiley Interdiscip. Rev. Dev. Biol. 4, 197‑214.

Bershteyn, M., Nowakowski, T. J., Pollen, A. A., Di Lullo, E., Nene, A., Wynshaw‑Boris, A., et al., 2017. Human iPSC-derived cerebral organoids model cellular features of lissencephaly and reveal prolonged mitosis of outer radial glia. Cell. Stem. Cell. Jan 9. pii: S1934‑5909(16)30463‑5. Available from: http://dx.doi.org/10.1016/j.stem.2016.12.007. [Epub ahead of print].

Bhatia, S. N., Ingber, D. E., 2014. Microfluidic organs-on-chips. Nat. Biotechnol. 32, 760‑772.

Chambers, S. M., Fasano, C. A., Papapetrou, E. P., Tomishima, M., Sadelain, M., et al., 2009. Highly efficient neural conversion of human ES and iPS cells by dual inhibition of SMAD signaling. Nat. Biotechnol. 27, 275‑280.

Dehay, C., Kennedy, H., Kosik, K. S., 2015. The outer subventricular zone and primatespecific cortical complexification. Neuron. 85, 683‑694.

Doudna, J. A., Charpentier, E., 2014. Genome editing. The new frontier of genome engineering with

CRISPR-Cas9. Science 346, 1258096. Available from: http://dx. doi. org/10. 1126/science. 1258096.

Eiraku, M., Watanabe, K., Matsuo-Takasaki, M., Kawada, M., Yonemura, S., Matsumura, M., et al., 2008. Self-organized formation of polarized cortical tissues from ESCs and its active manipulation by extrinsic signals. Cell. Stem. Cell. 3, 519 – 532.

Florio, M., Huttner, W. B., 2014. Neural progenitors, neurogenesis and the evolution of the neocortex. Development. 141, 2182 – 2194.

Florio, M., Borrell, V., Huttner, W. B., 2017. Human-specific genomic signatures of neocortical expansion. Curr. Opin. Neurobiol. 42, 33 – 44.

Gaspard, N., Bouschet, T., Hourez, R., Dimidschstein, J., Naeije, G., van den Ameele, J., et al., 2008. An intrinsic mechanism of corticogenesis from embryonic stem cells. Nature. 455, 351 – 357.

Gelman, D. M., Marin, O., 2010. Generation of interneuron diversity in the mouse cerebral cortex. Eur. J. Neurosci. 31, 2136 – 2141.

Hansen, D. V., Lui, J. H., Parker, P. R., Kriegstein, A. R., 2010. Neurogenic radial glia in the outer subventricular zone of human neocortex. Nature. 464, 554 – 561.

He'bert, J. M., 2013. Only scratching the cell surface: extracellular signals in cerebrum development. Curr. Opin. Genet. Dev. 23, 470 – 474.

Hoch, R. V., Rubenstein, J. L., Pleasure, S., 2009. Genes and signaling events that establish regional patterning of the mammalian forebrain. Semin. Cell. Dev. Biol. 20, 378 – 386.

Huch, M., Koo, B. K., 2015. Modeling mouse and human development using organoid cultures. Development. 142, 3113 – 3125.

Joyner, A. L., 2016. From cloning neural development genes to functional studies in mice, 30 years of advancements. Curr. Top. Dev. Biol. 116, 501 – 515.

Kadoshima, T., Sakaguchi, H., Nakano, T., Soen, M., Ando, S., Eiraku, M., et al., 2013. Self-organization of axial polarity, inside-out layer pattern, and species-specific progenitor dynamics in human ES cell-derived neocortex. Proc. Natl. Acad. Sci. U. S. A. 110, 20284 – 20289.

Kelava, I., Lancaster, M. A., 2016. Stem Cell Models of Human Brain Development. Cell. Stem. Cell. 18, 736 – 748.

Kleinman, H. K., Martin, G. R., 2005. Matrigel: basement membrane matrix with biological activity. Semin. Cancer. Biol. 15, 378 – 386.

Lancaster, M. A., Renner, M., Martin, C. A., Wenzel, D., Bicknell, L. S., Hurles, M. E., et al., 2013. Cerebral organoids model human brain development and microcephaly. Nature. 501, 373 – 379.

Leyva-Díaz, E., López-Bendito, G., 2013. In and out from the cortex: development of major forebrain connections. Neuroscience. 254, 26 – 4.

Lindborg, B. A., Brekke, J. H., Vegoe, A. L., Ulrich, C. B., Haider, K. T., Subramaniam, S., et al., 2016. Rapid induction of cerebral organoids from human induced pluripotent stem cells using a chemically defined hydrogel and defined cell culture medium. Stem Cells Transl. Med. 5, 970 – 979.

Mariani, J., Simonini, M. V., Palejev, D., Tomasini, L., Coppola, G., Szekely, A. M., et al., 2012. Modeling human cortical development in vitro using induced pluripotent stem cells. Proc. Natl. Acad. Sci. U. S. A. 109, 12770 – 12775.

Martynoga, B., Morrison, H., Price, D. J., Mason, J. O., 2005. Foxg1 is required for specification of ventral telencephalon and region-specific regulation of dorsal telencephalic precursor proliferation and apoptosis. Dev. Biol. 283, 113 – 127.

Mason, J. O., Price, D. J., 2016. Building brains in a dish; prospects for growing cerebral organoids from stem cells. Neuroscience. 334, 105 – 118.

Meinhardt, A., Eberle, D., Tazaki, A., Ranga, A., Niesche, M., Wilsch-Bräuninger, M., et al., 2014. 3D reconstitution of the patterned neural tube from embryonic stem cells. Stem Cell Rep. 3, 987 – 999.

Michelsen, K. A., Acosta-Verdugo, S., Benoit-Marand, M., Espuny-Camacho, I., Gaspard, N., et al.,

2015. Area-specific reestablishment of damaged circuits in the adult cerebral cortex by cortical neurons derived from mouse embryonic stem cells. Neuron. 85, 982－997.

Namba, T., Huttner, W. B., 2017. Neural progenitor cells and their role in the development and evolutionary expansion of the neocortex. WIREs Dev. Biol. 6, e256.

Nasu, M., Takata, N., Danjo, T., Sakaguchi, H., Kadoshima, T., Futaki, S., et al., 2012. Robust formation and maintenance of continuous stratified cortical neuroepithelium by laminin-containing matrix in mouse ES cell culture. PLoS ONE. 7 (12), e53024.

Nie, J., Hashino, E., 2017. Organoid technologies meet genome engineering. EMBO. Rep. Feb 15 in press http://dx. doi. org/10. 15252/embr. 201643732.

Noctor, S. C., Martinez-Cerdeno, V., Ivic, L., Kriegstein, A. R., 2004. Cortical neurons arise in symmetric and asymmetric division zones and migrate through specific phases. Nat. Neurosci. 7, 136－144.

Nordin, N., Li, M., Mason, J. O., 2008. Expression profiles of Wnt genes during neural differentiation of mouse embryonic stem cells. Cloning Stem. Cells. 10, 37－48.

Pa, sca, A. M., Sloan, S. A., Clarke, L. E., Tian, Y., Makinson, C. D., Huber, N., et al., 2015. Functional cortical neurons and astrocytes from human pluripotent stem cells in 3D culture. Nat. Methods. 12, 671－678.

Price, D. J., Jarman, A. P., Mason, J. O., Kind, P. C., 2010. Building Brains: An Introduction to Neural Development. Wiley-Blackwell, Chichester, UK. Qian, X., Nguyen, H. N., Song, M. M., Hadiono, C., Ogden, S. C., Hammack, C., et al., 2016. Brain-region-specific organoids using mini-bioreactors for modeling ZIKV exposure. Cell. 165, 1238－1254.

Quinn, J. C., Molinek, M., Nowakowski, T. J., Mason, J. O., Price, D. J., 2010. Novel lines of Pax62/2 embryonic stem cells exhibit reduced neurogenic capacity without loss of viability. BMC. Neurosci. 11, 26.

Shi, Y., Kirwan, P., Smith, J., Robinson, H. P., Livesey, F. J., 2012. Human cerebral cortex development from pluripotent stem cells to functional excitatory synapses. Nat. Neurosci. 15, 477－486.

Southwell, D. G., Nicholas, C. R., Basbaum, A. I., Stryker, M. P., Kriegstein, A. R., Rubenstein, J. L., et al., 2014. Interneurons from embryonic development to cell-based therapy. Science. 344, 1240622.

Takebe, T., Enomura, M., Yoshizawa, E., Kimura, M., Koike, H., Ueno, Y., et al., 2015. Vascularized and complex organ buds from diverse tissues via mesenchymal celldriven condensation. Cell. Stem. Cell. 16, 556－565.

Tan, X., Shi, S. H., 2013. Neocortical neurogenesis and neuronal migration. Wiley Interdiscip Rev. Dev. Biol. 2, 443－459.

Wang, H., Yang, H., Shivalila, C. S., Dawlaty, M. M., Cheng, A. W., Zhang, F., et al., 2013. One-step generation of mice carrying mutations in multiple genes by CRISPR/Cas-mediated genome engineering. Cell. 153, 910－918.

Watanabe, K., Kamiya, D., Nishiyama, A., Katayama, T., Nozaki, S., Kawasaki, H., et al., 2005. Directed differentiation of telencephalic precursors from embryonic stem cells. Nat. Neurosci. 8, 288－296.

Wilson, S. W., Houart, C., 2004. Early steps in the development of the forebrain. Dev. Cell 6, 167－181.

Xuan, S., Baptista, C. A., Balas, G., Tao, W., Soares, V. C., Lai, E., 1995. Winged helix transcription factor BF-1 is essential for the development of the cerebral hemispheres. Neuron. 14, 1141－1152.

Ying, Q. L., Stavridis, M., Griffiths, D., Li, M., Smith, A., 2003. Conversion of embryonic stem cells into neuroectodermal precursors in adherent monoculture. Nat. Biotechnol. 21, 183－186.

拓 展 阅 读

Borello, U., Pierani, A., 2010. Patterning the cerebral cortex: traveling with morphogens. Curr. Opin. Genet. Dev. 20, 408－415.

第九章

从类器官到迷你器官：
在肾脏研究中的应用

原著：Melanie L. Lawrence，Christopher G. Mills，Jamie A. Davies

第一节　引　言

类器官是三维的细胞团，包含多种细胞类型，并具有器官的某些生理特征。通常，类器官是通过其组成细胞的自组装而形成的，没有特定的外部方向，尽管在不成熟干细胞定向分化形成类器官的过程中，有时会人为改变激素/生长因子信号微环境。

器官干细胞的自组装潜能通常可保证非常准确的微观结构的形成，但并不能保证宏观解剖结构的准确性，也就是说，有些研究者会将光学显微镜 60 倍物镜下观察到的类器官的一个小区域错认为真实的器官，但当研究者在光学显微镜 5 倍物镜下观察时就不会认错。宏观水平真实性的缺乏是否成为问题取决于类器官的应用场景。对于代谢、转运、分化和命运选择相关研究，类器官水平的组织结构通常已足够好。研究证实，类器官在多个领域的研究中发挥了极其重要的作用，例如，祖细胞潜能(Dorrell et al. , 2014)、肿瘤发生与宿主-肿瘤相互作用(Weeber et al. , 2015；Drost et al. , 2016)、神经毒理学(Zeng et al. , 2017)、肠道内营养物质感应(Rath and Zietek，2017)，以及宿主-细菌间通讯研究(Sun，2017)。然而，对于干细胞来源器官的一些潜在应用，尤其是用于替换受损器官的移植，宏观解剖结构的准确也是需要的。

哺乳动物后肾（永久肾）的发育是胚胎间介中胚层内两部分相互作用的结果。其中，后肾间质是靠近间介中胚层尾端的一个间充质区域，该区域在解剖显微镜下明显有别于周围的间质(Davies，2002)。该区域也可通过 Six1 和 Gremlin 的表达而被识别(Nie et al. , 2011)。另一部分是盲端上皮细胞小管，即输尿管芽，此部分源于 Wolffian 管分支，沿间介中胚层边缘向前后延伸。输尿管芽的形成受后肾间充质生成的 GDNF 信号的影响(Sainio et al. ,1997)，但仅有 Wolffian 管周围的薄层间质表达 BMP 拮抗剂 Gremlin，此部分间质不表达抑制输尿管芽的 BMP 信号分子(Woolf and Davies，2013)（图 9.1A）。

当接触到后肾间质，输尿管芽开始分支（图 9.1B）。系统中有一个天然的、不稳定的反馈回路。间质来源的 GDNF 信号通过上皮细胞的 Ret 受体及其 GFRα 和 2－O－硫酸化肝素共受体(Trupp et al. , 1996；Jing et al. , 1996；Davies et al. , 2003)，上调局部 Ret 和

Wnt11 的表达，加速细胞增殖，进而促进输尿管芽尖的发育。Wnt11 向附近的间质发出信号，增加 GDNF 的表达（Majumdar et al.，2003），同时，Wnt 分泌与 GDNF-Ret 信号间的反馈回路还可能通过 Turing 机制促成新分支的出现（Menshykau and Iber，2013）。更早期、更远区域的输尿管芽树成熟后形成泌尿集合管，而输尿管芽树的主干仍被 Wolffian 管周围间质环绕，并在成熟后形成输尿管（Woolf and Davies，2013）。

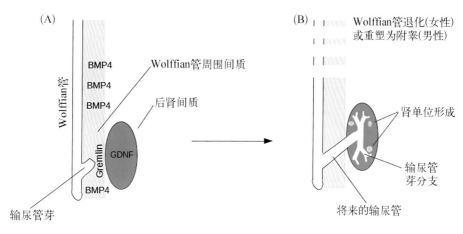

图 9.1

后肾（永久肾）的早期发育。（A）后肾间质生成的 GDNF 促进输尿管芽的出现，但这一过程被 BMP4 阻断，除了可以生成 BMP 拮抗剂 Gremlin 的 Wolffian 管周围间质的一个小区域。（B）输尿管芽一旦进入后肾间质，将在 GDNF 诱导下分支，形成集合管树。GDNF 还诱导间质在每个分支尖端周围形成干细胞群，这些干细胞生成肾单位。整个绿色区域，包括内部的输尿管芽，均可以在体外培养，并将继续发育。

　　后肾间质在输尿管芽末端周围聚集形成帽状间质，末端区域后方的一群干细胞可维持自身数量并生成分化细胞（Schreiner，1902；Reinhoff，1922）。在输尿管柄生成的 Wnt9b 的影响下，这些细胞离开帽状间质，分化形成紧密的集合（Carroll et al.，2005），并通过间质-上皮转化形成肾泡。肾泡从最早形成时就呈现出近远侧极化，靠近输尿管柄的一侧显示出最远端的基因特征（Georgas et al.，2009；Lindstrom et al.，2013）。在接下来几天（在小鼠体内人体组织发育更慢），肾泡经历一系列形态变化，转化为具有明显间隔的肾小管（肾单位）；最近端是鲍氏囊，然后是近端小管、中间小管和远端小管，远端小管连接着输尿管芽分支并诱导其发育。这种连接发生的较早，在肾泡发育为下一阶段形态时出现。但是，肾单位的发育并不依赖于这种连接，在 Wnt9b 化学模拟物的诱导下，肾单位的发育在间质中也会发生（Davies and Garrod，1995；Kuure et al.，2007）。除了已经提到的上皮细胞和上皮来源细胞，肾脏还含有 FoxD1 阳性的干细胞，这些细胞是成熟器官基质的前体（Fanni et al.，2016）。

　　根据上述描述，整个集合管系统的发育类似于一棵紧密连接的树，肾单位的位置由树的分支决定。随着成熟，集合管系统将经历相当大的重塑，分支点在节点收缩的过程中会向心性迁移（Lindstrom et al.，2015）（图 9.2）。这种重塑引起集合管树内部形态的转换，即从规则间隔排列的分支点转换为各分支由中心点边缘向外发散，并逐渐扩张为输尿管的末端，即肾盂。当这种转换发生时，在肾脏中心最早形成的肾单位逐渐消失，仅剩后期形成的位于外部的

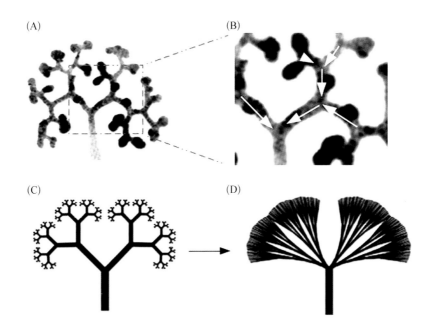

图 9.2

通过节点收缩对集合管系统进行重塑。(A)早期集合管树具有近乎自相似(分形)的结构。(B)随后,分支节点会向心性移动,重塑集合管树。重塑的效应可见重塑前(C)和重塑后(D),这两张是对该过程的计算机模型图像。Lindström et al., 2015.

肾单位。集合管重构和早期肾单位死亡的联合作用使得发育中的肾脏分为两个区域:外部皮质包含最近几代的集合管分支和所有的肾单位;内部髓质含有长的、很少分支的肾小管,这些肾小管从肾盂向外辐射。当这种变化发生时,肾单位的中间小管向髓质延伸为髓袢(图 9.3)。

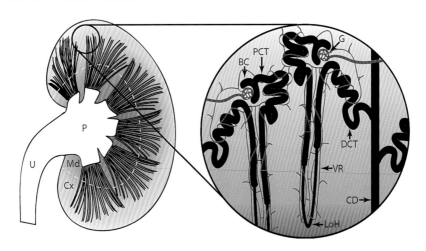

图 9.3

成人肾脏的解剖结构。包括外皮质(Cx)、内髓质(Md)、中央肾盂(P)和相连的输尿管(U)。详细视图展示了肾单位结构,从鲍氏囊(BC)包围的肾小球(G),连接到近端小管(PCT),这些结构均位于皮质。随后,肾单位连接到髓袢(LoH),进入髓质,再返回皮质,连接到远端小管(DCT),最后通向集合管树(CD),将尿液输送至肾盂。图中显示了血管系统的一部分,即入球微动脉(G)进入肾小球,然后离开,与近端小管相互作用,并通过直小血管(VR)与髓袢相互作用,直小血管是一种紧沿着髓袢走向的血管结构。

虽然后肾间质似乎含有可分化为内皮的祖细胞，但是肾脏的血管系统可能是利用招募到的内源性祖细胞，按照由外向内的顺序发育形成的。血管首先沿着输尿管芽生长，并在其第一个分支点下方形成一个环。随着输尿管芽的分支，血管向前延伸，在帽状间质周围形成网状结构，穿过输尿管新分支点，将帽状间质分为两部分（Munro et al.，2017）。在这种模式下，血管系统沿袭了输尿管芽/集合管树的解剖结构，然而在成人肾脏中集合管树和大血管的进一步重塑使得这种关系不甚明显。肾单位鲍氏囊的细胞表达血管内皮生长因子（vascular endothelial growth factor，VEGF），它能吸引内皮细胞迁入并形成肾小球（Loughna et al.，1997；Akimoto and Hammerman，2003；Gnudi et al.，2015）。肾脏足细胞生成的血管生成素也与肾小球的血管化相关（Woolf et al.，2009）。同样，髓袢细胞表达的血管生成素-1可将内皮细胞招募至周围的二级毛细血管系统，即直小血管（Madsen et al.，2010）。随后表达的血管生成素-2，一种内皮生长拮抗剂，可能终止了直小血管的发育（Yuan et al.，1999）。神经投射也进入肾脏，虽然相关研究很少。与此同时，肾脏最外侧的基质细胞形成了一个坚韧的纤维囊。

小鼠出生后不久或人类妊娠36周时，分支终止，随后肾单位的形成也终止，这主要是因为干细胞的自我更新能力无法维持细胞分化（Rumballe et al.，2011）。这些事件的不同时间点意味着最新生成的肾单位与最新生成的集合管分支相连，形成一个"拱廊"，即并行的肾单位流向一个中肾导管（Potter，1972）。这个现象在人类肾脏的发育中尤为明显。

第二节　设 计 思 路

此项工作的重点是将肾脏的工程化从类器官阶段进展到迷你器官阶段，前者仅有真实的显微解剖结构，但后者具有真实的显微解剖结构和宏观解剖结构。对实现这一目的相关策略的探讨需从回顾基础类器官的培养方法开始。

第一种利用小鼠胚胎成肾性干细胞悬液培养肾脏类器官的方法于2010年在实验室中建立，包括几个简单的步骤（Unbekandt and Davies，2010）。成肾性干细胞，可发育为输尿管和后肾间质组织类型，是从11.5天的小鼠胚胎中手工分离得到的，并通过酶解形成单细胞悬液。然后这些细胞在ROCK抑制剂的作用下重新聚集，这是保护细胞免受失巢凋亡所必需的。24 h后，去除ROCK抑制剂，重新聚集的细胞用于后续的培养。表达E-钙粘蛋白的输尿管上皮细胞从基质细胞中被分离出来，这种分离是基于钙粘蛋白介导的相分离（Steinberg 1963；Steinberg and Takeichi，1994），当细胞量较大时，此方法不能实现两种细胞的完全分离，而是形成交替区（Cachat et al.，2016）。因此，输尿管芽细胞形成一系列散布在培养基中的小"囊"（空心上皮细胞球），这些细胞球很可能在间质来源GDNF的影响下形成小管，并最终形成小的分支树。这些输尿管小管末端周围形成帽状间质，在帽状间质旁边形成肾单位，这一过程很可能是在Wnt9b信号系统的影响下完成的，此信号在天然肾脏中可诱导肾单位的形成。最终，大量被恰当分隔的肾单位表达适当的基因并呈现出适当的转运活性,这些肾单位与一个独立的成熟的集合管相连(图 9.4B)。这些类器官的微观解剖结构很好,但宏观解剖结构基本上是不真实的,因为这种全部围绕在一棵树周围的结构在正常肾脏发育的核心部位是不存在的。

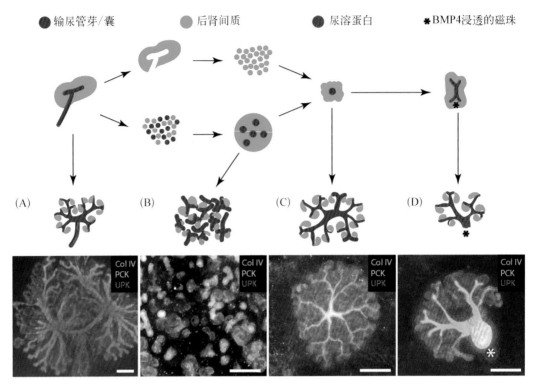

图 9.4

不同肾脏系统示意图。从 11.5 d 小鼠胚胎分离得到的肾脏祖细胞可以多种形式培养。(A) 完整的肾脏雏形原位发育为扁平的肾脏,具有功能性肾单位和分支系统。随着输尿管(以表达的尿溶蛋白作为标志物)的发育,天然肾脏的不对称性得以维持。(B)、(C) 和 (D) 是由肾脏祖细胞悬液培养得到的类器官。形态的复杂性从(B)到(D)不断增加。(B) 简单类器官,对肾脏祖细胞进行离心沉淀和培养,以形成集合管的囊样特征和肾单位。(C) 高级类器官,简单类器官的输尿管囊被分离出来,并被后肾间质包裹。发育形成一个单独的放射状集合管系统与相邻的功能性肾单位。(D) 截取早期的高级类器官,并将 BMP4 浸透的磁珠(∗)置于输尿管分支处,形成不对称的类器官。靶向的分支膨出形成了没有相邻肾单位的输尿管干。结合 UPK 的表达情况,这说明初级尿路上皮已经形成。Col Ⅳ, Ⅳ 型胶原;PCK,泛细胞角蛋白;UPK,uroplakin,尿溶蛋白。比例尺:200 μm。

　　胚胎中的器官发育与培养皿中类器官发育的主要区别在于胚胎中的器官是不对称的,但这种不对称性在培养皿中是缺失的。在自然发育的肾脏中,间质的一个部位只有一个输尿管芽,这构成了一个极其重要的不对称结构,也使得仅形成一个集合管树。为再现这种不对称,即只有一条输尿管,我们设计了一系列的重聚集系统。首先,根据上述方法培养一个常规的类器官。然后,经过 2—3 d 的发育,类器官中的一个输尿管芽"囊"被机械剥离(输尿管芽囊在形态学上可与逗点状肾单位祖细胞区分开)。类器官被放置于覆盖有解离、分散并再聚集的后肾间质的培养皿中,培养体系中不含有其他的输尿管芽祖细胞。最终,形成了一个单独的输尿管芽树,其在整个培养过程中不断分支,并组织周围肾单位的形成（Ganeva et al.，2011）。这种技术与可促进正常肾脏萌芽成熟的浅培养基系统相结合，可使一系列重聚集过程极为真实地发生（Sebinger et al.，2010）。值得注意的是，培养 5 d 左右，富含肾单位的皮质和髓质变得清晰，皮质中的肾单位将髓袢送入髓质（Chang and Davies，2012）。

　　人工引入单个输尿管芽是外力强制破坏对称性的一个例子。在基础类器官中，输尿管祖细胞散在分布，这一现象在培养的整个过程和所有位置中均存在，这就是成熟的类器官不能反映宏观自然解剖结构的原因。仅将类器官中的一个输尿管祖细胞"囊"放入间质打破了这种对称性：所有的地方不再相同，因为，就像胚胎一样，仅有一个独特的输尿管芽。通过这种方法得到了更为自然的宏观解剖结构，这不仅提供了一个更真实的类器官，还表明不对称性对于肾脏的自然发育至关重要。这种方法仍有一个显著的缺陷，即没有输尿管。集合管树自给自足且没有出口，这种排列使得该设计得到的是没有功能的器官。

　　培养输尿管似乎是很困难的，因为它不是肾脏本身的产物，而是肾脏外部输尿管芽干和 Wolffian 管周围间质的产物。但是有一些证据表明，早期的输尿管柄和输尿管芽早期的分支区域可相互转换。如果输尿管柄周围有后肾间质，输尿管柄则出现分支，诱导肾单位形成，并在所有的检测中像正常的肾脏输尿管芽一样发挥作用（Sweeney et al.，2008；Bohnenpoll and Kispert，2014）。简单来说，如果肾脏内输尿管芽的分支部分被移植到 Wolffian 管周围间质，输尿管芽将不再分支。这有力地表明，早期输尿管芽的密度由周围间质发出的信号调控。Wolffian 管周围间质生成 BMP4，而且 Doris Herzlinger 和她的同事在几年前观察到，如果以含有过量 BMP4 的培养基处理带有输尿管的天然胚肾，输尿管标志物（如尿溶蛋白）将异常地延伸至最晚期的集合管系统（Brenner-Anantharam et al.，2007）。这使人们想到了第二种破坏对称性的方法。首先，培养一个常规的类器官；接着，如前所述，从中分离出一个输尿管元件，并将其与新鲜的后肾间质聚合物整合在一起，以便形成围绕一棵集合管树排列的雏形。这是以外力强制破坏对称性的第一步（图 9.4A － C）。然后，当这个集合管树开始生长，另一个以外力强制破坏对称性的步骤被实施：BMP4（或以不相关蛋白为对照）浸泡的凝胶珠被植入培养基中，紧挨着集合管的一个分支（图 9.4D）。这种不对称处理的结果是非常惊人的：在远离凝胶珠的位置，输尿管芽分支并诱导肾单位生成，但凝胶珠旁边的分支不会进一步分支或诱导肾单位生成，而是变厚并表达输尿管/膀胱标志物——尿溶蛋白（图 9.4D）。

　　根据现有的证据，这种方法得到的产物并不是一个完整的输尿管。但是尿溶蛋白的表达以及整个系统在解剖结构上的不对称性都表明，在一些关键的步骤中人为破坏对称性的干预可以得到比现有类器官更真实的宏观解剖结构。采用这种方法将破坏对称性的操作添加到基础类器官培养体系中，可在一定程度上模拟胚胎中的不对称性，这可能是简略类器官升级为更真实的迷你器官的一种普遍策略，不仅适用于肾脏，也适用于其他器官。

第三节　面临的挑战

研究者已证实肾脏类器官可以吸引并组织生成有功能的外源性血管系统(Xinaris et al.，2012；Davies and Chang，2014)，因此开发此系统，用于获得更大、更成熟的肾脏类器官是有基础的。目前主要面临的挑战是如何将非常小的(2 mm)扁平的器官转变为适当的三维大类器官(尽管小而扁平的类器官更易于成像，在一些研究中更为有用)。另一个挑战是将已经开发出来的培养小鼠肾脏迷你器官的技术应用到人类 iPS 系统，目前，这一过程仍停滞于简单类器官的组织层面。

第四节　实验指导

一、培养小鼠肾脏类器官

[材料]

所有类型肾脏类器官均需要的材料(简单类器官或具有单个集合管树的高级类器官)：

培养箱 37 ℃ 、5% CO_2；MEM：最低必需培养基；KCM：最低必需培养基，添加10%胎牛血清和1%青霉素/链霉素溶液；rKCM：最低必需培养基，添加 10% 胎牛血清，1%青霉素/链霉素溶液和1. 25 μM ROCK 抑制剂甘氨酰-H1152-二氢氯化物；不锈钢丝网；不锈钢镊子；聚碳酸酯膜，孔径 5 μm；1 mL 注射器；针：25G 5/8″，0.5316 mm；手术刀；90 mm 皮氏培养皿；30 mm 皮氏培养皿；1. 5 mL Eppendorf 管；0. 5 mL Eppendorf 管；胰蛋白酶-EDTA；玻璃移液管；细胞过滤器(40 μm 孔径)；P10、P200 移液管和枪尖

在 Sebinger 培养基中生长的具有单个集合管树的高级类器官所需材料(除上述外)：

60 mm 皮氏培养皿；高压灭菌 PBS 或水；指甲油；60 mm 盖玻片；硅胶环(Sarstedt, order number 94. 6077. 434)；圆头镊子

(一)培养简单小鼠肾脏类器官的实验方法(重聚法)

[准备]

当天准备新鲜的常规培养基

1. 每个培养体系准备 4 mL rKCM 培养基；

2. 剪下一个边长为 2. 5 cm 的正方形不锈钢丝网；

3. 从两个相对的侧面移除两段金属丝，制作一个平台，并将暴露的金属丝末端弯曲形成平台支架；

4. 在平台中央插入一个坚固的物体并扭转(可使用剪刀)，形成一个小洞；

5. 在蒸馏水中进行高压灭菌，可分批进行；

6. 立即转移并储存在 100%甲醇或乙醇中；

7. 使用当天,从甲醇(或乙醇)中取出平台,用火焰消毒,直至变红;

8. 将其放入一个 30 mm 的培养皿中,盖上盖子用力晃动,直至平台冷却(防止塑料熔化);

9. 添加 rKCM 培养基覆盖平台;

10. 将聚碳酸酯膜漂浮在 rKCM 培养基上;

11. 轻轻移除 rKCM 培养基,直到其与平台等高或略低于平台;

12. 调整薄膜,使其置于平台上并覆盖中央的小洞;

13. 孵育直至使用。

当天准备新鲜胚肾的剥离:

1. 从定时交配的孕鼠(胚胎发育 11.5 d,E11.5)中分离子宫角;

2. 将子宫角放入带有无菌 PBS 或 MEM 的 90 mm 培养皿中;

3. 使用手术刀和镊子,从子宫角中取出胚胎,并转移到新鲜的带有无菌 PBS 或 MEM 的培养皿中;

4. 横切胚胎,保留胚胎尾端,丢弃颅骨末端;

5. 切除残留的任何肠道或腹部组织;

6. 将胚胎转到前面(腹侧朝下),弃除尾部;

7. 以注射器为手柄,利用其带有的针头固定剩余胚胎的颅端,轻柔地沿脊柱做小切口,并用另一个针头沿矢状面将身体两侧分开;

8. 两侧分开后,将身体一侧翻转(腹侧向上),找到 11.5 d 胚胎肾脏的确切位置(输尿管后方);

9. 从胚胎中取出肾脏,放入含有 KCM 或 MEM 的培养皿中。如果不立即使用,培养皿可在培养箱中放置 2 h,培养条件为 37 ℃、5% CO_2。

[实验方法]

1. 分离 6—8 只小鼠 11.5 d 胚胎肾脏,在输尿管柄与后肾间质的交叉部位,将肾脏雏形与 Wolffian 管分离;

2. 将 200 μL KCM 培养基添加到 1.5 mL 的 Ependorf 管中,备用;

3. 将肾脏雏形转移至含有 1×胰蛋白-EDTA 溶液的 30 mm 小皿中,37 ℃培养 2 min;

4. 火焰消毒玻璃移液管;

5. 使用无菌玻璃移液管(黄色的枪尖容易导致侧壁黏附,最好在这个阶段避免),小心地将消化后的胚肾雏形转移到含有 KCM 的 Eppendorf 管中,灭活胰蛋白酶;

6. 使用移液管再添加 200 μL KCM 并混匀,直至在解剖显微镜下看不到任何结构;

7. 将细胞滤网放置在 30 mm 培养皿中,以 P200 移液管吸取细胞上清,过滤去除所有细胞团;

8. 使用相同的细胞滤网和培养皿重复上一步,将移液管更换为 200 μL 枪尖;

9. 使用 P200 移液管将细胞悬液转移至 0.5 mL Eppendorf 管;

10. 在台式离心机中以 800 g 离心 3 min;

11. 使用 P200 移液管,其尖端置于细胞沉淀上方的 Eppendorf 管侧面,用力挤压洗耳球,吸出细胞沉淀(设定体积为 40 μL 左右);

12. 用新鲜的无菌玻璃移液管轻轻移走细胞沉淀,将其置于含有 rKCM 的常规培养基中(见"准备");

13. 培养 16 h(或过夜)后,将 rKCM 替换为 KCM 培养基;

14. 培养开始后的 24 h 内可见结构形成。

(二) 具有单个集合管树的高级类器官的培养

[准备]

1. 如上所述,生成重聚集的肾脏,并在培养的第 3 d 使用;

2. 制备 2×胰蛋白酶-EDTA 溶液;

3. 准备一个装有 KCM 的 90 mm 培养皿,底部放一个无菌玻璃盖玻片;

4. 如"开始前"中所述,当天准备新鲜的常规培养基,添加 KCM 而不是 rKCM 至格子的顶部;

5. 每个高级类器官需解剖 8—10 个肾脏雏形;

6. 可选:准备 Sebinger 培养系统(每个类器官 1 个)。

可选用的 Sebinger 培养系统:

1. 将玻璃盖玻片放入装有 1 M HCl 的烧杯中,加热至 90 ℃ 1 h。用蒸馏水彻底清洗,确保所有的微量 HCl 均已清除,然后放入新鲜蒸馏水和高压器中;

2. 用水和高压灭菌器清洁硅胶环。如果需要,硅胶环也可保存在 70% 乙醇中;

3. 准备以 Sebinger 系统培养类器官时,取出玻璃盖玻片和硅胶环,在 90—100 ℃ 的烤箱中烘干,直至所有水分消失;

4. 使用指甲油,把 60 mm 培养皿的盖子或底部粘到 90 mm 培养皿的底部,打开 90 mm 培养皿的盖子,使指甲油完全干燥;

5. 将干燥的硅胶环放在盖玻片上,翻转并使用圆头无菌镊子固定,轻轻将硅胶内环边缘压入盖玻片中,形成一个封盖;

6. 用连接在 60 mm 培养皿中心的硅胶环更换盖玻片,以其替换 90 mm 培养皿盖。立即使用,或用保鲜膜包裹,下次使用。[Sebinger 等(2010)对此进行了直观的描述]。

[实验方法]

1. 分离 8—10 只小鼠的 E11.5 d 胚胎肾脏,在输尿管柄与后肾间质的交叉部位,将肾脏雏形与 Wolffian 管分离,如"开始前"所述;

2. 用 2×胰蛋白酶-EDTA 溶液孵育分离得到的肾脏雏形 30—60 s;

3. 将胰蛋白酶处理过的肾脏雏形转移到含有 KCM 培养基的 90 mm 培养皿底部的玻璃盖玻片上;

4. 以 1mL 注射器作为手柄,使用两个注射器针头(25 G 5/8″,0.5″16 mm),从分支的输尿管芽(ureteric bud, UB)上剥离后肾间质(metanephric mesenchyme, MM),把一根针放在分支一侧的下方,用第二根针拉动分支的另一侧。在这一过程中,确保不要移除任何 UB 尖端。肾脏的年龄对这一阶段非常重要,若想从大于一个分支(T 形)的 UB 上剥离 MM,且不混有 UB 细胞,是非常困难的;

5. 用这种方法继续剥离 MM,直至处理完 8—10 个肾脏,将所有剥离下来的 MM 集中在一起,置于培养皿中;

6. 使用火焰消毒好的玻璃移液管,将集中的 MM 转移到含有 200 μL KCM 的 0.5 mL Eppendorf 管中,上下吹打,分散 MM;

7. 用台式离心机以 800 g 离心;

8. 在离心 MM 时,从培养箱中的聚碳酸脂滤膜上移出之前制作的已培养 3 d 的类器官,放置到一个新的含有 KCM 的 90 mm 培养皿中。从重聚集的类器官中分离一个单独的 UB 囊。可通过形态辨别 UB 囊,其呈球形或略分支,但不具有发育中肾单位的逗点状或 S 形结构特征;

9. 小心地将 UB 囊转移到预先准备好的聚碳酸酯滤膜上(当天);

10. 从离心机中拿出含有 MM 沉淀的 Eppendorf 管,使用移液管和 200 μL 枪尖小心地从管侧面取出沉淀,然后用火焰消毒好的玻璃移液管将 MM 沉淀转移到分离得到的 UB 囊中。UB 囊位于聚碳酸酯滤膜上,以常规培养基培养。如果需要,使用针尖轻轻地将 MM 沉淀完整环绕 UB 囊;

11. 37 ℃ 、5% CO_2 培养箱中培养 20—24 h;

12. 类器官可以持续在聚碳酸酯膜上培养达 10 d,每 2—3 d 更换 1 次培养基,或 20—24 h 后转移到 Sebinger 培养系统(见"准备")。Sebinger 培养基可促进髓样以及高级结构的生长;

13. 可选:如果使用 Sebinger 培养系统,首先向硅胶环中心添加 300 μL KCM;从常规培养基中轻轻地取出已培养 20—24 h 类器官的聚碳酸脂滤膜,放入含有 KCM 的硅胶环中;类器官可能会浮起,或需要用针轻轻地将类器官刮入 KCM;移出滤膜,轻轻浸入早期阶段的类器官;取出培养基,立即用 85 μL KCM 替换;用针或滤嘴拖动培养基环绕硅胶环边缘,形成一个弯月面;用针将类器官放置在环的中心;将 5 mL 无菌 PBS 或水加入 90 mm 培养皿(60mm 培养皿的最外侧区域);37 ℃ 、5% CO_2 培养箱中培养 10 d,每 1—2 d 更换培养基。

二、培养具有更准确的宏观解剖和输尿管样结构的高级小鼠肾脏类器官

[材料](除上述简单和高级类器官所需材料外)

BMP4 溶液(5 μg/mL BMP4,0.1%牛血清白蛋白);亲和磁珠(BioRad);Transwell 聚酯膜细胞培养小室;0.1%牛血清白蛋白

[准备]

通过以下改进方式构建高级类器官:

培养 1 d 后,从简单类器官中分离出一个单独的输尿管芽囊,而不是培养 3 d。在分离输尿管芽囊之前,让细胞黏附修复至少 4 h。

[实验方法]

从上面的步骤 11 继续。

1. 准备 Transwell 小室,在培养孔中直接加入 1.5 mL KCM(即 Transwell 聚酯膜下方);

2. 将高级类器官从常规培养基转移到 Transwell 小室,培养 24 h,使类器官发育出初级分支;

3. 将 PBS 加入 30 mm 培养皿;

4. 加入 10 μL 亲和磁珠;

5. 以 PBS 清洗 2 次(不要担心珠子损失,磁珠是足够的);

6. 将 5 个大小相似的磁珠加入 30 mm 培养皿中,并尽可能多地去除 PBS;

7. 添加 40 μL BMP4 溶液(或对照珠仅添加 BSA),使磁珠凝聚成一滴,室温下培养 1 h;

8. 慢慢加入 PBS,填满培养皿;

9. 用 Gilson 移出一个单独的磁珠,放置在培养有高级类器官的 Transwell 膜上;

10. 使用皮下注射针头轻轻地将磁珠(BMP4 处理的或 BSA 处理的)推压入一个初级集合管分支点;

11. 每天用针头更换新鲜装载的磁珠,注意不要刺穿膜或破坏类器官。

三、注意事项

1. 将 Transwell 小室转移到不是 Corning™ 公司的 6 孔板中可能会导致培养基流出,所需的培养基也将超过 1.5 mL。如果培养基过量,这可能会影响类器官的发育。如果需要,可以购买不含有 Transwell 小室的 Corning™ 公司 6 孔板。

2. 磁珠更新的频率越高,分支的损失和肾单位的丧失就越严重,但尿溶蛋白表达的可靠性增加。

致　谢

本研究得到了英国心脏基金会卓越研究中心(R42477)、医学研究委员会(MR/K010735/1)和欧盟(STEMBANCC)的资助。

译者:付静

参 考 文 献

Akimoto, T., Hammerman, M. R., 2003. Microvessel formation from mouse aorta is stimulated in vitro by secreted VEGF and extracts from metanephroi. Am. J. Physiol. Cell Physiol. 284, C1625－C1632.

Bohnenpoll, T., Kispert, A., 2014. Ureter growth and differentiation. Sem. Cell Dev. Biol. 36, 21－30.

Brenner-Anantharam, A., Cebrian, C., Guillaume, R., Hurtado, R., Sun, T. T., Herzlinger, D., 2007.

Tailbud-derived mesenchyme promotes urinary tract segmentation via BMP4 signaling. Development. 134, 1967 – 1975.

Cachat, E., Liu, W., Martin, K. C., Yuan, X., Yin, H., Hohenstein, P., et al., 2016. 2-and 3-dimensional synthetic large-scale de novo patterning by mammalian cells through phase separation. Sci. Rep. 6, 20664.

Carroll, T. J., Park, J. S., Hayashi, S., Majumdar, A., McMahon, A. P., 2005. Wnt9b plays a central role in the regulation of mesenchymal to epithelial transitions underlying organogenesis of the mammalian urogenital system. Dev. Cell 9, 283 – 292.

Chang, C. H., Davies, J. A., 2012. An improved method of renal tissue engineering, by combining renal dissociation and reaggregation with a low-volume culture technique, results in development of engineered kidneys complete with loops of Henle. Nephron Exp. Nephrol. 121, 79 – 85.

Davies, J. A., 2002. Morphogenesis of the metanephric kidney. Sci. World J. 2, 1937 – 1950. Davies, J. A., Chang, C. H., 2014. Engineering kidneys from simple cell suspensions: an exercise in self-organization. Pediatr. Nephrol. 29 (4), 519 – 524.

Davies, J. A., Garrod, D. R., 1995. Induction of early stages of kidney tubule differentiation by lithium ions. Dev. Biol. 167 (1), 50 – 60.

Davies, J. A., Yates, E. A., Turnbull, J. E., 2003. Structural determinants of heparan sulphate modulation of GDNF signalling. Growth Factors. 21 (3 – 4), 109.

Dorrell, C., Tarlow, B., Wang, Y., Canaday, P. S., Haft, A., Schug, J., et al., 2014. The organoid-initiating cells in mouse pancreas and liver are phenotypically and functionally similar. Stem Cell Res. 13, 275 – 283.

Drost, J., Karthaus, W. R., Gao, D., Driehuis, E., Sawyers, C. L., Chen, Y., et al., 2016. Organoid culture systems for prostate epithelial and cancer tissue. Nat. Protoc. 11, 347 – 358.

Fanni, D., Gerosa, C., Vinci, L., Ambu, R., Dessì, A., Eyken, P. V., et al., 2016. Interstitial stromal progenitors during kidney development: here, there and everywhere. J Matern. Fetal. Neonatal Med. 29 (23), 3815 – 3820.

Ganeva, V., Unbekandt, M., Davies, J. A., 2011. An improved kidney dissociation and reaggregation culture system results in nephrons arranged organotypically around a single collecting duct system. Organogenesis. 7 (2), 83 – 87.

Georgas, K., Rumballe, B., Valerius, M. T., Chiu, H. S., Thiagarajan, R. D., Lesieur, E., et al., 2009. Analysis of early nephron patterning reveals a role for distal RV proliferation in fusion to the ureteric tip via a cap mesenchyme-derived connecting segment. Dev. Biol. 332 (2), 273 – 286.

Gnudi, L., Benedetti, S., Woolf, A. S., Long, D. A., 2015. Vascular growth factors play critical roles in kidney glomeruli. Clin. Sci. (Lond.) 129 (12), 1225 – 1236.

Jing, S., Wen, D., Yu, Y., Holst, P. L., Luo, Y., Fang, M., et al., 1996. GDNF-induced activation of the ret protein tyrosine kinase is mediated by GDNFR-alpha, a novel receptor for GDNF. Cell. 85, 1113 – 1124.

Kuure, S., Popsueva, A., Jakobson, M., Sainio, K., Sariola, H., 2007. Glycogen synthase kinase-3 inactivation and stabilization of beta-catenin induce nephron differentiation in isolated mouse and rat kidney mesenchymes. J. Am. Soc. Nephrol. 18 (4), 1130 – 1139.

Lindström, N. O., Hohenstein, P., Davies, J. A., 2013. Nephrons require Rho-kinase for proximal-distal polarity development. Sci. Rep. 3, 2692.

Lindström, N. O., Chang, C. H., Valerius, M. T., Hohenstein, P., Davies, J. A., 2015. Node retraction during patterning of the urinary collecting duct system. J. Anat. 226 (1), 13 – 21.

Loughna, S., Hardman, P., Landels, E., Jussila, L., Alitalo, K., Woolf, A. S., 1997. A molecular and genetic analysis of renalglomerular capillary development. Angiogenesis. 1 (1), 84 – 101.

Madsen, K., Marcussen, N., Pedersen, M., Kjaersgaard, G., Facemire, C., Coffman, T. M., et al.,

2010. Angiotensin II promotes development of the renal microcirculation through AT1 receptors. J. Am. Soc. Nephrol. 21 (3), 448 – 459.

Majumdar, A., Vainio, S., Kispert, A., McMahon, J., McMahon, A. P., 2003. Wnt11 and Ret/Gdnf pathways cooperate in regulating ureteric branching during metanephric kidney development. Development. 130 (14), 3175 – 3185.

Menshykau, D., Iber, D., 2013. Kidney branching morphogenesis under the control of a ligand-receptor-based Turing mechanism. Phys. Biol. 10 (4), 046003.

Munro, D. A. D., Hohenstein, P., Davies, J. A., 2017. Cycles of vascular plexus formation within the nephrogenic zone of the developing mouse kidney. Sci. Rep. 7 (1), 3273. Available from: http://dx.doi.org/10.1038/s41598-017-03808-4.

Nie, X., Xu, J., El-Hashash, A., Xu, P. X., 2011. Six1 regulates Grem1 expression in the metanephric mesenchyme to initiate branching morphogenesis. Dev. Biol. 352 (1), 141 – 151.

Potter, E. L., 1972. Normal and Abnormal Development of the Kidney. Year Book Medical Publishers Inc, Chicago, USA.

Rath, E., Zietek, Y., 2017. Intestinal organoids, a model for biomedical and nutritional research. In: Davies, J. A., Lawrence, M. L. (Eds.), Organoids and Mini-Organs. Elsevier, London.

Reinhoff, W. F., 1922. Development and growth of the metanephros or permanent kidney in chick embryos. Johns Hopkins Hospital Bull. 33, 392 – 406.

Rumballe, B. A., Georgas, K. M., Combes, A. N., Ju, A. L., Gilbert, T., Little, M. H., 2011. Nephron formation adopts a novel spatial topology at cessation of nephrogenesis. Dev. Biol. 360, 110 – 122.

Sainio, K., Suvanto, P., Davies, J., Wartiovaara, J., Wartiovaara, K., Saarma, M., et al., 1997. Glial-cell-line-derived neurotrophic factor is required for bud initiation from ureteric epithelium. Development. 124, 4077 – 4087.

Schreiner, K. E., 1902. Ueber die Entwicklung der Amniotenniere. Zeitsch. f. wiss. Zool. Bd71. Sebinger, D. D., Unbekandt, M., Ganeva, V. V., Ofenbauer, A., Werner, C., Davies, J. A., 2010. A novel, low-volume method for organ culture of embryonic kidneys that allows development of cortico-medullary anatomical organization. PLoS One. 5 (5), e10550.

Steinberg, M. S., 1963. Reconstruction of tissues by dissociated cells. Some morphogenetic tissue movements and the sorting out of embryonic cells may have a common explanation. Science. 141, 401 – 408.

Steinberg, M. S., Takeichi, M., 1994. Experimental specification of cell sorting, tissue spreading, and specific spatial patterning by quantitative differences in cadherin expression. Proc. Natl. Acad. Sci. U. S. A. 91, 206 – 209.

Sun, J., 2017. Intestinal organoids in studying host-bacterial interactions. In: Davies, J. A., Lawrence, M. L. (Eds.), Organoids and mini-organs. Elsevier, London. Sweeney, D., Lindström, N., Davies, J. A., 2008. Developmental plasticity and regenerative capacity in the renal ureteric bud/collecting duct system. Development. 135, 2505 – 2510.

Trupp, M., Arenas, E., Fainzilber, M., Nilsson, A. S., Sieber, B. A., Grigoriou, M., et al., 1996. Functional receptor for GDNF encoded by the c-ret proto-oncogene. Nature. 381, 785 – 789.

Unbekandt, M., Davies, J. A., 2010. Dissociation of embryonic kidneys followed by reaggregation allows the formation of renal tissues. Kidney Int. 77 (5), 407 – 416.

Weeber, F., van de Wetering, M., Hoogstraat, M., Dijkstra, K. K., Krijgsman, O., Kuilman, T., et al., 2015. Preserved genetic diversity in organoids cultured from biopsies of human colorectal cancer metastases. Proc. Natl. Acad. Sci. U. S. A. 112, 13308 – 13311.

Woolf, A. S., Davies, J. A., 2013. Cell biology of ureter development. J. Am. Soc. Nephrol. 24 (1), 19 – 25.

Woolf, A. S., Gnudi, L., Long, D. A., 2009. Roles of angiopoietins in kidney development and disease. J. Am. Soc. Nephrol. 20 (2), 239 – 244.

Xinaris, C. , Benedetti, V. , Rizzo, P. , Abbate, M. , Corna, D. , Azzollini, N. , et al. , 2012. In vivo maturation of functional renal organoids formed from embryonic cell suspensions. J. Am. Soc. Nephrol. 23 (11), 1857 − 1868.

Yuan, H. T. , Suri, C. , Yancopoulos, G. D. , Woolf, A. S. , 1999. Expression of angiopoietin-1, angiopoietin-2, and the Tie-2 receptor tyrosine kinase during mouse kidney maturation. J. Am. Soc. Nephrol. 10 (8), 1722 − 1736.

Zeng, Y. , Win-Shwe, T. -T. , Itoh, T. , Sone, H. , 2017. A 3D neurosphere system using human stem cells for nanotoxicology studies. In: Davies, J. A. , Lawrence, M. L. (Eds.), Organoids and Mini-Organs. Elsevier, London.

Part Ⅲ

类器官的应用

第十章

肠道类器官：
生物医学和营养学研究的模型

原著：Eva Rath，Tamara Zietek

第一节 引 言

肠道营养、药物吸收、感知和激素分泌的研究，与生物医学、药物学和营养学具有高度相关性。至今，尚缺乏合适的体外模型来替代或减少动物实验。永生化的哺乳动物细胞系是目前用于评估肠道转运过程或肠道分泌激素以应对管腔刺激的最佳体外模型。尽管技术成熟且操作便捷，但由于肠上皮具有多种细胞类型和区域结构的特异性，这些培养基质并不能反映肠道上皮的复杂性。培养原代肠细胞看似是一种较好的方法，但却受制于培养周期短的缺陷，此外，肠上皮细胞在此种培养体系中分化较差。几年前，Sato 及其同事首先报道三维肠道类器官在体外培养的可行性，并将其称为"迷你肠道"（尽管它们只包含上皮成分）（Sato et al. ，2009）。肠道类器官来源于小鼠或人的肠道组织，可在实验室条件下实现长达数月的培养和扩增。肠道类器官包含肠上皮的所有细胞类型，可以展现哺乳动物肠道组织的主要特点。作为一种体外培养系统，肠道类器官比其他培养系统具有更接近正常器官的生理行为，因此，在胃肠道的发育研究、生物医学应用、药理学和个体化医学等方面具有非常广泛的应用价值。虽然类器官培养不能完全替代动物实验研究，但鉴于它比其他任何体外模型都更接近生理机能，这种新型的模型系统具有可以明显减少使用动物实验数量的前景。

肠道是一个具备不同生理功能的器官，肠道上皮包含多种高度分化的细胞类型，包括可以释放抗菌化合物的潘氏细胞、分泌黏液的杯状细胞、负责摄取养分的吸收性肠上皮细胞以及分泌不同激素入血的内分泌细胞。肠道最突出的作用是营养功能，由肠上皮细胞刷状缘膜中特定营养转运体介导（Daniel and Zietek，2015），后者从摄入的食物中吸收营养物质，其中一些转运体还能转运某些药物（Daniel and Kottra，2004）。若营养转运体出现故障，将导致疾病和吸收障碍综合征，例如范可尼综合征（葡萄糖或果糖转运体 GLUT2 出现基因缺陷）（Santer et al. ，2002），或葡萄糖和半乳糖吸收不良（钠依赖的葡萄糖转运体 SGLT1 出现缺失）（Wright et al. ，2007）。果糖吸收不良的分子基础目前尚未阐明（Ebert and Witt，2016），但不能排除与果糖转运体相关（Douard and Ferraris，2013）。此外,肠道还是一个内分泌器官,可分泌几种激素进入血液循环。根据肠腔中存在的不同营养物质,肠道内分泌细胞会释放相应的肽类激素,这一过程被称为营养感知(Zietek and Daniel,2015)。胃肠激素具有多种生理和代谢功能,如调控胃肠蠕动、胆囊收缩、食欲、脂肪和碳水化合物代谢(Svendsen and Holst,2016)。众多肠道激素中最著名的包括肠促胰岛素、胰高血糖素样肽-1(GLP-1)和葡萄糖依赖性促胰岛素分泌多肽(GIP)。这些激素刺激胰腺 β 细胞释放胰岛素,调节机体血糖水平,增强饱腹感,以及防止胰腺细胞凋亡(Zietek and Rath,2016)。基于肠促胰岛素的治疗方法主要包括 GLP-1 模拟物或 GLP-1 降解酶二肽基肽酶4(DPP4)抑制剂,它们已成功用于治疗代谢紊乱性疾病,例如 2 型糖尿病或肥胖(Drucker,2015)。

肠道的不同部位具有不同的生理特征。小肠从近端到远端分为十二指肠、空肠和回肠。大部分养分转运体主要分布于空肠和回肠,力求在食物摄入后吸收尽可能多的营养(Wuensch et al.,2013;Yoshikawa et al.,2011)。内分泌细胞的功能同样依赖于自身在胃肠道中的位置,如分泌 GLP-1 的细胞主要定位于小肠远端和结肠,而表达 GIP 的细胞则聚集在小肠近端(Habib et al.,2012)。此外,肠道近端和远端的形态学也不尽相同:从十二指肠到回肠,绒毛的长度逐渐增加,而结肠不含绒毛只有隐窝结构。和其他器官一样,哺乳动物的肠道也含有干细胞。肠道干细胞位于小肠和大肠隐窝基底部的干细胞龛,所有的肠道上皮细胞类型均起源于这些干细胞(Barker,2014)。其中潘氏细胞定位于隐窝底部,吸收性肠上皮细胞、杯状细胞和内分泌细胞在隐窝-绒毛边界逐渐分化为成熟细胞,它们进一步向上移动至绒毛顶端,并在此发生失巢凋亡,最终被剥离(Leushacke and Barker,2014)。凭借此方式,人类的小肠上皮每 4—5 d 更新 1 次。

类器官主要用于:① 模拟器官的发育和形态发生;② 模拟疾病;③ 组织再生医学或个体化用药。基于类器官的研究已经为阐明肠道干细胞龛复杂的调控功能做出了突出的贡献,尤其是通过类器官实验,人们发现了 R-spondins 的受体 Lgr4 和 Lgr5(de Lau et al.,2011)。类器官可用来模拟疾病,主要通过引入与疾病相关的突变来模拟功能,或者通过从患者身上提取细胞进行类器官培养来阐明其发病机制。近年来,肠道类器官作为囊性纤维化和结直肠癌的诊断工具受到越来越多的关注(Dekkers et al.,2016a;van de Wetering et al.,2015)。患者来源的肠道类器官可以重现上皮功能和基因特征,结直肠癌患者来源的类器官可展现原发肿瘤的多种生物学特征。此外,类器官以一种个体化的方式预测药物疗效。类器官技术结合高通量药物筛选,将加速检测基因-药物之间的关联性(van de Wetering et al.,2015)。鉴于肠道类器官移植的可行性已被证实,肠道类器官可能成为一种治疗手段(Yui et al.,2012),这为再生医学和整合基因编辑技术的基因治疗开辟了新的可能性(Dekkers et al.,2016b)。目前肠道类器官技术依然处于快速发展阶段,基于培养流程的普及和培养成本的降低,类器官技术在研究中的应用愈加广泛,并将逐渐开始应用于新的领域。

目前,涉及转运体和受体的生理过程受到越来越多的关注,如在肠上皮细胞的营养、药物的吸收功能和内分泌细胞的激素分泌功能等方面(Petersen et al.,2014;Schweinlin et al.，2016；Zietek et al.，2015）。这些过程与营养吸收障碍疾病、药物检测和代谢紊乱疾病（如肥胖或 2 型糖尿病）高度相关。由于肠道类器官可以呈现体内组织结构的重要特点，因此它成为高度分化的、功能健全的肠上皮细胞的良好来源。除此之外，通过利用特定的调节因子如 γ-分泌酶抑制剂，类器官还可富集肠道稀有细胞类型，如肠内分泌细胞，其在正常生理条件下仅占肠上皮细胞的 1%（Petersen et al.，2015）。以此为基础的类器官培养将极大地促进实验技术的发展，对科学研究具有深远的影响。

一、存在的问题

通过吸收性肠上皮细胞吸收养分可能是肠道主要的也是最重要的功能。吸收性肠上皮细胞构成了肠上皮的主要成分并覆盖整个肠腔。转运体位于面向肠腔的吸收性肠上皮细胞的顶端膜，以便从摄入的食物中吸收各种营养物质（Daniel and Zietek，2015）。不同的转运体负责特定营养物质的吸收。其中存在某些利用电化学梯度来共转运底物的主动转运受体，如质子偶联蛋白转运体 PEPT1 或钠依赖的葡萄糖转运体 SGLT1。此外，还存在其他通过易化扩散介导底物流出的被动转运体，如位于基底外侧膜出口、介导葡萄糖和果糖从肠细胞进入血液循环的葡萄糖转运体 2（GLUT2），或顶端果糖转运体葡萄糖转运体 5（GLUT5）。其中一些转运体也介导口服药物的吸收（Sugano et al.，2010），如转运头孢菌素类抗生素的 PEPT1（Ganapathy et al.，1995）。为了探索蛋白的亚细胞定位、底物特异性、转运和抑制动力学或转运体的分子调节机制，研究者需要一种体外培养系统来研究吸收性肠上皮细胞的这些生理过程。

最近几年，人们发现转运体在肠道中发挥着双向功能（Zietek and Daniel，2015）。除了具有在吸收性肠上皮细胞中的转运功能，转运体还在分泌激素的内分泌细胞的顶端膜扮演着感受器的作用（Gorboulev et al.，2012），调控肠促胰岛素释放进入血液（Diakogiannaki et al.，2013；Roder et al.，2014）。既往研究中，肠道受体也被证明具有类似的调节肠道激素分泌的功能（Reimann et al.，2012）。肠促胰岛素 GLP-1 和 GIP 具有促进胰岛素分泌的功能，对调节血糖水平至关重要。在肠内分泌细胞中，转运体和受体作为传感器，成为 2 型糖尿病疗法开发中具有高度潜力的靶点（Gribble and Reimann，2016；Zietek and Daniel，2015）。

有多种体外系统可用于肠道运输过程的分子研究，或用于营养感知和肠道激素分泌的研究。然而，这些模型都有重大缺陷，因此，需要一个更接近生理状况的体外模型。特别是，在研究营养感知时，需要一个包含不同亚型的肠道内分泌细胞的模型，类似于天然肠道，这些细胞需要表达不同水平的肠道激素（Habib et al.，2012）。同时，肠道激素可以通过与肠上皮相邻细胞相互作用以旁分泌方式发挥作用，因此吸收性肠细胞和肠内分泌细胞的同时存在是必不可少的（Tolhurst et al.，2012）。探索肠道转运体的生物学和功能特点时，研究细胞内信号通路可明确转运体活性的下游效应，具有重要意义。由于电转运体介导营养和离子的共转运，因此转运体活性与胞内离子浓度的增加紧密相关（Daniel and Zietek，2015）。由转运蛋白活性引起的细胞内阳离子水平的增加可导致细胞膜去极化。在可电兴奋的肠内分泌细胞中,膜去极化激活钙离子信号,从而触发含有激素的囊泡释放(Reimann and Gribble,2016)。因此,研究营养感知和肠道激素分泌的机制需要一个合适的模型系统,以探索细胞内信号事件。

二、非类器官研究方法

迄今为止,肠上皮细胞系被认为是评估肠转运过程最好的体外模型系统,而肠内分泌细胞系是研究不同肠道激素分泌的常见工具。已建立的小肠的肠细胞模型是源自结肠腺癌的 CaCo-2 细胞系(或 CaCo-2TC7 亚克隆)。当选用放射性标记或荧光标记的底物处理细胞,以研究肠道对营养、药物或其他化合物的转运时,CaCo-2 细胞系一般可在 transwell 皿中生长大约 3—4 周(Farrell et al.,2013;Ganapathy et al.,1995;Wang and Li,2017)。HT-29 细胞(和亚克隆)是一种人结肠腺癌细胞系,适用于肠道转运蛋白的研究,尤其是糖类转运蛋白的研究(Delezay et al.,1995;Liu et al.,2016)。然而,为了研究肠道内感知营养的转运蛋白的作用,还需要其他细胞系。小鼠 GLUTag 细胞系(Emery et al.,2015)、小鼠 STC-1 细胞系(Jiang et al.,2016)和人 NCI-H716 细胞系(Pais et al.,2014)是用于研究肠道激素分泌最主要的肠内分泌细胞系。但以上细胞系均无法完全反映肠内分泌细胞在体内生物学的复杂性(Kuhre et al.,2016)。肠内分泌细胞遍布于小肠和大肠,根据它们在肠道内的定位,不同的肠道激素具有高度不同的表达模式(Habib et al.,2012)。例如,分泌 GLP-1 的细胞(通常指 L 细胞)数量从肠道近端到远端逐渐增加,而分泌 GIP 的细胞(K 细胞)数量则逐渐降低。综上,目前用于研究营养感知、肠道激素分泌及其潜在的分子和调节机制的肠内分泌细胞系,均来源于肿瘤,是一种非常单一的、人工化的模型系统。哺乳动物细胞系的优势在于,它们在世界各地的许多实验室均可培养,具有大量可用的科学数据和已建立的实验方案。此外,这些细胞系易于操作且培养成本较低。几乎所有这些细胞系仍然是非常简单和人工化的模型体系。大部分细胞系是肿瘤来源的,并且它们只代表一种细胞类型,不能反映具有多种特异细胞类型的肠黏膜的复杂性;而且它们通常是二维的,这并不能反映肠道的天然三维结构。

对于营养感知和肠道激素分泌的研究,原代肠道细胞培养是一种更好的方法,并且在过去的几年里已经建立了一个可靠的模型(Reimann et al.,2008)。从分离的肠隐窝中培养原代细胞的优势在于,它们可以来自不同肠段(Parker et al.,2012)、小鼠(野生型或敲除动物)(Diakogiannaki et al.,2013)或人类(Habib et al.,2013)。像天然肠道一样,它们包含吸收性肠上皮细胞和不同类型的肠内分泌细胞。然而,原代培养的肠上皮细胞分化较差,因此不适于检测肠道转运体和受体的蛋白水平和功能。同时,原代培养是一个短期的培养体系,不适于长期实验且不能被传代,这增加了为培养做准备所需的实验动物数量。分离的肠上皮细胞亦是如此(Grossmann et al.,1998),这些细胞包括所有黏膜细胞类型,但在体外表现出非常有限的活力,并不能代表完整的上皮细胞。

组织外植体常用于转运体的研究,如外翻的肠环(Roder et al.,2014),或来自小鼠或大鼠肠道的肠囊(Praslickova et al.,2012;Surampalli et al.,2016)等,但组织外植体仅具备短期的稳定性,限制了其应用。外翻的肠环既可以在体外用标记的底物培养,也可以用于后续的体内用药研究,例如啮齿类动物口服放射性标记的转运蛋白底物的用药研究(Roder et al.，2014)。因为腔室和基底外侧腔室可以被分别靶向,外翻的肠囊甚至可以用于通量研究。然而,实验的准备和处理并非易事,需要操作者具备一定的经验。组织外植体的优点是可以从不同的肠道区域制备,并且在体外保存其区域特异性的体内特征。肠道外植体可以保存其固有结构,并且黏膜与周围组织(黏膜下层或肌肉层)、神经元、淋巴和血管相连接。根据不同的科学问题,这既可能是优点,也可能是缺点。通过在啮齿类动物的肠道中灌药,研究者可以研究肠道的营养感知和激素分泌功能(Kuhre et al.，2015)。动物被麻醉后,向肠腔内灌注来自体外的刺激物,随后可收集管基底液,以分析肠道内的激素成分。此方法在技术操作上并不简单,而且伦理障碍也限制了该方法在营养诱导的肠道激素释放研究中的广泛应用。

蟾蜍卵母细胞的异源性表达是用于研究肠道转运体功能性特点和调节机制的一种可靠且稳定的模型(Hirsch et al.，1996)。注射 mRNA 后,在电转运体存在的情况下,可利用放射标记的底物或电生理方法,研究目标蛋白在卵母细胞中的表达和转运动力学(Schulze et al.，2014；Stelzl et al.，2016)。这项技术是研究一种特定转运蛋白功能特性的良好工具,尽管靶蛋白处于人为的环境中,而且不存在调控因子,但实际就像它们在哺乳动物细胞中一样。此外,在应用此项技术时,完整卵母细胞的可用性和复杂的操作性(包括卵母细胞注射)均是需要考虑的关键问题。酵母菌和大肠杆菌是比较简单的异源表达体系,可以利用它们产生重组突变体,一旦表达成功,可被大规模培养和繁殖,从而产生大量蛋白。由于成本较低并且易于操作,酵母菌和大肠杆菌是研究哺乳动物蛋白尤其是较大膜蛋白的简易模型系统,但是,经常出现蛋白错误折叠或插膜失败的问题。因此,相比哺乳动物转运体的功能和调控机制的深入研究,酵母菌和大肠杆菌更适用于纯化的蛋白或结构域的结构特征研究(Beale et al.，2015)。

三维哺乳动物细胞培养模型是较新颖和有前景的方法。将肠道细胞系(如 CaCo-2 或 HT-29)在支架上培养,可促进其分化并生长成更像肠道的结构(Chen et al.，2015)。其他三维体系可以直接利用人小肠上皮细胞和成纤维细胞在微孔膜上培养(Maschmeyer et al.，2015a；Maschmeyer et al.，2015b),但不能在体外扩增。这些模型具有用于营养物质或药物的转运研究的潜力。从人体肠上皮细胞培养的细胞甚至包含不同的黏膜细胞类型,但不包括肠内分泌细胞。此外,3D 打印的生物组织是最近新兴的并获得巨大关注的一种技术,但相比实验研究,此方法对再生医学和器官移植领域更具价值(Murphy and Atala，2014)。不同组织(包括心脏、皮肤和骨骼)的生物打印已经成功确立,但迄今为止,肠道组织的生物打印还很少见,需要进一步完善(Wengerter et al.，2016)。

第二节　设　计　思　路

鉴于现有实验研究的体外模型的局限性,在肠道转运、感知和激素分泌领域,三维的肠道类器官培养是一种非常具有前景的模型体系。

研究证实,肠道类器官包含肠上皮的所有细胞类型(Sato et al.,2009;Spence et al.,2011),包括分泌 GIP 和 GLP-1 的肠内分泌细胞(Petersen et al.,2014;Petersen et al.,2015)。类器官可来自小鼠或人的肠道组织,用标准的细胞培养皿培养,并可在实验室通过传代培养数月。因此,最近研究者在探究小鼠肠道类器官是否可以成为用于肠道转运、感知和激素分泌研究的体外模型(Zietek et al.,2015)。由于肠道营养转运体特异性表达于膜的顶部或基底外侧,因此类器官的上皮包含极化的肠上皮细胞。研究发现,许多营养转运体,如 SGLT1、PEPT1 或 GLUT5 等,均表达于面向肠腔的顶端膜,以从消化的食物中吸收营养(Daniel and Zietek,2015)。然而,其他一些营养转运体,如氨基酸转运体或 GLUT2,则表达于基底膜,从而介导来自肠上皮细胞的养分进入血液循环(Roder et al.,2014)。因此,保证目的转运蛋白定位在肠道类器官的正确位置是非常重要的。在研究特定激素分泌时,确保类器官培养中包含肠内分泌细胞亦非常必要。最简便的方法便是将类器官包埋于石蜡中,进行免疫荧光检测。在研究转运蛋白(或其它肠道蛋白)时,推荐利用缺乏目的蛋白表达的敲除小鼠进行类器官培养来验证染色的特异性。根据不同的目的蛋白,在构建类器官时选择正确的部位较为关键。肠道部位与肠道激素分泌的研究也同样相关,不同亚型的肠内分泌细胞分布在肠道的不同部位。值得注意的是,从近端小肠到远端小肠,分离所得到的隐窝明显减少,培养所得到的类器官也明显减少。在研究营养感知时,如果所研究的传感器蛋白的表达位置与目标肠内分泌细胞亚型的分布位置不同,则需要做出折中。

当评估转运体活性、调节或抑制时,可以应用不同的方法,例如荧光标记、稳定的同位素标记或放射性元素标记的转运蛋白底物。选择何种方法取决于可用的实验设备,例如是否具备放射性同位素实验室,是否拥有质谱平台或可用的荧光显微镜。放射性标记转运蛋白实验价格昂贵,但方法非常敏感,标记的底物具有化学稳定性。如果可能的话,转运和抑制实验的结果应该使用来自敲除小鼠的肠道类器官进行验证。这同样适用于某一感受器蛋白、肠道转运蛋白或受体的营养感知和肠道激素分泌的功能研究。值得注意的是,肠道类器官培养也可以作为研究细胞内信号转导的模型。荧光活细胞成像常被用于检测转运蛋白或受体活性的下游效应。例如,利用荧光探针标记的活细胞成像,质子偶联的转运蛋白的底物诱导胞质酸化这一过程可实现可视化(Chen et al.,2010)。在肠内分泌细胞内,随着质子水平升高出现膜去极化,诱导胞内钙离子浓度上升,最终诱发激素的释放(Diakogiannaki et al.,2013)。作为肠道感受器的 G 蛋白偶联受体激活后也可诱导产生这种钙离子信号,也可被荧光活细胞成像检测(Reimann et al.,2012)。

这些已确立的研究转运(Roder et al.,2014)、营养诱导的激素分泌(Diakogiannaki et al.,2013)和胞内信号转导(Pais et al.,2014)的实验方法,可用于二维培养的哺乳细胞或组织外植体等体外模型。将肠道类器官用于胃肠道功能研究时,研究者的首要目标是将已确立的技术用于三维类器官培养体系,并力图使实验方法尽可能简洁,从而可以让其他研究者更容易应用。将类器官保持在基质胶构成的穹顶样三维环境中,将底物简单地添加到细胞培养皿中是适用于所有功能性研究的最直接的方法。然后,对比哺乳动物细胞系或原代培养,肠道类器官是三维结构,内部含有腔室,外部是基底外侧膜。效应因子加入培养体系时首先抵达类器官的外缘,这意味着基底外侧的转运蛋白或受体首先被靶向。如研究者所证实,因为类器官上皮有一定程度的渗漏,几千道尔顿的分子或通过旁细胞途径,或通过简单扩散,穿过类器官上皮进入类器官管腔(Zietek et al.,2015)。无论如何,分子量不超过 4 kDa 的营养物质和小分子抵达类器官内腔部位后,不仅靶向基底外侧,还针对分布于顶端的转运蛋白和受体。该体系不能够实现分别靶向顶端或基底外侧。使用抑制剂、基因敲除或下调类器官,或使用相应敲除小鼠的类器官,是排除特定转运体或受体作用的方法。

第 三 节　代 表 性 成 果

用于功能性胃肠实验研究的肠道类器官培养物最容易从离体的小鼠近端小肠中获得并培养(图 10.1)。在研究营养转运和感知时,肠道类器官上皮细胞的极化是必要的,可通过免疫荧光检测顶端膜的标志物(如绒毛蛋白或碱性磷酸酶)和基底外侧膜标志物(如上皮细胞钙黏蛋白)进行鉴定(Sato et al.,2009;Spence et al.,2011;Zietek et al.,2015)。与天然的哺乳动物肠道相同(Chen et al.,2010;Roder et al.,2014),肠道转运体在类器官内具有恰当的定位:肽类转运体 PEPT1 和糖类转运体 SGLT1 分布于顶端膜,葡萄糖或果糖转运体 GLUT2 分布于基底外侧膜(Zietek et al.,2015)。

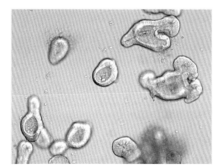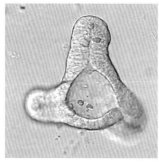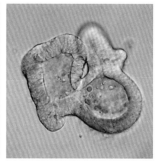

图 10.1

来自小鼠近端小肠的类器官第 1 次传代之后 4 d 的成像(野生型小鼠)。可以清晰地看到带有隐窝和绒毛样结构的上皮层和内侧腔。在这一成熟阶段,类器官培养有助于肠道运输、激素分泌和细胞内信号转导的功能研究。

利用特异性抑制剂(如果条件允许可以选择敲除小鼠),肠道类器官培养让研究者便于区分顶端和基底外侧的转运过程(图 10.2)。电溶质载体 SGLT1 是小肠顶端主要的葡萄糖转运体,而 GLUT2 通过易化扩散介导葡萄糖在基底外侧膜的流动。小肠近端的类器官可检测到两种转运体及其药理性抑制作用(图 10.3)。通过放射性标记的葡萄糖或 1 - O -甲基-α- D -吡喃葡萄糖苷(α- MDG)来评估 SGLT1 的功能,α- MDG 是一种 SGLT1

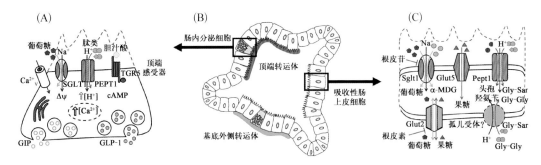

图 10.2

模式图展示了类器官怎样用于体外研究肠道转运、感知和激素分泌。三维类器官(B)具有一个极化的上皮细胞单层,其中肠道转运体位于顶端膜(橙色)和基底外侧膜(蓝色)。图中呈现出所有的肠上皮细胞亚型,包括吸收性肠上皮细胞和含有携带激素的囊泡的肠内分泌细胞(红色)。在吸收性肠上皮细胞(C),可以检测到不同的顶端(橙色)和基底外侧(蓝色)的转运体主动和被动地运输营养和药物,包括竞争性和非竞争性抑制。在肠内分泌细胞(A),可以观察到营养诱导的肠道激素分泌。顶端电转运体或G蛋白偶联受体作为营养物质或其他管腔化合物的传感器,介导细胞内钙浓度增加诱导的肠促胰岛素的分泌。对整个肠上皮细胞进行荧光活细胞成像,可以观察到电转运体诱导的胞内 Ca^{2+} 和质子水平的增加。GIP:葡萄糖依赖的促胰岛素多肽;GLP-1:胰高血糖素样肽 1;TGR5:胆汁酸受体;SGLT1:钠依赖的葡萄糖转运体 1;PEPT1:质子偶联的肽转运体 1;GLUT2/5:葡萄糖转运体 2/5;α-MDG:1-O-甲基-α-D-吡喃葡萄糖苷;Gly-Sar:甘氨酰-肌酸;Gly-Gly:甘氨酰-甘氨酸

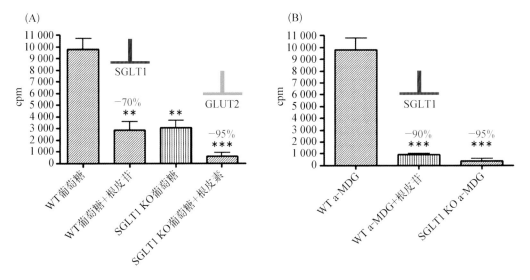

图 10.3

放射性标记底物在小鼠小肠类器官培养中的糖转运研究。(A):来自野生型(WT)和 SGLT1 敲除(KO)小鼠的器官内的 SGLT1(钠依赖的葡萄糖转运体 1)和 GLUT2(葡萄糖转运体 2)对葡萄糖(3 mM)的转运,包括根皮苷(1 mM)和三羟苯酚丙酮(1 mM)分别对 SGLT1 和 GLUT2 的药理性抑制。(B):在 WT 和 SGLT1 KO 小鼠的类器官中 SGLT1 对非代谢性底物 α-MDG(1-O-甲基-α-D-吡喃葡萄糖苷,1 mM)的特异性转运,包括根皮素抑制(1 mM)。数据以平均值±标准差表示,数量为 3—5 个培养物,使用非成对双尾 t 检验对 WT 葡萄糖组或 WTα-MDG 组进行统计学分析;∗∗ P<0.005;∗∗∗ P< 0.001。

特定的非代谢底物，此外，间苯肼嗪几乎可以完全抑制 SGLT1。在来自 SGLT1 敲除小鼠的类器官中，可以观察到 GLUT2 介导的残留葡萄糖内流，后者可被根皮素抑制。利用放射标记的转运研究方法可以检测到小肠类器官内 GLUT2 和 GLUT5 介导的果糖摄入。来自 GLUT5 敲除小鼠的类器官仍然表现出 GLUT2 介导的果糖内流，而同样这一过程可被根皮素抑制。短肽的转运也发生在肠上皮细胞的顶端和基底外侧。虽然顶端的肽转运体 PEPT1 已被充分研究，尤其是 PEPT1 可在顶端介导腔内药物吸收（Sugano et al.，2010），但基底外侧的肽转运系统却不太为人所知（Berthelsen et al.，2013）。通过摄取放射标记底物和竞争性抑制实验，可以检测肠道类器官内 PEPT1 对二肽和 β 内酰胺抗生素头孢羟氨苄的吸收（Zietek et al.，2015）。在 PEPT1 缺陷小鼠的器官中，可以观察到剩余的二肽通过基底外侧肽运输系统转运。

　　因此，类器官对于肠道营养和药物运输（包括药理抑制性研究）的研究是一种有价值的体外培养模型。三维类器官可以接种在包裹有猪小肠支架的 transwell 皿，以包含有不同肠细胞亚型的二维单层细胞的方式生长（Schweinlin et al.，2016）。已经证实，利用类器官可以检测荧光素的细胞旁转运和普萘洛尔的细胞间转运，以及罗丹明 123 的基底外侧流出，后者是一种 p－糖蛋白（Mdr1）的底物。然而，此模型是否也适合于评价肠道激素分泌和胞内信号通路还有待探讨。三维肠类器官被认为是一种研究肠营养感知、肠道激素分泌和阐述分子机制的良好模型（图 10.2）（Zietek et al.，2015）。在应对不同的促分泌素时，例如葡萄糖、肽类和胆汁酸等，类器官释放肠促胰岛素 GLP-1 和 GIP；利用相应敲除小鼠的类器官，可以确定发挥作用的感受器蛋白（图 10.4）。利用免疫荧光，可以检测到类器官内含有 GIP 和 GLP-1 的细胞，均来自近端小肠的培养物。分泌 GLP-1 的 L 细胞可在小鼠和人的肠类器官内发现，由于已证实短链脂肪酸可增加 L 细胞的数量，因此肠道类器官可用于研究 L 细胞的生长调控（Petersen et al.，2014）。此外，研究发现通过抑制肠类器官的 NOTCH 信号通路，分泌 GIP 和 GLP-1 的细胞数量大幅增加（Petersen et al.，2015）。

　　靶向肠内分泌细胞内的肠感受器是治疗 2 型糖尿病的一种很有前景的治疗方法，一些感受器蛋白已成功被靶向并研发出合成激动剂，以增加肠促胰岛素分泌并改善血糖控制（Watterson et al.，2014）。根据肠腔刺激物所激活的肠腔感受器类型不同，肠内分泌细胞内不同的级联反应被激活，最后诱导肠道释放激素进入血液。肠道营养传感器激活后，胞质钙浓度升高是肠道激素囊泡胞吐的主要和常见的触发因素（Zietek and Daniel，2015）。因此，当研究肠腔营养感知与肠道激素分泌相关的胞内机制时，观察胞内钙的水平非常重要。荧光探针钙成像被常规用于药理学筛查以检测细胞培养条件下一种特定药物或配体对受体的激活。此外，许多转运体活性和胞内易位等事件被胞内钙所调控，例如 PEPT1 的激活（Wenzel et al.，2002）和 GLUT2 的转运（Kellett et al.，2008）。使用相同的模型系统进行钙成像有助于利用肠道类器官来研究营养感知过程及其潜在的信号机制（Zietek et al.，2015）。标记荧光钙指示剂 Fura-2-AM 的小鼠类器官甚至会在隐窝和绒毛内肠上皮细胞的胞内呈现染料分布，并通过感受器 SGLT1 对葡萄糖产生强而快的钙反应

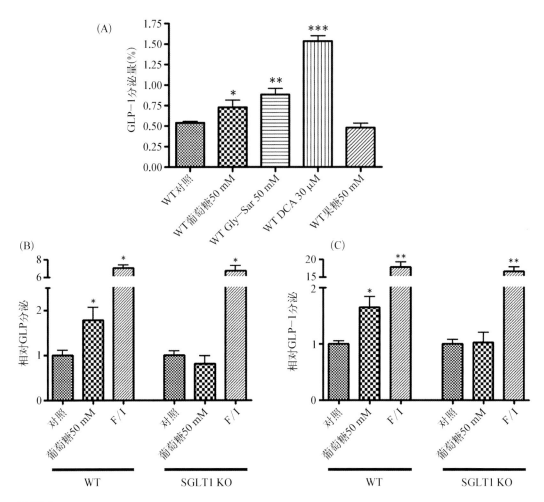

图 10.4

小鼠小肠类器官培养的营养感知和肠促胰岛素分泌作用研究。（A）：检测来自野生型小鼠类器官中 GLP-1（胰高血糖素样肽 1）对糖、二肽 GlySar（甘氨酰基-肌氨酸）和次级胆汁酸 DCA（脱氧胆酸）的反应。纵轴代表培养物分泌 GLP-1 的量，以 GLP-1 总量（上清加细胞裂解液）为标准化。（B）、（C）：检测来自野生型（WT）或 SGLT1 敲除（KO）小鼠类器官在应对葡萄糖和 F/I（毛喉素/IBMX（3-异丁基-1-甲基黄嘌呤））刺激时 GIP（葡萄糖依赖的促胰岛素多肽）或 GLP-1 的相对分泌量。F/I（每个 10 μm）作为最大激素量用于阳性对照。数据以平均值±标准差表示，数量为 3—6 个培养物，使用非成对双尾 t 检验对 WT 葡萄糖组或 WTα-MDG 组进行统计学分析；$*P < 0.05$；$**P < 0.005$；$***P < 0.001$。

（图 10.5B）。对于像 SGLT1 或 PEPT1 的电转运体，底物偶联阳离子内流诱导膜去极化，从而开启电压门控 L 型钙通道，随后肠内分泌细胞分泌肠道激素（Diakogiannaki et al.，2013）。而 SGLT1 是钠离子依赖型感受器，PEPT1 介导的底物流与质子进行共转运，从而导致肠上皮细胞酸化（Chen et al.，2010）。为使胞内质子流可视化，荧光质子指示剂 BCECF-AM 可简单地标记类器官（Zietek et al.，2015）。在小鼠类器官内（包括隐窝和绒毛区域的肠上皮细胞），二肽和 PEPT1 的底物甘氨酰基-肌氨酸可诱导胞内质子水平下降（图 10.5C）。

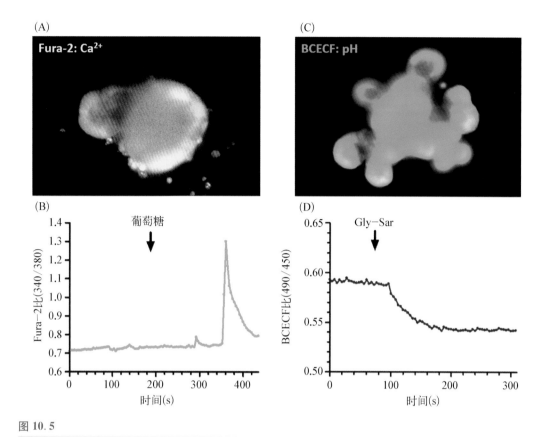

图 10.5

野生型小鼠小肠类器官的荧光活细胞成像。荧光钙指示剂 Fura-2（A）或 pH 指示剂 BCECF（C）标记类器官。（B）：葡萄糖诱导的钙信号，纵轴代表在 340/380 nm 波长时 Fura‒2 的荧光激发比。（D）：给予二肽甘氨酰基-肌氨酸处理，检测胞内酸化率，以 490/450 nm 波长时 BCECF 的荧光激发比来表示。图中结果为单个类器官的代表性检测值。

综上所述，肠道类器官作为胃肠道研究的模型系统在未来具有无限潜力，可用于研究肠道营养和药物运输、感知、激素分泌以及潜在的细胞内信号通路。

第四节　面临的挑战

三维类器官培养是一种合适且通用的肠道功能研究模型，具备与许多天然器官相似的生理特征。尽管这项技术有诸多优势，但仍有一些挑战在未来需要得到解决。在肠道类器官中可以成功地进行转运研究，使用抑制剂和敲除小鼠可以靶向特异性转运体。然而，利用器官模型不能实现靶向顶端侧或基底外侧部位的研究，但在 transwell 实验中可以很容易做到这一点。将效应子微量注射到类器官的管腔内以特异性靶向顶端蛋白仍是一项技术挑战。由于类器官上皮并非完全紧密而是本身部分存在渗漏，且微量注射会造成额外的损伤，因此基于这项技术的转运研究结果并不可靠。一种基于在 transwell 膜上种植三维类器官的方法引发了由肠上皮的不同肠细胞组成的二维单层细胞培养的发展

(Schweinlin et al.，2016；VanDussen et al.，2015)，这种培养体系被认为是转运研究中很有前景的模型，但需要进一步评估。在这个体系中，唯一被证实的转运体介导的底物流是由 p‐糖蛋白(Mdr1)介导流出的罗丹明 123(Schweinlin et al.，2016)。此外，培养物的生长需要基于猪小肠支架的细胞外基质，准备过程复杂，且需要灌注生物反应器维持动态培养条件才能使培养物达到最佳分化状态。该模型是否包含不同类型的肠内分泌细胞，以及是否可用于营养感知和肠道内分泌的研究，同样值得商榷。三维类器官或二维 transwell 体系生长所需的基质可能会限制某些化合物的应用。虽然许多效应剂能够通过这些基质，但由于其空间和/或物理化学性质，某些化合物的扩散可能受到阻碍。使用三维类器官系统从外部应用化合物时需要注意，较大的化合物不能通过完整的类器官上皮，因此不能通过顶端蛋白到达内侧腔室(Zietek et al.，2015)。如果使用的化合物不能通过细胞外基质或不能进入类器官腔，则可以从凝胶基质中分离出类器官，并收集在 Eppendorf 管中进行功能分析(Petersen et al.，2014)。使用移液管研磨可以破坏类器官，导致上皮两侧暴露于效应液，因此可作为一个操作选项。

大多数实验选择使用十二指肠或近端空肠培养的类器官，因其生长快、产量高。此外，需要对不同小肠段和结肠来源的肠道类器官进行进一步的功能研究，并对小鼠和人类器官的功能特性进行比较。另一个关键问题是转运研究中功能读数的标准化。通过均匀种植和培养，可以调整每孔的类器官总量，达到实验结果稳定可靠、标准差低的效果(图 10.3)。然而，如果不同处理组之间的差别微小，且对转运体活性的微小变化较为敏感，可能需要对底物的转运进行细致的标准化。通常用于细胞培养实验的正常功能读数的总蛋白含量，并不一定推荐用于三维类器官培养。在蛋白质定量分析中，包裹类器官的富含层粘连蛋白的凝胶基质的残留量会引起高背景信号，而来自类器官的细胞蛋白质产量却非常低。DNA 标准化可能是一个更好的方法，可以将利用三维类器官培养进行的转运或其他功能性研究的读数标准化。

目前，类器官是最符合生理现状的体外胃肠实验研究模型，因此，进一步发展和完善肠道类器官培养技术具有重要意义。此外，肠道类器官将有助于糖尿病和胃肠功能紊乱(如吸收障碍综合征)的分子基础研究。对于药物作用和生物有效性的药理筛查及其潜在机制的研究，基于类器官的研究方法是目前最具有前景的模型之一。

译者：吕桂帅　杨文

参 考 文 献

Barker，N.，2014. Adult intestinal stem cells: critical drivers of epithelial homeostasis and regeneration. Nat. Rev. Mol. Cell. Biol. 15，19‐33.

Beale，J. H.，Parker，J. L.，Samsudin，F.，Barrett，A. L.，Senan，A.，Bird，L. E.，et al.，2015. Crystal Structures of the Extracellular Domain from PepT1 and PepT2 Provide Novel Insights into Mammalian Peptide Transport. Structure. 23，1889‐1899.

Berthelsen，R.，Nielsen，C. U.，Brodin，B.，2013. Basolateral glycylsarcosine (Gly-Sar) transport in

Caco-2 cell monolayers is pH dependent. J. Pharm. Pharmacol. 65, 970-979.

Chen, M., Singh, A., Xiao, F., Dringenberg, U., Wang, J., Engelhardt, R., et al., 2010. Gene ablation for PEPT1 in mice abolishes the effects of dipeptides on small intestinal fluid absorption, short-circuit current, and intracellular pH. Am. J. Physiol. Gastrointest. Liver. Physiol. 299, G265－G274.

Chen, Y., Lin, Y., Davis, K. M., Wang, Q., Rnjak-Kovacina, J., Li, C., et al., 2015. Robust bioengineered 3D functional human intestinal epithelium. Sci Rep. 5, 13708.

Daniel, H., Kottra, G., 2004. The proton oligopeptide cotransporter family SLC15 in physiology and pharmacology. Pflug Arch Eur J Phys. 447, 610－618.

Daniel, H., Zietek, T., 2015. Taste and move: glucose and peptide transporters in the gastrointestinal tract. Exp. Physiol. 100, 1441－1450.

de Lau, W., Barker, N., Low, T. Y., Koo, B. K., Li, V. S., Teunissen, H., et al., 2011. Lgr5 homologues associate with Wnt receptors and mediate R-spondinsignalling. Nature. 476, 293－297.

Dekkers, J. F., Berkers, G., Kruisselbrink, E., Vonk, A., de Jonge, H. R., Janssens, H. M., et al., 2016a. Characterizing responses to CFTR-modulating drugs using rectal organoids derived from subjects with cystic fibrosis. Sci Transl Med. 8, 344ra384.

Dekkers, J. F., GogorzaGondra, R. A., Kruisselbrink, E., Vonk, A. M., Janssens, H. M., de Winter-de Groot, K. M., et al., 2016b. Optimal correction of distinct CFTR folding mutants in rectal cystic fibrosis organoids. Eur. Respir. J. 48, 451－458.

Delezay, O., Baghdiguian, S., Fantini, J., 1995. The development of Na(1)-dependent glucose transport during differentiation of an intestinal epithelial cell clone is regulated by protein kinase C. J. Biol. Chem. 270, 12536－12541.

Diakogiannaki, E., Pais, R., Tolhurst, G., Parker, H. E., Horscroft, J., Rauscher, B., et al., 2013. Oligopeptides stimulate glucagon-like peptide-1 secretion in mice through proton-coupled uptake and the calcium-sensing receptor. Diabetologia. 56, 2688－2696.

Douard, V., Ferraris, R. P., 2013. The role of fructose transporters in diseases linked to excessive fructose intake. J. Physiol. 591, 401－414.

Drucker, D. J., 2015. Deciphering metabolic messages from the gut drives therapeutic innovation: the 2014 Banting Lecture. Diabetes. 64, 317－326.

Ebert, K., Witt, H., 2016. Fructose malabsorption. Mol Cell Pediatr. 3, 10.

Emery, E. C., Diakogiannaki, E., Gentry, C., Psichas, A., Habib, A. M., Bevan, S., et al., 2015. Stimulation of GLP-1 secretion downstream of the ligand-gated ion channel TRPA1. Diabetes. 64, 1202－1210.

Farrell, T. L., Ellam, S. L., Forrelli, T., Williamson, G., 2013. Attenuation of glucose transport across Caco-2 cell monolayers by a polyphenol-rich herbal extract: interactions with SGLT1 and GLUT2 transporters. Biofactors. 39, 448－456.

Ganapathy, M. E., Brandsch, M., Prasad, P. D., Ganapathy, V., Leibach, F. H., 1995. Differential recognition of beta-lactam antibiotics by intestinal and renal peptide transporters, PEPT 1 and PEPT 2. J. Biol. Chem. 270, 25672－25677.

Gorboulev, V., Schurmann, A., Vallon, V., Kipp, H., Jaschke, A., Klessen, D., et al., 2012. Na(1)-D-glucose cotransporter SGLT1 is pivotal for intestinal glucose absorption and glucose-dependent incretin secretion. Diabetes. 61, 187－196.

Gribble, F. M., Reimann, F., 2016. Enteroendocrine Cells: Chemosensors in the Intestinal Epithelium. Annu. Rev. Physiol. 78, 277－299.

Grossmann, J., Maxson, J. M., Whitacre, C. M., Orosz, D. E., Berger, N. A., Fiocchi, C., et al., 1998. New isolation technique to study apoptosis in human intestinal epithelial cells. Am. J. Pathol. 153, 53－62.

Habib, A. M., Richards, P., Cairns, L. S., Rogers, G. J., Bannon, C. A., Parker, H. E., et al., 2012.

Overlap of endocrine hormone expression in the mouse intestine revealed by transcriptional profiling and flow cytometry. Endocrinology. 153, 3054 – 3065.

Habib, A. M. , Richards, P. , Rogers, G. J. , Reimann, F. , Gribble, F. M. , 2013. Co-localisation and secretion of glucagon-like peptide 1 and peptide YY from primary cultured human L cells. Diabetologia. 56, 1413 – 1416.

Hirsch, J. R. , Loo, D. D. , Wright, E. M. , 1996. Regulation of Na+/glucose cotransporter expression by protein kinases in Xenopus laevis oocytes. J. Biol. Chem. 271, 14740 – 14746.

Jiang, S. , Zhai, H. , Li, D. , Huang, J. , Zhang, H. , Li, Z. , et al. , 2016. AMPK-dependent regulation of GLP1 expression in L-like cells. J. Mol. Endocrinol. 57, 151 – 160.

Kellett, G. L. , Brot-Laroche, E. , Mace, O. J. , Leturque, A. , 2008. Sugar absorption in the intestine: the role of GLUT2. Annu. Rev. Nutr. 28, 35 – 54.

Kuhre, R. E. , Frost, C. R. , Svendsen, B. , Holst, J. J. , 2015. Molecular mechanisms of glucosestimulated GLP-1 secretion from perfused rat small intestine. Diabetes. 64, 370 – 382.

Kuhre, R. E. , WewerAlbrechtsen, N. J. , Deacon, C. F. , Balk-Moller, E. , Rehfeld, J. F. , Reimann, F. , et al. , 2016. Peptide production and secretion in GLUTag, NCI-H716, and STC-1 cells: a comparison to native L-cells. J. Mol. Endocrinol. 56, 201 – 211.

Leushacke, M. , Barker, N. , 2014. Ex vivo culture of the intestinal epithelium: strategies and applications. Gut. 63, 1345 – 1354.

Liu, X. , Liu, S. , Liu, X. , Shi, Y. , Yang, J. , Huang, Z. , et al. , 2016. Fluorescent 6-amino-6-deoxyglycoconjugates for glucose transporter mediated bioimaging. Biochem. Biophys. Res. Commun.

Maschmeyer, I. , Hasenberg, T. , Jaenicke, A. , Lindner, M. , Lorenz, A. K. , Zech, J. , et al. , 2015a. Chip-based human liver-intestine and liver-skin co-cultures—A first step toward systemic repeated dose substance testing in vitro. Eur. J. Pharm. Biopharm. 95, 77 – 87.

Maschmeyer, I. , Lorenz, A. K. , Schimek, K. , Hasenberg, T. , Ramme, A. P. , Hubner, J. , et al. , 2015b. A four-organ-chip for interconnected long-term co-culture of human intestine, liver, skin and kidney equivalents. Lab. Chip. 15, 2688-2699.

Murphy, S. V. , Atala, A. , 2014. 3D bioprinting of tissues and organs. Nat. Biotechnol. 32, 773 – 785.

Pais, R. , Zietek, T. , Hauner, H. , Daniel, H. , Skurk, T. , 2014. RANTES (CCL5) reduces glucose-dependent secretion of glucagon-like peptides 1 and 2 and impairs glucoseinduced insulin secretion in mice. Am. J. Physiol. Gastrointest. Liver. Physiol. 307, G330 – G337.

Parker, H. E. , Wallis, K. , le Roux, C. W. , Wong, K. Y. , Reimann, F. , Gribble, F. M. , 2012. Molecular mechanisms underlying bile acid-stimulated glucagon-like peptide-1 secretion. Br. J. Pharmacol. 165, 414 – 423.

Petersen, N. , Reimann, F. , Bartfeld, S. , Farin, H. F. , Ringnalda, F. C. , Vries, R. G. , et al. , 2014. Generation of L cells in mouse and human small intestine organoids. Diabetes. 63, 410 – 420.

Petersen, N. , Reimann, F. , van Es, J. H. , van den Berg, B. M. , Kroone, C. , Pais, R. , et al. , 2015. Targeting development of incretin-producing cells increases insulin secretion. J. Clin. Investig. 125, 379 – 385.

Praslickova, D. , Torchia, E. C. , Sugiyama, M. G. , Magrane, E. J. , Zwicker, B. L. , Kolodzieyski, L. , et al. , 2012. The ileal lipid binding protein is required for efficient absorption and transport of bile acids in the distal portion of the murine small intestine. PLoS. ONE. 7, e50810.

Reimann, F. , Gribble, F. M. , 2016. Mechanisms underlying glucose-dependent insulinotropic polypeptide and glucagon-like peptide-1 secretion. J. Diabetes Investig. 7 (Suppl 1), 13 – 19.

Reimann, F. , Habib, A. M. , Tolhurst, G. , Parker, H. E. , Rogers, G. J. , Gribble, F. M. , 2008. Glucose sensing in L cells: a primary cell study. Cell Metab. 8, 532 – 539.

Reimann, F. , Tolhurst, G. , Gribble, F. M. , 2012. G-protein-coupled receptors in intestinal chemosensation. Cell Metab. 15, 421 – 431.

Roder, P. V. , Geillinger, K. E. , Zietek, T. S. , Thorens, B. , Koepsell, H. , Daniel, H. , 2014. The role of SGLT1 and GLUT2 in intestinal glucose transport and sensing. PLoS. ONE. 9, e89977.

Santer, R. , Groth, S. , Kinner, M. , Dombrowski, A. , Berry, G. T. , Brodehl, J. , et al. , 2002. The mutation spectrum of the facilitative glucose transporter gene SLC2A2 (GLUT2) in patients with Fanconi-Bickel syndrome. Hum. Genet. 110, 21 − 29.

Sato, T. , Vries, R. G. , Snippert, H. J. , van de Wetering, M. , Barker, N. , Stange, D. E. , et al. , 2009. Single Lgr5 stem cells build crypt-villus structures in vitro without a mesenchymal niche. Nature. 459, 262 − 265.

Schulze, C. , Bangert, A. , Kottra, G. , Geillinger, K. E. , Schwanck, B. , Vollert, H. , et al. , 2014. Inhibition of the intestinal sodium-coupled glucose transporter 1 (SGLT1) by extracts and polyphenols from apple reduces postprandial blood glucose levels in mice and humans. Mol. Nutr. Food. Res. 58, 1795 − 1808.

Schweinlin, M. , Wilhelm, S. , Schwedhelm, I. , Hansmann, J. , Rietscher, R. , Jurowich, C. , et al. , 2016. Development of an Advanced Primary Human In Vitro Model of the Small Intestine. Tissue. Eng. Part. C. Methods.

Spence, J. R. , Mayhew, C. N. , Rankin, S. A. , Kuhar, M. F. , Vallance, J. E. , Tolle, K. , et al. , 2011. Directed differentiation of human pluripotent stem cells into intestinal tissue in vitro. Nature. 470, 105 − 109.

Stelzl, T. , Baranov, T. , Geillinger, K. E. , Kottra, G. , Daniel, H. , 2016. Effect of N-glycosylation on the transport activity of the peptide transporter PEPT1. Am. J. Physiol. Gastrointest. Liver. Physiol. 310, G128 − G141.

Sugano, K. , Kansy, M. , Artursson, P. , Avdeef, A. , Bendels, S. , Di, L. , et al. , 2010. Coexistence of passive and carrier-mediated processes in drug transport. Nat. Rev. Drug. Discov. 9, 597 − 614.

Surampalli, G. , Nanjwade, B. K. , Patil, P. A. , 2016. Safety evaluation of naringenin upon experimental exposure on rat gastrointestinal epithelium for novel optimal drug delivery. Drug. Deliv. 23, 512 − 524.

Svendsen, B. , Holst, J. J. , 2016. Regulation of gut hormone secretion. Studies using isolated perfused intestines. Peptides. 77, 47 − 53.

Tolhurst, G. , Reimann, F. , Gribble, F. M. , 2012. Intestinal sensing of nutrients. Handb. Exp. Pharmacol. 309 − 335.

van de Wetering, M. , Francies, H. E. , Francis, J. M. , Bounova, G. , Iorio, F. , Pronk, A. , et al. , 2015. Prospective derivation of a living organoid biobank of colorectal cancer patients. Cell. 161, 933 − 945.

VanDussen, K. L. , Marinshaw, J. M. , Shaikh, N. , Miyoshi, H. , Moon, C. , Tarr, P. I. , et al. , 2015. Development of an enhanced human gastrointestinal epithelial culture system to facilitate patient-based assays. Gut. 64, 911 − 920.

Wang, B. , Li, B. , 2017. Effect of molecular weight on the transepithelial transport and peptidase degradation of casein-derived peptides by using Caco-2 cell model. Food. Chem. 218, 1 − 8.

Watterson, K. R. , Hudson, B. D. , Ulven, T. , Milligan, G. , 2014. Treatment of type 2 diabetes by free Fatty Acid receptor agonists. Frontiers in endocrinology. 5, 137.

Wengerter, B. C. , Emre, G. , Park, J. Y. , Geibel, J. , 2016. Three-dimensional Printing in the Intestine. Clin. Gastroenterol. Hepatol. 14, 1081 − 1085.

Wenzel, U. , Kuntz, S. , Diestel, S. , Daniel, H. , 2002. PEPT1-mediated cefixime uptake into human intestinal epithelial cells is increased by Ca2 1 channel blockers. Antimicrob. Agents. Chemother. (Bethesda). 46, 1375 − 1380.

Wright, E. M. , Hirayama, B. A. , Loo, D. F. , 2007. Active sugar transport in health and disease. J. Intern. Med. 261, 32 − 43.

Wuensch, T. , Schulz, S. , Ullrich, S. , Lill, N. , Stelzl, T. , Rubio-Aliaga, I. , et al. , 2013. The peptide transporter PEPT1 is expressed in distal colon in rodents and humans and contributes to water absorption.

Am J Physiol-Gastr L. 305, G66－G73.

Yoshikawa, T., Inoue, R., Matsumoto, M., Yajima, T., Ushida, K., Iwanaga, T., 2011. Comparative expression of hexose transporters (SGLT1, GLUT1, GLUT2 and GLUT5) throughout the mouse gastrointestinal tract. Histochem. Cell. Biol. 135, 183－194.

Yui, S., Nakamura, T., Sato, T., Nemoto, Y., Mizutani, T., Zheng, X., et al., 2012. Functional engraftment of colon epithelium expanded in vitro from a single adult Lgr5(1) stem cell. Nat. Med. 18, 618－623.

Zietek, T., Daniel, H., 2015. Intestinal nutrient sensing and blood glucose control. Curr. Opin. Clin. Nutr. Metab. Care. 18, 381－388.

Zietek, T., Rath, E., 2016. Inflammation meets metabolic disease: gut feeling mediated by GLP-1. Front. Immunol. 7, 154.

Zietek, T., Rath, E., Haller, D., Daniel, H., 2015. Intestinal organoids for assessing nutrient transport, sensing and incretin secretion. Sci Rep. 5, 16831.

第十一章

基于人体干细胞的三维神经球系统在纳米毒理学研究中的应用

原著：Yang Zeng，Tin-Tin Win-Shwe，Tomohiro Ito，Hideko Sone

第一节 引 言

近年来,随着三维(3D)培养系统的发展,体外培养可部分重现出哺乳动物器官形成的复杂过程,进而推动了移植进程。3D 培养人源性干细胞,如人胚胎干细胞(human embryonic stem cells，hESCs)、人诱导多能干细胞(human induced pluripotent stem cells，hiPSCs)和人成体干细胞(human adult stem cells，hAdSCs),为探索人体发育和再生医学开辟了新途径。类器官是源自 iPSCs、hESCs、新生组织干细胞或 AdSCs/成体祖细胞的 3D 结构,在此结构中这些细胞自组装成了具有适度分化潜能的细胞类型以及特定的祖细胞,生成类似体内结构对应的组织样团块,重现器官的部分功能。神经球模型已可作为一个通用的体外 3D 模型,用于神经发育毒性检测(Fritsche and Schreiber，2011；Hill et al.，2008)。Tieng 等构建了中脑类器官,含有可长期存活的多巴胺能神经元(Tieng et al.，2014)；Moors 等通过三维培养系统发现了引起人神经祖细胞迁移的细胞外信号通路(Moors et al.，2007)；Palazzolo 等发现超软水凝胶可促进神经细胞形成神经突起(轴突和树突)(Palazzolo et al.，2015)。

目前,干细胞模型已用于人体中枢神经系统的毒理筛查(Hunsberger et al.，2015),人神经祖细胞(human neural progenitor cells，hNPCs)在治疗神经退行性疾病方面具有巨大潜能也已被证实。除此之外,hNPCs 可以整合到宿主组织中,并分化成不同的神经元亚型(Cossetti et al.，2012；Ryu et al.，2009)。因此,hNPCs 已成为一种新型筛选工具,用于筛查影响神经系统发育的化合物(Barenys et al.，2016；Breier et al.，2010；Breier et al.，2008；Qin et al.，2012)。

目前已有多种方法用于纳米颗粒的毒性评估,包括基于类器官和非类器官的体内外模型。在设计本章的实验之前,研究者已经分析了上述方法评估毒性所涉及的各项问题,并比较了每种方法的潜在优缺点。以下内容为本章重点：① 毒性评估的重要性及评估方法；② 类器官方法的潜在优势和不足；③ 基于神经球的研究方案；④ 使用基于 hNPC 的方法评估纳米颗粒对神经元发育的影响；⑤ 前景展望。

第二节   毒性评估的重要性及评估方法

由于周围环境中化学品释放越来越多,人们难以避免接触各类化学品。因此,化学品上市之前评估其毒性非常重要。目前,已有多种方法评估化学品对人类和动物的影响,但各有千秋。例如,非类器官的体外方法可以提供细胞活性等基本参数,但不能模拟人体和动物体内的复杂环境。体内方法可以更好地模拟化学暴露的生理环境,但存在一定局限性。例如,母体暴露于甲基汞和沙利度胺等化学品后会导致神经发育毒性(developmental neurotoxicity,DNT),将严重危害健康。因此,在造成人体损害之前,通过早期实验检测出这些化学品(包括药物)的影响非常重要。例如,大鼠被广泛应用于 DNT 检测,但耗时费力,且需要大量的实验动物;此外,大鼠和人之间物种差异导致结果偏差。类器官方法用于纳米颗粒对人体毒性的安全性研究,目前面临的主要挑战是如何建立稳定的神经球模型。

第三节   类器官方法的潜在优势和不足

前文已介绍了多种评估化学品毒性的方法,各有千秋。例如,体内实验的优势是将整个动物暴露于特定环境中,通过皮肤和黏膜组织将体内器官和外部环境隔离开,有助于评估化学品对动物的影响,推测对人体的危害。其中聚酰胺-胺(polyamidoamine,PAMAM)树状大分子的毒性研究就是采用体内模型测试的。为了确定 PAMAM 树状大分子经鼻滴后的作用和分布情况,将其与荧光基团偶联,鼻滴入小鼠体内,探究其在小鼠脑内的分布及作用。研究表明,PAMAM 可能影响神经元分化,与氧化应激和 DNA 损伤有关(Win Shwe et al.,2014)。但是这种实验方法费时耗力,并且人体的毒性机制可能与动物模型不同。因此,可以将神经球模型用于 PAMAM 的毒性研究,以评估其对人体的化学毒性。

非类器官的体外实验价格低廉、操作方便,已广泛应用于多种毒性检测。例如,干细胞模型用于中枢神经系统的化学品筛选和安全性评估(Hunsberger et al.,2015;Kolaja,2014);大鼠中脑神经干细胞用于凋亡研究(Suzuki and Ishido,2011);小鼠胚胎干细胞用于神经发育毒性评估(Visan et al.,2012),以及用于评估两种抗癫痫药物对基因表达的影响(Schultz et al.,2015);神经祖细胞用于体外研究神经细胞的黏附、迁移及神经发育毒性(Barenys et al.,2016;Gassmann et al.,2010);hNPC 的细胞培养系统用于研究 PAMAM 树状大分子的神经毒性(Zeng et al.,2016)。但是相比较而言,Zeng 等使用的模型敏感性较差,在低药物浓度情况下结果差异可能不明显,导致假阴性。

而基于类器官制备的神经球模型具有如下优点:操作方便;与体内组织高度相似;细胞间的相互作用增强,可反映胎儿大脑发育的基本过程,包括增殖、分化以及凋亡。此外,神经球的发育可受环境调控。例如,超软海藻酸钠水凝胶可以支持长期的 3D 功能性神经元网络结构(Palazzolo et al.,2015);神经毒素(如丙烯酰胺)可以抑制神经干细胞形成神经球(Chen et al.,2015);神经球被用于神经发育毒性试验(Fritsche et al.,2011),在比较人类和大鼠神经发育毒性方面十分有效:分化的 Ntera2/clone D1 细胞(NT2/D1)神经球暴露于人类致畸剂中,可以检测其神经发育毒性(Hill et al.,2008;Salama et al.,2015)。

第四节　基于神经球的研究方案

为建立化学品神经毒性评估模型,研究采用 PAMAM 树状大分子纳米颗粒为实验材料。近年来,树状大分子已被用于多种生物医学研究,其中 PAMAM 树状大分子纳米材料研究较多。树状分子的大小和形状可组装式地进行合成控制,并且具有丰富的等效的末端官能团,这种结构特征使得 PAMAM 树状大分子具有高度的生物兼容性和良好的单分散性等特点,赋予了 PAMAM 树状大分子的单分子纳米颗粒多功能性。

最近纳米毒理研究表明,小鼠静脉注射带有氨基末端的 PAMAM 树状大分子会引起类似于弥散性血管内凝血的情况,具有致命性。新近研究证实 PAMAM 树状大分子纳米颗粒具有神经发育毒性(Zeng et al.,2016)。研究人员基于 hNPCs 的 3D 神经球模型评估了 PAMAM 树状大分子的神经发育毒性,观察到它在神经球中的生物分布,及其对神经球迁移和分化的影响。在 3D 细胞培养模型中,荧光标记的 PAMAM 树状大分子的生物分布具有时间依赖性,这可能影响了神经球的迁移而非分化。该实验首次利用了 3D 细胞培养技术评估 PAMAM 树状大分子纳米颗粒的神经发育毒性。

第五节　实　验　方　法

研究人员建立了一个为期 10 d 的 3D 细胞培养模型,评估 PAMAM 树状大分子的神经毒性作用(Zeng et al.,2016;图 11.1A)。人神经祖细胞培养在含有 0.05% b-FGF 和 1% L-谷氨酰胺的 NEM 培养基(Neural Expansion Medium,NEM,ENStem-A)中,培养皿用多聚鸟氨酸和层粘连蛋白-111 预先包被(Sigma-Aldrich,St. Louis,MO,US)。第 0 d,细胞接种于 96 孔板(Nunc,Falcon),密度为每孔约 6 000 个细胞,以形成神经球。第 2 d,将 NEM 和 PAMAM 树状大分子混合,替换原有的培养基,然后培养 72 h。第 5 d,将神经球轻柔地转移到提前用层粘连蛋白-511 包被的 48 孔板,加入含有 1×B27、1×N2,以及 10 ng/mL 脑源性神经营养因子(brain-derived neurotrophic factor,BDNF;Invitrogen,Carlsbad,CA)的神经分化培养基(neural differentiation media,NDM)。转至 NDM 培养基后,神经球生长,有神经突起的细胞发生迁移。神经球贴壁 24 h 后,极化的细胞从球体中心向外迁移。5 d 后,细胞体变大突起变长。10 d 后,细胞突起长度和密度均增加。单个细胞呈现多个突起生长和树突棘,这是未成熟和成熟神经元表型的典型特征(图 11.1 B—E)。后续实验前,需要每 3 d 更换 1 次 NDM 培养基。

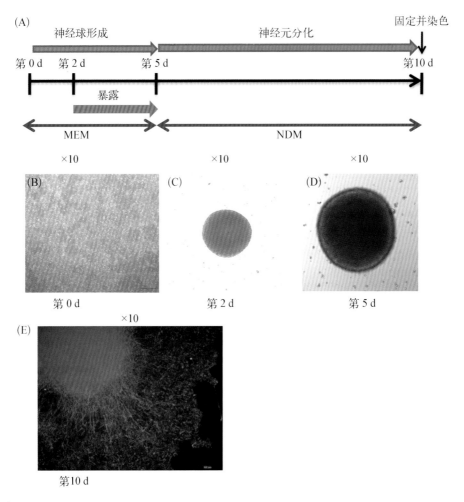

图 11.1

实验流程。(A):细胞在第 0 d 铺板形成神经球,在第 2–5 d 暴露于化学品中,在第 10 d 进行形态学分析。神经球实验中 hNPCs 分化的形态学照片见(B—E)。这种培养方法可以用来评估包括纳米颗粒在内的多种化学品。

在细胞培养的第 10 d 进行免疫染色。将神经球用 4% 多聚甲醛固定 15 min,0.1% TritonX-100 通透 30 min,室温下用 1% BSA-PBS 封闭 30 min 后,用一抗[小鼠抗微管关联蛋白 2(mouse antimicrotubule-associated protein 2, MAP2, 1∶200 稀释;Sigma-Aldrich)]4 ℃ 过夜孵育细胞。在用 PBS 洗涤后,用二抗(Alexa Fluor 488 驴抗鼠 IgG;1∶1 000 稀释)室温孵育 1 h。随后,用 2 μg/mL Hoechst 33342 溶液室温处理细胞 15 min。使用 InCell analyzer 1000 软件(GE Healthcare, Tokyo, Japan)分析和计算每个细胞的神经突起长度

以及细胞核数量。此外,每个孔采集 9 张 10 倍物镜下的图像,利用图像分析软件 IN Cell Developer Tool Box 1.7(GE Healthcare)合并成一张图像。用 ImageJ(多维图像处理程序)测量球体面积和球体的伸长部分,分析神经细胞迁移情况(https://imagej.net/Welcome)。

为了研究 Alexa 标记的 PAMAM 树状大分子的吸收情况和生物分布,将浓度为 10 μg/mL 的 Alexa568 标记的 PAMAM 树状大分子与 96 孔板内培养的神经球一起孵育。在第 24、48、72 h,分别将神经球转移到层粘连蛋白-511 包被的玻璃皿中观察。使用 Olympus LV1200 高性能激光扫描显微镜(Olympus Optical,Japan)观测 Alexa 标记的 PAMAM 树状大分子,获得 10×或 20×物镜下观测到的图像。

为了研究其毒性机制,用带有氨基末端的 PAMAM 树状大分子(10 μg/mL)处理神经球 72 h。从处理组和对照组各取 4 个神经球,提取 RNA。为了检测 PAMAM 树状大分子暴露后神经球中基因表达的变化,对 2 个 RNA 样本进行了微阵列分析(Sureprint G3 Human GE 8360K Ver. 2.0 1color 4;Agilent Technologies Inc.,Santa Clara,CA,USA),按照说明书进行杂交及芯片扫描。将原始数据归一化,过滤掉低于标准线的数据,然后通过标签筛选掉不能被 GeneSpring GX12.10 软件(Agilent Technologies)检测到的数据。将微阵列数据上传基因表达数据库(Gene Expression Omnibus,GEO),登记号为 GSE65875(http://www.ncbi.nlm.nih.gov/geo/query/acc.cgi?acc5gse65875)。以差异倍数>1.5 或≤1.5 为标准,从每个独立样本挑选出差异表达的基因进行整合,产生有共有差异表达基因的列表。对差异表达的基因进行 GeneSpring 的单实验分析(single experiment analysis,SEA),在 WikiPathways 中找到匹配的基因。选择与前 5 条通路匹配的基因,从而筛选得到 12 个基因,经 GeneSpring 处理(natural language processing,NLP)确定它们之间的相互作用程度。

第六节　纳米颗粒对神经元发育的影响评估

为研究 PAMAM 树状大分子的神经发育毒性,采用抗 MAP2 蛋白的抗体对神经球中的神经突起进行免疫组化染色。神经突起生长情况和神经球图像如图 11.2(A,B)所示,反映 PAMAM 树状大分子对每个细胞的神经突起长度以及从神经球迁移的细胞核数量的影响。结果显示,树状大分子在该研究测试的任何浓度下均不会抑制细胞神经突起生长。神经球核心无耀斑区域(即没有绿色荧光标记的神经球中心区域)的大小代表细胞的增殖情况,而有耀斑区域(即绿色荧光区域)的大小代表细胞的迁移情况,ImageJ 软件测量上述区域大小,定量分析树状大分子的其他潜在影响。带有氨基末端的 PAMAM 树状大分子以剂量依赖方式显著抑制细胞迁移,迁移的神经元的平均面积减小(图 11.2C)。浓度为 10 μg/mL 的 Alexa-PAMAM 偶联物抑制细胞迁移,其抑制程度与 PAMAM-NH2 树状大分子相似。然而,当浓度为 1 μg/mL 时,两者作用相反,Alexa-PAMAM 偶联物不影响迁移和分化。

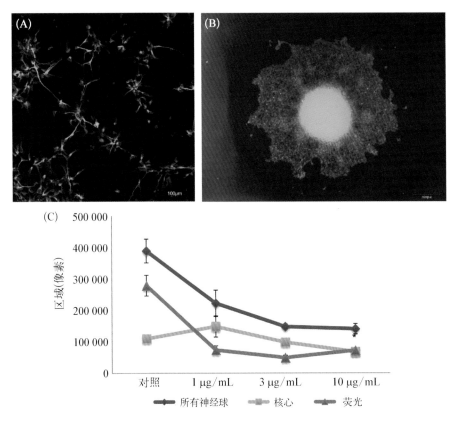

图 11. 2

Incell analyzer 1000 软件检测 PAMAM-NH$_2$ 处理的神经球及定量。分别使用 10× 和 20× 的光学透镜观测神经元细胞（A）及神经球（B）的形态。ImageJ 软件检测 PAMAM-NH$_2$ 迁移的区域，检测球体和荧光区域大小。

　　将 PAMAM 树状大分子纳米颗粒与 Alexa 568 偶联，与神经球共培养 3 d，检测化学品在神经球中的生物吸收情况。对照组用 PAMAM 树状大分子处理 3 d 后，用荧光剂处理 72 h，对照组没有观测到荧光信号。加入 Alexa-PAMAM 耦合物的处理组，第 3 d 仅在神经球表面观察到 Alexa-568 荧光信号（图 11.3A），第 5 d 时在神经球内 Alexa-PAMAM 耦合物数量增加（图 11.3B）。该结果表明 PAMAM 树状大分子的生物分布具有时间依赖性，暴露 3 d 后 Alexa-PAMAM 位于神经球中心，表明它由细胞通过某种方式有序组织。

　　微阵列分析 50 739 个基因的表达情况，过滤掉未能检测到的以及低表达的基因后剩下 25 622 个基因。以差异倍数>1. 5 或 ≤1. 5 倍为标准，两次实验中分别筛选到 289 和 171 个差异基因。其中 32 个基因在两组实验中都有差异。SEA 软件分析这 32 个基因，在 WikiPathways 中找到匹配的基因。通路分析显示，这些基因主要富集在直接相互作用、信号网络靶标和调控通路以及 Hs-脂肪生成通路。除 *CYP26A1* 外，大多数匹配基因表达下调。进一步分析这 32 个基因在 NLP 中的相互作用，结果显示早期生长应答基因 1

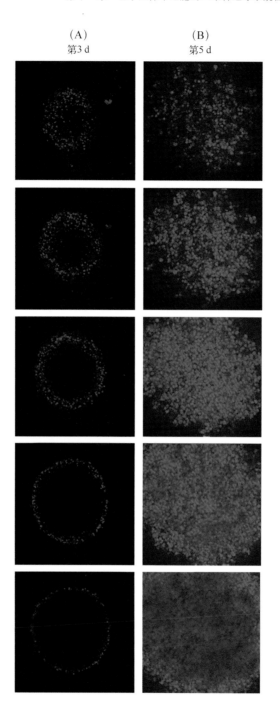

图 11.3

共聚焦激光显微镜显示 PAMAM-NH$_2$ 树状大分子的分布。在神经球开始形成后的第 3 d(A)和第 5 d（B）时拍摄神经球的二维横截面。图片从上到下依次是神经球顶端到中间位置，其顶至底约 30 μm。

（early growth response gene 1，EGR1）、胰岛素样生长因子结合蛋白 3（insulin-like growth factor-binding protein 3，IGFBP3）、组织因子途径抑制物 2（tissue factor pathway inhibitor 2，TFPI2），以及肾上腺髓质素（adrenomedullin，ADM）这 4 个基因可能是关键节点。

第七节　前景展望

研究人体长期暴露于化学制品的危害对于毒性评估十分重要,需要改进培养技术使神经球的培养更加稳定。该方案可能会有各种潜在问题,例如在神经球培养过程中,如何选择神经球进行实验以及神经球的接种操作。应确保神经球培养中定期补充或更换培养基。此外,还需注意选择的神经球应该是圆形的、外部区域明亮而内部核心区域较暗的。如果遇到迁移面积不规则,或者不同分化条件下神经球不能附着在表面的情况,需对症处理。

此外,该模型可能不适用于其他细胞系,或评估其他化学品的影响。研究者还需确定这些神经球是否能发育成具有电生理能力的移植物,以便进行更精细的生理测试。因此探讨树状大分子和类器官在神经毒理学领域的优缺点对后续研究具有重大意义。

就树状大分子而言,应着重明确树状大分子纳米颗粒如何通过树状大分子的生成和化学作用(如电荷密度、形式电荷)影响血浆蛋白,尤其是促凝蛋白。树状大分子的毒理作用可能与它和血浆蛋白质或细胞的直接相互作用有关,也可能影响了血液成分的相应调节,因此需注重树状大分子如何影响凝血因子活化和纤维蛋白聚合。

译者:魏雅婷　陈瑶

参 考 文 献

Barenys, M., Gassmann, K., Baksmeier, C., Heinz, S., Reverte, I., Schmuck, M., et al., 2016. Epigallocatechin gallate (EGCG) inhibits adhesion and migration of neural progenitor cells in vitro. Arch. Toxicol. Available from: http://dx.doi.org/10.1007/s00204-016-1709-8.

Breier, J. M., Radio, N. M., Mundy, W. R., Shafer, T. J., 2008. Development of a high-throughput screening assay for chemical effects on proliferation and viability of immortalized human neural progenitor cells. Toxicological Sciences 105 (1), 119–133. Available from: http://dx.doi.org/10.1093/toxsci/kfn115.

Breier, J. M., Gassmann, K., Kayser, R., Stegeman, H., De Groot, D., Fritsche, E., et al., 2010. Neural progenitor cells as models for high-throughput screens of developmental neurotoxicity: State of the science. Neurotoxicol. Teratol. 32 (1), 4–15. Available from: http://dx.doi.org/10.1016/j.ntt.2009.06.005.

Chen, J. H., Lee, D. C., Chen, M. S., Ko, Y. C., Chiu, I. M., 2015. Inhibition of neurosphere formation in neural stem/progenitor cells by acrylamide. Cell. Transplant. 24 (5), 779–796. Available from: http://dx.doi.org/10.3727/096368913X676925.

Cossetti, C., Alfaro-Cervello, C., Donega, M., Tyzack, G., Pluchino, S., 2012. New perspectives of tissue remodelling with neural stem and progenitor cell-based therapies. Cell. Tissue. Res. 349 (1), 321–329. Available from: http://dx.doi.org/10.1007/s00441-012-1341-8.

Fritsche, E., Gassmann, K., Schreiber, T., 2011. Neurospheres as a model for developmental neurotoxicity testing. Methods. Mol. Biol. 758, 99–114. Available from: http://dx.doi.org/10.1007/978-1-61779-170-3-7.

Gassmann, K., Abel, J., Bothe, H., Haarmann-Stemmann, T., Merk, H. F., Quasthoff, K. N., et al.,

2010. Species-specific differential AhR expression protects human neural progenitor cells against developmental neurotoxicity of PAHs. Environ. Health. Perspect. 118（11），1571－1577. Available from: http://dx. doi. org/10. 1289/ehp. 0901545.

Hill, E. J. , Woehrling, E. K. , Prince, M. , Coleman, M. D. , 2008. Differentiating human NT2/D1 neurospheres as a versatile in vitro 3D model system for developmental neurotoxicity testing. Toxicology 249（2-3），243－250. Available from: http://dx. doi. org/10. 1016/j. tox. 2008. 05. 014.

Hunsberger, J. G. , Efthymiou, A. G. , Malik, N. , Behl, M. , Mead, I. L. , Zeng, X. , et al. , 2015. Induced pluripotent stem cell models to enable in vitro models for screening in the central nervous system. Stem. Cells. Dev. 24（16），1852－1864. Available from: http://dx. doi. org/10. 1089/scd. 2014. 0531.

Kolaja, K. , 2014. Stem cells and stem cell-derived tissues and their use in safety assessment. J. Biol. Chem. 289（8），4555－4561. Available from: http://dx. doi. org/10. 1074/jbc. R113. 481028.

Moors, M. , Cline, J. E. , Abel, J. , Fritsche, E. , 2007. ERK-dependent and -independent pathways trigger human neural progenitor cell migration. Toxicol. Appl. Pharmacol. 221(1)，57－67. Available from: http://dx. doi. org/10. 1016/j. taap. 2007. 02. 018.

Palazzolo, G. , Broguiere, N. , Cenciarelli, O. , Dermutz, H. , Zenobi-Wong, M. , 2015. Ultrasoft alginate hydrogels support long-term three-dimensional functional neuronal networks. Tissue Eng. Part A 21 (15-16)，2177－2185. Available from: http://dx. doi. org/10. 1089/ten. TEA. 2014. 0518.

Qin, X. Y. , Akanuma, H. , Wei, F. F. , Nagano, R. , Zeng, Q. , Imanishi, S. , et al. , 2012. Effect of low-dose thalidomide on dopaminergic neuronal differentiation of human neural progenitor cells: a combined study of metabolomics and morphological analysis. Neurotoxicology 33（5），1375－1380. Available from: http://dx. doi. org/10. 1016/j. neuro. 2012. 08. 016.

Ryu, J. K. , Cho, T. , Wang, Y. T. , McLarnon, J. G. , 2009. Neural progenitor cells attenuate inflammatory reactivity and neuronal loss in an animal model of inflamed AD brain. J. Neuroinflammation 6, Artn39 doi: 10. 1186/1742-2094-6-39.

Salama, M. , Lotfy, A. , Fathy, K. , Makar, M. , El-Emam, M. , El-Gamal, A. , et al. , 2015. Developmental neurotoxic effects of Malathion on 3D neurosphere system. Appl. Transl. Genom. 7, 13－18. Available from: http://dx. doi. org/10. 1016/j. atg. 2015. 07. 001.

Schultz, L. , Zurich, M. G. , Culot, M. , da Costa, A. , Landry, C. , Bellwon, P. , et al. , 2015. Evaluation of drug-induced neurotoxicity based on metabolomics, proteomics and electrical activity measurements in complementary CNS in vitro models. Toxicol. In. Vitro 30（1 Pt A），138－165. Available from: http://dx. doi. org/10. 1016/j. tiv. 2015. 05. 016.

Suzuki, J. S. , Ishido, M. , 2011. Transcriptome of tributyltin-induced apoptosis of the cultured rat mesencephalic neural stem cells. Toxicology 287（1－3），61－68. Available from: http://dx. doi. org/10. 1016/j. tox. 2011. 06. 001.

Tieng, V. , Stoppini, L. , Villy, S. , Fathi, M. , Dubois-Dauphin, M. , Krause, K. H. , 2014. Engineering of midbrain organoids containing long-lived dopaminergic neurons. Stem. Cells. Dev. 23（13），1535－1547. Available from: http://dx. doi. org/10. 1089/scd. 2013. 0442.

Visan, A. , Hayess, K. , Sittner, D. , Pohl, E. E. , Riebeling, C. , Slawik, B. , et al. , 2012. Neural differentiation of mouse embryonic stem cells as a tool to assess developmental neurotoxicity in vitro. Neurotoxicology 33（5），1135－1146. Available from: http://dx. doi. org/10. 1016/j. neuro. 2012. 06. 006.

Win-Shwe, T. T. , Sone, H. , Kurokawa, Y. , Zeng, Y. , Zeng, Q. , Nitta, H. , et al. , 2014. Effects of PAMAM dendrimers in the mouse brain after a single intranasal instillation. Toxicol. Lett. 228（3），207－215. Available from: http://dx. doi. org/10. 1016/j. toxlet. 2014. 04. 020.

Zeng, Y. , Kurokawa, Y. , Zeng, Q. , Win-Shwe, T. T. , Nansai, H. , Zhang, Z. , et al. , 2016. Effects of polyamidoamine dendrimers on a 3-D neurosphere system using human neural progenitor cells. Toxicol.

Sci. 152 (1), 128－144. Available from: http://dx. doi. org/10. 1093/toxsci/kfw068.

Zeng, Y. , Kurokawa, Y. , Win-Shwe, T. T. , Zeng, Q. , Hirano, S. , Zhang, Z. , et al. , 2016. Effects of PAMAM dendrimers with various surface functional groups and multiple generations on cytotoxicity and neuronal differentiation using human neural progenitor cells. J. Toxicol. Sci. 41 (3), 351－370. Available from: http://dx. doi. org/10. 2131/jts. 41. 351.

拓 展 阅 读

Moors, M. , Rockel, T. D. , Abel, J. , Cline, J. E. , Gassmann, K. , Schreiber, T. , et al. , 2009. Human neurospheres as three-dimensional cellular systems for developmental neurotoxicity testing. Environ. Health. Perspect. 117 (7), 1131－1138, Correction 117(8), A342.

Zeng, Y. , Wang, Y. , Zeng, Q. , Nansai, H. , Zhang, Z. , Sone, H. , 2015. Optimization of neurosphere assays using human neuronal progenitor cells for developmental neurotoxicity testing. Am. J. Tissue Eng. Stem Cell. 2 (1), 7－18.

第十二章

利用类器官构建肾病模型

原著：Ryuji Morizane，Joseph V. Bonventre

第一节　引　　言

类器官是三维培养的器官样组织，能够在体外模拟自然组织的生理结构和功能。一般认为，类器官具有以下主要特征：① 三维结构；② 复杂的多细胞构造；③ 自我组织装配能力；④ 在体外培养；⑤ 重现发育过程。目前构建类器官有两种不同来源：原代组织细胞和多能干细胞(pluripotent stem cells，PSCs)(Fatehullah et al.，2016)。

已有多项研究报道了从小鼠和人的原代组织细胞成功构建的类器官，包括舌(Hisha et al.，2013)、唾液腺(Nanduri et al.，2014)、食管(Sato et al.，2011a；DeWard et al.，2014)、胃(Barker et al.，2010；Stange et al.，2013；Schlaermann et al.，2016；Bartfeld et al.，2015；Wroblewski et al.，2015；Bertaux-Skeirik et al.，2015；Nadauld et al.，2014；Schumacher et al.，2015)、小肠(Sato et al.，2011a；Sato et al.，2009；Dekkers et al.，2013；Yin et al.，2014；Drost et al.，2015；Finkbeiner et al.，2015；Finkbeiner et al.，2012；Matano et al.，2015；Fordham et al.，2013；Mustata et al.，2011；Mustata et al.，2013；Sato et al.，2011b；Simmini et al.，2014；van Es et al.，2012；Zhang et al.，2014；Horita et al.，2014；Wang et al.，2015；Li et al.，2014；Gracz et al.，2015；Fukuda et al.，2014；Ootani et al.，2009)、结肠(Sato et al.，2011a；Matano et al.，2015；Jung et al.，2011；Okamoto and Watanabe，2016；Yui et al.，2012；van de Wetering et al.，2015)、肝脏(Huch et al.，2013b；Huch et al.，2015)、胰腺(Huch et al.，2013a；Boj et al.，2015；Greggio et al.，2013)、前列腺(Karthaus et al.，2014；Gao et al.，2014；Chua et al.，2014)、输卵管(Kessler et al.，2015)和肺(Mondrinos et al.，2014；Mondrinos et al.，2006)。值得注意的是，许多原代组织细胞类器官来源于使用 R-spondin(LGR4/5 的配体)获得的 Lgr5$^+$ 干细胞(Fatehullah et al.，2016)。这些类器官并非简单地通过原代组织的解离和重聚再造形成，而是来自原代组织中的干细胞群。

人源多能干细胞(human pluripotent stem cells，hPSCs)能够无限地自我更新，具有产生胚胎期全部胚层细胞的能力，非常适用于构建功能性的人类肾脏细胞和组织(Thomson et al.，1998；Takahashi et al.，2007）。目前,已有多项研究利用 hPSCs 分化并构建各种组织的类器官,包括胃（McCracken et al.，2014；McCracken et al.，2017）、小肠（Spence et al.，2011；Cao et al.，2011；Watson et al.，2014）、肝（Takebe et al.，2013；Sampaziotis et al.，2015；Ogawa et al.，2015）、肺（Dye et al.，2015）、脑（Lancaster et al.，2013）、垂体前叶（Ozone et al.，2016）以及肾脏（Xia et al.，2013；Taguchi et al.，2014；Takasato et al.，2015；Freedman et al.，2015；Morizane et al.，2015；Yamaguchi et al.，2016）。近年来在肾脏谱系定向分化领域的研究进展,推动了肾祖细胞（nephron progenitor cells，NPCs）以及来自人源胚胎干细胞（hESCs）和人源诱导多能干细胞（hiPSCs）的肾脏（肾单位）类器官的产生（Taguchi et al.，2014；Takasato et al.，2015；Morizane et al.，2015；Takasato et al.，2014；Lam et al.，2014）。

　　人多能干细胞衍生的 NPCs 和肾脏类器官都是肾脏再生来源的两个重要研究方向。同时,肾脏类器官是体外使用人体细胞研究肾脏疾病的新的有力工具。目前已发现 150 多种遗传性的肾脏疾病（Devuyst et al.，2014）。通过从遗传性肾病患者中获取组织并诱导 hiPSCs,原则上可以实现利用患者源性的肾脏类器官研究肾脏疾病。此外,还可以通过 CRISPR/Cas9 基因组编辑技术将特定的基因突变导入正常 hPSCs 中,进而研究遗传性肾病（Freedman et al.，2015；Cong et al.，2013；Sterneckert et al.，2014）。这些方法能够促进对基因突变相关疾病的机制分析,并且有望实现体外药物筛选,寻找新的治疗方法（图 12.1）。

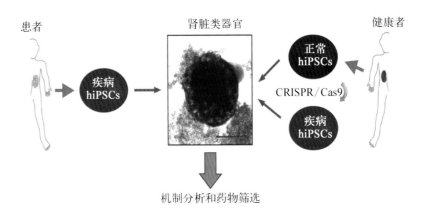

图 12.1

肾脏类器官——药物筛选的疾病模型。肾脏类器官模拟肾脏疾病并用于发现新候选治疗药物的图解。疾病 hiPSCs 可以取自肾病患者或利用 CRISPR/Cas9 对健康者来源的 hiPSCs 进行基因编辑获得。比例尺：500 μm。

一、正在解决的问题

　　在美国和世界其他地区,约有 9%—14% 的成年人患有慢性肾脏疾病（chronic kidney disease，CKD）（Coresh et al.，2007；Ene-Iordache et al.，2016）。虽然不同肾脏疾病的病理生理起始过程不尽相同,但均会导致肾单位功能的丧失和肾小管间质纤维化,进而形成 CKD,最终通常会导致发展为终末期肾病（end-stage kidney disease，ESKD）。这些患者需要肾脏替代治疗以维持生存,如血液透析和肾移植。尽管成人的肾脏在损伤后有固有的自我修复能力(Humphreys et al.,2008),但是人类肾发生的过程(即新的肾单位的形成)仅限于胚胎发育阶段(Little and McMahon,2012)。因此,建立能够恢复肾功能的肾再生疗法十分紧迫。

动物模型对我们了解肾脏的生理学和病理学提供了很大帮助,但在人类治疗的转化方面仍存在很大的局限性。根据最近的小鼠ENCODE项目联盟报道,尽管小鼠和人的基因组有很多相似之处,但也存在非常关键的差异(Yue et al.,2014;Stergachis et al.,2014;Cheng et al.,2014;Pope et al.,2014;Vierstra et al.,2014;Lin et al.,2014)。研究者发现小鼠和人类在DNA变异形式和基因表达模式等方面存在很多不同,这就限制了小鼠疾病模型在预测人类疾病发展以及治疗反应领域的应用。另一方面,能够获取并用于体外研究的人体肾病样本十分有限。去分化和纤维化过程在CKD的发病中发挥关键作用,而体外培养的人肾脏细胞多呈去分化状态,这就阻碍了CKD的深入研究。

基于多能干细胞构建肾脏类器官具有诸多优势,包括:不受初始材料来源的限制、无需原代组织、可便捷地进行起始细胞的基因修饰。类器官是由不同类型的细胞组成的3D结构,人体细胞来源的类器官可用于模拟人体器官。因此,肾脏类器官可在体外模拟人体的肾单位及基质环境,能够实现更好地利用已分化细胞对细胞内及细胞间的相互作用进行研究(Morizane and Bonventre,2017)。

二、构建类器官的其他方法

肾脏的一个重要功能就是从血液中产生尿液进而将身体产生的废物排出,以保持体液、电解质和酸碱平衡。肾脏的主要功能单位称为肾单位,由肾小球和肾小管组成。肾小球负责过滤血液产生原尿,肾小管重吸收大部分身体必需的物质,如葡萄糖和水。同时,肾单位还承担包括主动分泌在内的重要的生理运输功能。肾单位起源于胚胎发生时位于肾周部位的NPCs。NPCs拥有干细胞特性,能够自我复制并分化为肾单位的多种细胞类型。成体肾脏中不存在NPCs,最近的几项研究尝试从小鼠或人类胚胎中扩增NPCs(Li et al.,2016;Tanigawa et al.,2016;Tanigawa et al.,2015;Brown et al.,2015)。NPCs扩增方法的建立将为肾脏类器官、迷你肾以及最终功能性的生物工程肾的构建提供细胞来源。然而,使用人体胚胎的伦理问题以及胚胎的获取都是目前面临的难题。有两项研究证实了以hPSCs为来源扩增NPCs的可能性(Li et al.,2016;Tanigawa et al.,2016);而这些由NPCs分化形成的肾单位需要与小鼠胚胎脊髓(作为肾单位发生的替代诱导剂)共同培养,这就限制了这一技术用于人类治疗。

类器官的一项重要应用是人类疾病的体外模拟。与动物研究相比,类器官的优势包括其细胞来自人体,且方便用于药物筛选。高通量筛选体系能够促进新的治疗药物的开发(Capelle and Arvinte,2008;Inglese et al.,2007)。由于人体组织使用的限制,加之动物实验无法实现高通量的药物筛选,考虑到上述因素,尽管目前类器官的构建方法仍需改进,但在未来有望成为理想的药物筛选平台。

目前,类器官的一个缺点是还无法模拟体内微生理环境。虽然类器官包含多种细胞组分,模拟了体内器官的细胞组成,但其缺乏血液流动,可能会改变细胞的特性。有研究者将类器官移植到小鼠体内进行血管化(Takebe et al. , 2013;Takebe et al. , 2015;Sharmin et al. , 2016),但这种方法不适用于高通量药物筛选。未来需要利用生物工程手段构建微生理环境,这样不仅可以扩大类器官的应用领域,还将实现具备血管血流以及尿液出口等完整通路的迷你器官结构的模拟。

第二节　设　计　思　路

一般认为,后肾起源于间介中胚层,然而由于肾脏发育过程的复杂性,人类后肾的起源尚未完全界定。胚胎发育过程中,人的肾脏由 3 种不同的肾组织形成:前肾、中肾和后肾。最终只有后肾存活并形成功能性的肾脏,而前肾和中肾则在发育过程中降解。Taguchi 等利用谱系示踪技术在小鼠中研究后肾的准确起源(Taguchi et al. , 2014),发现后肾来自不表达 Pax2 和 Lim1(在人类中为 LHX1)的间介中胚层后端。Pax2 和 Lim1 被用来特异性标记小鼠胚胎的间介中胚层 (Tsang et al. , 2000;Bouchard et al. , 2002),在利用 hPSCs 诱导肾小管细胞的研究中也被用来作为肾脏起始细胞的标记蛋白(Xia et al. , 2013;Takasato et al. , 2014;Lam et al. , 2014)。Takasato 等以及作者的研究团队均以 hPSCs 为基础,先将其诱导为 PAX2$^+$LHX1$^+$细胞,进而有效诱导获得了表达翅荚百脉根凝集素(lotus tetragonolobus lectin, LTL)的近端小管样细胞,而从 PAX2$^+$LHX1$^+$细胞诱导得到 SIX2$^+$的 NPCs 的效率却很低(约为 20%)(Takasato et al. , 2014;Lam et al. , 2014)。这些发现与 Taguchi 等的研究一致,将小鼠后肾起源重新定义为 Osr1$^+$Wt1$^+$Pax2$^-$Lim1$^-$的间介中胚层后端细胞。因此,可以预测从 hPSCs 诱导 OSR1$^+$WT1$^+$PAX2$^-$LHX1$^-$的间介中胚层后端细胞,将促进 NPCs 的分化以及进一步形成后肾来源的功能性肾脏。

为了从 hPSCs 诱导获得间介中胚层后端细胞,研究者们模仿了原条向中胚层的早期定向分化。原条是哺乳动物胚胎早期的囊胚形成的结构,在胚胎末端呈延伸状凹陷。细胞从原条前端开始迁移,形成从轴旁中胚层到侧板中胚层的组织。细胞在原条的位置决定后续分化为轴旁或侧板中胚层(Iimura and Pourquie, 2006;Sweetman et al. , 2008)。换句话说,位于原条前端的细胞分化为轴旁中胚层,原条后端的细胞形成侧板中胚层。间介中胚层位于轴旁和侧板中胚层之间。间介中胚层的起始细胞位于原条中间位置。Wnt3a 和 BMP4 的浓度梯度决定原条前-后轴的分化模式。较高浓度的 BMP4 诱导原条后端的分化(Lengerke et al. , 2008;Liu et al. , 1999)。因此,研究者认为需要调整 BMP4 信号,进而模拟原条中部细胞向间介中胚层的分化过程。

细胞从原条向前迁移,从胚胎前部向后部形成中胚层组织(Deschamps and van Nes,2005)。换言之,胚胎发育过程中较早从原条迁移的细胞形成前端的中胚层,而较晚迁移的细胞形成后端中胚层。Taguchi 等利用谱系示踪技术研究 Brachyury 阳性(T$^+$)的原条细胞在胚胎发育不同阶段的分化模式,也得到了与上述一致的结果

（Taguchi et al.，2014）。他们发现，小鼠胚胎 7.5 d 的 T⁺原条细胞形成前段间介中胚层，之后分化为 Wolffian 管（中肾管）；而胚胎 8.5 d 的 T⁺原条细胞形成后端间介中胚层，继而分化为后肾间质。总而言之，诱导位于后期原条中部的细胞形成后端间介中胚层是效率最高的。

在 hPSCs 体外定向分化时，由于没有特异性标志用于鉴别后期原条中部细胞，研究者通过对后续分化得到的 WT1⁺HOXD11⁺后端间介中胚层细胞进行检测，鉴定出 WNT 和 BMP4 作用的最佳时机及处理方法。HOXD11 在侧板中胚层也有丰富表达（Patterson et al.，2001），因此，研究者采用 WT1、OSR1 与 HOXD11 联合鉴定后端间介中胚层（Morizane et al.，2015）。在最初的筛选实验中，研究人员发现 CHIR99021（CHIR，WNT 激活剂）处理时间越长（随后给予激活素 A 处理），越容易诱导 HOXD11 的表达。这一发现与以上提到的小鼠中的发育学研究一致。越长时间的 CHIR 处理诱导越晚期的原条细胞，这些细胞随后形成后端中胚层，从而模仿了体内胚胎发育中的中胚层前-后轴分化模式。

由后端间介中胚层分化为 SIX2⁺ NPCs 在以往的研究（包括作者团队的研究）中有所介绍（Taguchi et al.，2014；Takasato et al.，2014；Lam et al.，2014）。Barak 等证明了 FGF9 和 FGF20 在小鼠和人 NPCs 的细胞干性维持中十分关键（Barak et al.，2012）。后肾间质与输尿管芽相互作用是肾脏发育中的重要部分（Majumdar et al.，2003）。后肾间质与输尿管芽都能产生生长因子，互相促进彼此的分化。Barak 等的研究显示降低 FGF9 和 FGF20 水平导致小鼠中 NPCs 的丢失，提示 FGF 信号在 NPC 的分化和维持中的关键作用。他们还证明 FGF9 由输尿管芽产生，而 FGF20 在 NPCs 中表达。这些结果表明从 hPSCs 来源的后端间介中胚层诱导 NPCs 需要 FGF9，若在定向分化过程中同时诱导产生了输尿管芽则不需添加 FGF9。最近的研究中，正如 Barak 等的预测（Barak et al.，2012），无需添加 FGF20，研究者使用低浓度的 FGF9 （10 ng/ml）处理来自 hPSCs 的 WT1⁺HOXD11⁺后端间介中胚层细胞诱导形成了 SIX2⁺SALL1⁺WT1⁺PAX2⁺的 NPCs（Morizane et al.，2015）。

hPSCs 来源的 NPCs 将成为细胞治疗和生物工程肾结构的潜在来源。目前有 5 项研究利用 hPSCs 诱导形成了 NPCs（Taguchi et al.，2014；Morizane et al.，2015；Takasato et al.，2014；Kang and Han，2014；Toyohara et al.，2015）。这 5 项研究之间关键的不同在于是否特异性地对后端间介中胚层细胞进行诱导以获得 NPCs 的起始细胞。Takasato、Kang 和 Toyohara 等尝试诱导 PAX2⁺或 OSR⁺的间介中胚层细胞，经过长时间（16—27 d）的诱导分化后，其获得 NPCs（SIX2⁺）的效率仅为 10%—38%（Takasato et al.，2014；Kang and Han，2014；Toyohara et al.，2015）。而 Taguchi 和作者团队采用的方案是特异性地对后端的间介中胚层细胞进行诱导，结果用了更短的时间（8—14 d）获得了更高的分化效率（SIX2⁺细胞：62%—92%）。实验过程中，为了模仿体内后端间介中胚层向肾脏的分化发育模式，研究者通过标志分子的免疫染色对每一步分化诱导效率进行评估。这种方法能够高效（SIX2⁺细胞：约 75%—92%）且快速地（约 8—9 d）从 hESCs 和

hiPSCs 细胞获得 SIX2$^+$SALL1$^+$WT1$^+$PAX2$^+$的 NPCs（Morizane et al.，2015；Morizane and Bonventre，2017）。

NPCs 能够分化形成肾单位的上皮细胞，包括肾小球的鲍氏囊和肾小管上皮。目前已有 4 项研究构建出肾脏类器官（Taguchi et al.，2014；Takasato et al.，2015；Freedman et al.，2015；Morizane et al.，2015），其中 2 项研究（包括作者团队）先是从 hPSCs 诱导形成 NPCs，后由 NPCs 构建肾脏类器官（Taguchi et al.，2014；Morizane et al.，2015）。Taguchi 等利用小鼠胚胎脊索在聚碳酸酯滤网上刺激 NPCs 上皮化，形成类似于 S 型人体的早期肾结构，表达足细胞标志分子（WT1 和 NPHS1）和肾小管细胞标志分子（CDH1 和 CDH6）。然而，NPC 的标志分子，即 SALL1 和 PAX2 在这些结构中依然表达，这就表明利用小鼠胚胎脊索诱导获得的肾单位并不完全成熟。该团队的研究工作首次报道了由 hPSCs 分化获得含有肾单位样结构的肾脏类器官，但实验方案仍需改进以促进 hPSCs 的应用。

一、由 hPSCs 构建肾脏类器官

hPSCs 最重要的应用之一是模拟人类疾病，以及利用疾病 hiPSCs 或 CRISPR 改造的突变 hPSCs 进行药物筛选，以寻找候选治疗药物（Sterneckert et al.，2014）。为此，需要建立方便用于高通量筛选的类器官小室培养体系。使用小鼠脊索共培养建立类器官的实验方案无法保证均一化，不能用于药物筛选。此外，小鼠胚胎脊索具体成分不明确，可能会对来自遗传性肾病患者或者基因编辑的 hPSCs 的肾脏类器官表型产生一定的影响，阻碍疾病模型的建立和机制分析。

为解决以上问题，作者的研究团队开发出一套适用于 96 孔微孔板的成分明确的分化方案，利用该方案可通过以下 2 种方法从 NPCs 构建肾脏类器官。第一种方法，简单地在普通培养板里继续 NPC 的分化，最终成为二维培养体系。这种标准的黏附培养产生的结构不会过厚，适用于活细胞观测和免疫化学分析。

第二种方法，要将培养体系转换为三维培养，采用超低黏附的 96 孔圆底培养板进行培养。把 NPCs 在超低黏附板重新铺板后，在三维小孔培养体系中会形成大量的肾脏类器官。肾脏类器官包含分段的肾单位：足细胞（WT1$^+$PODXL$^+$NPHS1$^+$）、近端小管（LTL$^+$CDH2$^+$AQP1$^+$）、髓袢（CDH1$^+$UMOD$^+$）、远曲小管（CDH1$^+$UMOD$^-$），呈现有组织的连续排列。由于 NPCs 诱导效率很高，在高效产生 NPCs 之后，研究者采用的分化方法使得各小室中肾脏类器官重复性很高。研究中使用完全明确的成分进行分化，在分化的各个步骤高效模仿体内发育过程（图 12.2）。这样的类器官体系可以用于肾脏发育分析。例如，在诱导形成肾泡后，通过使用 Notch 抑制剂 DAPT，证明 Notch 通路参与肾脏发育过程的调控。DAPT 显著降低 LTL$^+$近端小管的诱导形成，提示 Notch 信号是近端小管的分化所必须的。这一结果与此前在动物中的研究一致，提示类器官系统将成为研究人类肾脏发育疾病非常有价值的平台。

另外的两项研究，其中一项出自作者实验室，虽然没有将特异性诱导 NPCs 作为类器

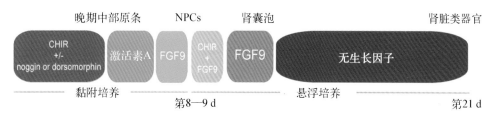

图 12.2

从 hPSCs 到肾祖细胞和肾脏类器官的分化方案。人多能干细胞可在诱导 8—9 d 内形成肾祖细胞（NPCs）。随后在特定因子诱导下，肾祖细胞在 21d 内分化形成肾脏类器官。CHIR：CHIR99021，FGF：成纤维细胞生长因子。（Morizane et al.，2015）

官构建的初始步骤，但也建成了肾脏类器官（Takasato et al.，2015；Freedman et al.，2015）。Freedman 等采用一种独特的方法建成肾脏类器官（Freedman et al.，2015）。首先通过把 hPSCs 接种于 2 层基质胶中间获得空泡样球状体。这些球状体具有多分化潜能，其细胞表达 OCT4、SOX2、TRA1-60 和 NANOG 等多能标志物，且经过几次传代后依然表达。空泡样球状体的分化由 CHIR 处理启动。CHIR 处理 1.5 d 后，细胞进入长达 16 d 的随机分化。虽然电子显微镜下没有观测到足突结构，但是随机分化后获得了 PODXL$^+$WT1$^+$SYNPO$^+$ 的类似足细胞的细胞。同时也有与近端小管相类似的 LTL$^+$ 小管结构产生，但这些小管结构中还有未成熟标志分子 LHX1 和 PAX2 的表达。研究还尝试了肾毒性试验，50 μM 顺铂处理 48 h 后导致 LTL$^+$ 小管结构中肾损伤分子 KIM-1 的表达上调。这种肾单位样结构拥有体内肾单位的部分特征。更重要的是，这种分化方案在诱导肾单位样细胞的同时获得了其他谱系的细胞，如 vWF$^+$CD31$^+$ 的内皮样细胞、TUJ1$^+$ 的神经元样细胞，证明该种方法可以诱导包括侧板中胚层和外胚层等多谱系的衍生。

Takasato 等报道建成了包含多谱系的肾脏类器官。有趣的是，这一研究的肾脏类器官的构建也没有经过诱导 NPCs 阶段。研究者对 hiPSCs 给予 CHIR 处理 4 d，随后用 200 ng/mL FGF9 处理 3 d。然后将其分离成单细胞并离心收集，接种于 Transwell 小室中，CHIR 脉冲处理后继续用 200 ng/mL FGF9 处理 5 d。FGF 处理完成后，细胞在不添加生长因子环境下培养，13 d 后就会形成分段式的肾单位样结构。这些结构包括：WT1$^+$ NPHS1$^+$ 足细胞、LTL$^+$ CUBN$^+$ 未成熟近端小管、LTL$^+$ CDH1$^+$ 成熟近端小管、CDH1$^+$ UMOD$^+$ 髓袢和 CDH1$^+$ GATA3$^+$ PAX2$^+$ 收集管。与 Freedman 等的研究类似（Freedman et al.，2015），Takasato 等在肾脏类器官中也观测到了 CD31$^+$ 内皮样细胞。该研究也分别用浓度 5 μM 和 20 μM 的顺铂做了肾毒性试验。在顺铂处理 24 h 后，通过检测裂解 caspase 3 的表达，他们发现 LTL$^+$ CDH1$^-$ 近端小管似乎对 2 种浓度的顺铂没有反应，而 LTL$^+$ CDH1$^+$ 成熟近端小管则发生细胞凋亡。

综上所述，目前已有 4 项研究采用不同的方法构建了肾脏类器官。未来还需进一步研究以重建肾脏类器官的功能，并探索其潜在的应用价值。然而，肾脏的发育过程十分复杂,例如,人类胚胎发生过程中的前肾和中肾包含未成熟的肾单位,仅仅依靠分子标志对功能性的后肾和前/中肾进行区分是十分困难的。

二、利用肾脏类器官建立疾病模型

hPSCs 的一项重要应用是在体外模拟人类疾病,以对疾病机制进行研究并寻找新的治疗方法。这项应用能够实现在人体细胞中进行大量化学药物的筛选进而寻找新的候选治疗药物,因为受到样本量的限制,这在动物中是无法实现的。药物引起的肾脏损伤是急慢性肾损伤的主要诱因,也常常是终止新药临床试验的原因。肾脏类器官可能成为临床试验前的体外评估药物肾毒性的新工具。

成熟肾单位表达各种转运蛋白,肾毒性物质通过这些转运蛋白被摄取。顺铂在临床上用作抗肿瘤药物,被证实会引起肾损伤(Perazella and Moeckel, 2010)。近端小管通过有机阳离子转运蛋白(organic cation transporters, OCTs)摄取顺铂(Ludwig et al., 2004; Yonezawa et al., 2005);因此,具备转运蛋白表达的成熟表型对于肾脏类器官用于肾毒性试验也非常重要。作者实验室的研究发现,用 5 μM 顺铂处理肾脏类器官 24 h 后,LTL⁺近端小管中肾损伤分子 KIM-1(公认的近端小管损伤标志分子)表达显著上调(Vaidya et al., 2010; Morizane et al., 2015; Morizane and Bonventre., 2017)。为了明确 5 μM 和 50 μM 顺铂造成的损伤是否是近端小管特异性的,我们还检测了 DNA 损伤标志物 γH2AX 的表达。结果显示,在顺铂浓度为 5 μM 时,LTL⁺近端小管细胞中的 γH2AX 表达上调(Morizane et al., 2015),这就提示类器官中此类细胞通过 OCTs 活跃地摄入顺铂。而 50 μM 顺铂浓度导致肾脏类器官中所有细胞类型的整体 DNA 损伤。因此,肾脏类器官可以成为测试药物肾毒性的新工具。

目前有 150 多种遗传性肾病(Devuyst et al., 2014)。这些遗传性肾病造成大部分儿童和 10% 成人的终末期肾病。然而,目前几乎没有模型用于遗传性肾病新疗法的研究。已报道的利用 iPSCs 和类器官的研究多聚焦于多囊肾病(polycystic kidney disease, PKD),尤其是常染色体显性多囊肾病(autosomal dominant PKD, ADPKD)。ADPKD 是最常见的遗传性肾病,占全世界范围肾移植治疗患者的 7%—10%(Ong et al., 2015)。ADPKD 是一种晚发性疾病,约 68% 的 ADPKD 患者在 30 岁时可通过超声检测到囊肿(Nahm et al., 2002)。因此,在 ADPKD 患者来源的肾脏类器官中观测囊肿表型可能比较困难,而由于靶蛋白 PKD1/PKD2 是在多种细胞都有表达的纤毛蛋白(Van Adelsberg and Frank., 1995),因此 ADPKD 早期表型有可能在肾脏类器官甚至未分化的 hiPSCs 中检测到。本研究团队曾经从 3 名携带 PKD1 突变的 ADPKD 患者中建立了 hiPSCs,在未分化的 hiPSCs 以及 hiPSCs 分化的肝母细胞中分析了 PKD1 和 PKD2 的蛋白定位(Freedman et al., 2013)。结果发现 PKD1 突变患者细胞中 PKD2 在纤毛的表达降低,表明 PKD2 的纤毛运输由正常的 PKD1 蛋白介导。这一现象或许正是 ADPKD 患者生成囊肿的原因。纤毛 PKD2 表达降低导致的囊肿发生机制以及为何 ADPKD 患者囊肿发生需要数十年时间,这些仍需进一步的研究加以阐明。

最近的另一项利用患者来源的 hiPSCs 进行的 ADPKD 研究尝试寻找颅内动脉瘤的危险因素（Ameku et al.，2016）。研究者分别从 3 名无颅内动脉瘤患者和 4 名有颅内动脉瘤的 ADPKD 患者建立了 hiPSCs，在诱导分化成为内皮细胞后对两组细胞的基因表达谱进行了比较。他们发现金属酶基因 MMP1 在动脉瘤 ADPKD 患者 hiPSCs 来源的内皮细胞的表达特异性地升高。此外，该研究团队在对 354 名 ADPKD 患者的研究中证明血清 MMP1 水平与颅内动脉瘤的发生呈正相关，提示高水平的血清 MMP1 可能是发生颅内动脉瘤又一新的危险因素。

然而，以上两项研究（Freedman et al.，2013；Ameku et al.，2016）中，ADPKD 的临床表型，如肾囊肿和动脉瘤，均无法在 ADPKD 患者来源的 hiPSCs 培养体系中重现。其中一个原因是当时还没有建立肾脏类器官的分化方法。另外，考虑到 ADPKD 患者疾病的长期发展过程，或许需要开发 hiPSCs 以外的其他方法来对 ADPKD 进行建模，以实现临床表型的体外重现。作者团队的研究者猜测，完全敲除 PKD1 或 PKD2 也许能在培养体系中实现囊肿表型。研究者采用 CRISPR/Cas9 基因编辑技术从 H9 hESCs 细胞分别建立了 PKD1 以及 PKD2 的敲除细胞系（Freedman et al.，2015）。尽管肾脏类器官的分化方法还需进一步优化，但是正如此前预测，在 6% 的突变细胞来源的肾脏类器官中观察到了囊肿形成，而在野生型 H9 细胞来源的肾脏类器官中几乎没有囊肿形成。CRISPR 方法的一个重要优势在于和非突变的亲本的遗传背景保持了严格的一致。最近的研究发现，由于细胞来源或 hPSCs 的仙台病毒感染造成遗传背景差异（Choi et al.，2015），因此在分析 CRISPR/Cas9 基因修饰产生的表型时，最好使用遗传背景完全相同的 hPSCs 做对照。以上两种方法互为补充：疾病和非疾病患者来源的 hiPSCs 之间的比较，野生型和 CRISPR/Cas9 突变型细胞间的比较。

综上，使用 hPSCs 来源的肾脏类器官建立肾病模型，是人类遗传性肾病和药物性肾病机制研究的理想途径。然而，为了进一步优化这一方法，在肾脏类器官中分析疾病表型时，需要将分化方案、遗传背景以及表观遗传变异等多方面因素考虑在内。

第三节　面　临　的　挑　战

目前可以很方便地从肾病患者中获取 hiPSCs，从而用于开发免疫兼容组织以及患者特异性的肾脏疾病模型（Takahashi et al.，2007）。hiPSCs 研究的目标之一是能够实现肾功能的再生。肾脏形成非常复杂的结构以实现维持内部环境的功能。利用类器官重建功能性的生物工程肾组织用以肾再生治疗和模拟肾脏疾病面临很多挑战，其中一项就是血管化，肾脏类器官的血管化须以有组织的方式诱导，引导血液从肾动脉流向静脉结构。Sharmin 等研究显示，将 hPSC 来源的足细胞移植到小鼠肾包膜下的间隙后，肾小球会发生血管化（Sharmin et al.，2015）。虽然很少形成毛细血管袢——协助肾小球进行血液过滤的重要结构，但在移植的足细胞中可以观察到小鼠宿主内皮细胞的生长。Takebe 等通过将人脐静脉内皮细胞（human umbilical vein endothelial cells，HUVEC）、间充质干细胞

(mesenchymal stem cells，MSCs)和小鼠胚胎肾细胞混合后形成肾芽。该团队将肾芽移植到 NOD/SCID 免疫缺陷小鼠的预制颅窗(Takebe et al.，2015)后，观察到了与 Sharmin 等的研究相似的血管化肾小球结构，其中有小鼠内皮细胞的生长。虽然这些体内移植实验令人鼓舞，然而要实现在体外将血管整合进入肾脏类器官，仍需进一步的研究，未来这将可能促进功能性生物工程肾组织的发展。

肾脏类器官研究面临的另一项挑战是尿液出口相关的问题。虽然目前的研究诱导形成了收集管细胞(Takasato et al.，2015；Xia et al.，2014)，但是这一结构还并不完善，不能将尿液排出类器官。一种可能的方法是把 hPSC 来源的 NPCs 与输尿管芽共培养，模拟体内肾脏发育过程中的 NPCs 和输尿管芽相互作用，进而诱导有组织的收集管分支的形成。Xia 等报道了从 hPSC 诱导得到类似输尿管芽祖细胞的细胞(Xia et al.，2014)，但是还未实现后续的输尿管芽和收集管细胞的定向分化。Taguchi 等最近的研究(Taguchi et al.，2014)指出输尿管芽细胞谱系的分化需要与 NPCs 的分化独立进行。建立从 hPSC 诱导输尿管芽的分化方案将可能促进包含尿液出口的肾脏结构的建立。

3D 生物打印技术是一种建立功能性生物工程肾脏的可能方法。Lewis 团队开发出一种生物打印方法，可以构建出充满脉管系统的三维组织结构，其中包含多种细胞类型和胞外基质，并将该系统应用于肾细胞(Kolesky et al.，2014；Bhunia et al.，2002)。通过对多种材料——生物墨水的精确打印产生了 3D 异质性结构。该系统能够将液体灌注到血管腔或管状通道内，可分别用于模拟血管中的血流和管状通道中的液流。

致　　谢

本研究得到了以下基金的资助：美国国立卫生研究院基金 R37 DK039773(J. V. B.)、R01 DK072381(J. V. B.)、UG3 TR002155‑01(J. V. B. 和 R. M.)；日本科学促进协会(JSPS)博士后研究奖学金(R. M.)；ReproCELL 干细胞研究基金(R. M.)；布列根和妇女医院优秀研究奖(R. M.)；哈佛干细胞研究所种子基金(R. M.)。

利 益 声 明

J. V. B. 是 KIM‑1 专利的共同发明人，该专利已被 Partners Healthcare 授权给多家公司，J. V. B. 已经从 Partners Healthcare 获得了版权收益。J. V. B. 和 R. M. 是类器官技术专利(PCT/US16/52350)的共同发明人，该专利已转让给 Partners Healthcare。J. V. B. 及其家人已从对生物标记有兴趣的公司(包括 Sekisui、Millennium、Johnson & Johnson 和 Novartis 公司)收取了咨询费用。J. V. B. 是 Goldfinch Bio 公司的共同创始人和顾问并持有该公司股份。

译者：赵晓芳

参 考 文 献

Ameku, T., et al., 2016. Identification of MMP1 as a novel risk factor for intracranial aneurysms in ADPKD using iPSC models. Sci. Rep. 6, 30013.

Barak, H., et al., 2012. FGF9 and FGF20 maintain the stemness of nephron progenitors in mice and man. Dev. Cell. 22 (6), 1191–1207.

Barker, N., et al., 2010. Lgr5(1ve) stem cells drive self-renewal in the stomach and build long-lived gastric units in vitro. Cell Stem Cell. 6 (1), 25–36.

Bartfeld, S., et al., 2015. In vitro expansion of human gastric epithelial stem cells and their responses to bacterial infection. Gastroenterology. 148 (1), p. 126–136, e6.

Bertaux-Skeirik, N., et al., 2015. CD44 plays a functional role in Helicobacter pyloriinduced epithelial cell proliferation. PLoS Pathog. 11 (2), e1004663.

Bhunia, A. K., et al., 2002. PKD1 induces p21(waf1) and regulation of the cell cycle via direct activation of the JAK-STAT signaling pathway in a process requiring PKD2. Cell 109 (2), 157–168.

Boj, S. F., et al., 2015. Organoid models of human and mouse ductal pancreatic cancer. Cell. 160 (12), 324–338.

Bouchard, M., et al., 2002. Nephric lineage specification by Pax2 and Pax8. Genes Dev. 16 (22), 2958–2970.

Brown, A. C., Muthukrishnan, S. D., Oxburgh, L., 2015. A synthetic niche for nephron progenitor cells. Dev Cell. 34 (2), 229–241.

Cao, L., et al., 2011. Intestinal lineage commitment of embryonic stem cells. Differentiation 81 (1), 110.

Capelle, M. A., Arvinte, T., 2008. High-throughput formulation screening of therapeutic proteins. Drug Discov Today Technol. 5 (23), e71–e79.

Chen, H. T., et al., 2000. Response to RAG-mediated VDJ cleavage by NBS1 and gamma–H2AX. Science. 290 (5498), 1962–1965.

Cheng, H. T., et al., 2007. Notch2, but not Notch1, is required for proximal fate acquisition in the mammalian nephron. Development. 134 (4), 801–811.

Cheng, Y., et al., 2014. Principles of regulatory information conservation between mouse and human. Nature. 515 (7527), 371–375.

Choi, J., et al., 2015. A comparison of genetically matched cell lines reveals the equivalence of human iPSCs and ESCs. Nat. Biotechnol. 33, 1173–1181.

Chua, C. W., et al., 2014. Single luminal epithelial progenitors can generate prostate organoids in culture. Nat. Cell Biol. 16 (10), p. 951–961, 1–4.

Cong, L., et al., 2013. Multiplex genome engineering using CRISPR/Cas systems. Science. 339 (6121), 819–823.

Coresh, J., et al., 2007. Prevalence of chronic kidney disease in the United States. JAMA. 298 (17), 2038–2047.

DeWard, A. D., Cramer, J., Lagasse, E., 2014. Cellular heterogeneity in the mouse esophagus implicates the presence of a nonquiescent epithelial stem cell population. Cell Rep. 9 (2), 701–711.

Dekkers, J. F., et al., 2013. A functional CFTR assay using primary cystic fibrosis intestinal organoids. Nat. Med. 19 (7), 939–945.

Deschamps, J., van Nes, J., 2005. Developmental regulation of the Hox genes during axial morphogenesis in the mouse. Development. 132 (13), 2931–2942.

Devuyst, O., et al., 2014. Rare inherited kidney diseases: challenges, opportunities, and perspectives. Lancet. 383 (9931), 1844–1859.

Drost, J. , et al. , 2015. Sequential cancer mutations in cultured human intestinal stem cells. Nature. 521 (7550), 43 – 47.

Dye, B. R. , et al. , 2015. In vitro generation of human pluripotent stem cell derived lung organoids. Elife4.

Ene-Iordache, B. , et al. , 2016. Chronic kidney disease and cardiovascular risk in six regions of the world (ISN-KDDC): a cross-sectional study. Lancet Glob. Health. 4 (5), e307 – e319.

van Es, J. H. , et al. , 2012. Dll1 1 secretory progenitor cells revert to stem cells upon crypt damage. Nat Cell Biol. 14 (10), 1099 – 1104.

Fatehullah, A. , Tan, S. H. , Barker, N. , 2016. Organoids as an in vitro model of human development and disease. Nat. Cell Biol. 18 (3), 246 – 254.

Finkbeiner, S. R. , et al. , 2012. Stem cell-derived human intestinal organoids as an infection model for rotaviruses. MBio 3 (4), e00159 – 12.

Finkbeiner, S. R. , et al. , 2015. Transcriptome-wide analysis reveals hallmarks of human intestine development and maturation in vitro and in vivo. Stem Cell Rep.

Fordham, R. P. , et al. , 2013. Transplantation of expanded fetal intestinal progenitors contributes to colon regeneration after injury. Cell Stem Cell. 13 (6), 734 – 744.

Freedman, B. S. , et al. , 2013. Reduced ciliary polycystin-2 in induced pluripotent stem cells from polycystic kidney disease patients with PKD1 mutations. J. Am. Soc. Nephrol. 24 (10), 1571 – 1586.

Freedman, B. S. , et al. , 2015. Modelling kidney disease with CRISPR-mutant kidney organoids derived from human pluripotent epiblast spheroids. Nat. Commun. 6, 8715.

Fukuda, M. , et al. , 2014. Small intestinal stem cell identity is maintained with functional Paneth cells in heterotopically grafted epithelium onto the colon. Genes Dev. 28 (16), 1752 – 1757.

Gao, D. , et al. , 2014. Organoid cultures derived from patients with advanced prostate cancer. Cell. 159 (1), 176 – 187.

Gracz, A. D. , et al. , 2015. A high-throughput platform for stem cell niche co-cultures and downstream gene expression analysis. Nat. Cell Biol. 17 (3), 340 – 349.

Greggio, C. , et al. , 2013. Artificial three-dimensional niches deconstruct pancreas development in vitro. Development. 140 (21), 4452 – 4462.

Hisha, H. , et al. , 2013. Establishment of a novel lingual organoid culture system: generation of organoids having mature keratinized epithelium from adult epithelial stem cells. Sci. Rep. 3, 3224.

Horita, N. , et al. , 2014. Fluorescent labelling of intestinal epithelial cells reveals independent long-lived intestinal stem cells in a crypt. Biochem. Biophys. Res. Commun. 454 (4), 493 – 499.

Huch, M. , et al. , 2013a. Unlimited in vitro expansion of adult bi-potent pancreas progenitors through the Lgr5/R-spondin axis. EMBO J. 32 (20), 2708 – 2721.

Huch, M. , et al. , 2013b. In vitro expansion of single Lgr5 1 liver stem cells induced by Wnt-driven regeneration. Nature. 494 (7436), 247 – 250.

Huch, M. , et al. , 2015. Long-term culture of genome-stable bipotent stem cells from adult human liver. Cell. 160 (12), 299 – 312.

Humphreys, B. D. , et al. , 2008. Intrinsic epithelial cells repair the kidney after injury. Cell Stem Cell. 2 (3), 284 – 291.

Iimura, T. , Pourquie, O. , 2006. Collinear activation of Hoxb genes during gastrulation is linked to mesoderm cell ingression. Nature. 442 (7102), 568 – 571.

Inglese, J. , et al. , 2007. High-throughput screening assays for the identification of chemical probes. Nat. Chem. Biol. 3 (8), 466 – 479.

Jung, P. , et al. , 2011. Isolation and in vitro expansion of human colonic stem cells. Nat Med. 17 (10), 1225 – 1227.

Kang, M. , Han, Y. M. , 2014. Differentiation of human pluripotent stem cells into nephron progenitor cells in a serum and feeder free system. PLoS One. 9 (4), e94888.

Karthaus, W. R., et al., 2014. Identification of multipotent luminal progenitor cells in human prostate organoid cultures. Cell. 159 (1), 163 – 175.

Kessler, M., Hoffmann, K., Brinkmann, V., Thieck, O., Jackisch, S., Toelle, B., et al., 2015. The Notch and Wnt pathways regulate stemness and differentiation in human fallopian tube organoids. Nat. Commun. 6, 8989. Available from: https://doi.org/10.1038/ncomms9989.

Kolesky, D. B., et al., 2014. 3D bioprinting of vascularized, heterogeneous cell-laden tissue constructs. Adv. Mater. 26 (19), 3124 – 3130.

Lam, A. Q., et al., 2014. Rapid and efficient differentiation of human pluripotent stem cells into intermediate mesoderm that forms tubules expressing kidney proximal tubular markers. J. Am. Soc. Nephrol. 25 (6), 1211 – 1225.

Lancaster, M. A., et al., 2013. Cerebral organoids model human brain development and microcephaly. Nature. 501 (7467), 373 – 379.

Lengerke, C., et al., 2008. BMP and Wnt specify hematopoietic fate by activation of the Cdx-Hox pathway. Cell Stem Cell. 2 (1), 72 – 82.

Li, X., et al., 2014. Oncogenic transformation of diverse gastrointestinal tissues in primary organoid culture. Nat. Med. 20 (7), 769 – 777.

Li, Z., et al., 2016. 3D culture supports long-term expansion of mouse and human nephrogenic progenitors. Cell Stem Cell. 19 (4), 516 – 529.

Lin, S., et al., 2014. Comparison of the transcriptional landscapes between human and mouse tissues. Proc. Natl. Acad Sci U. S. A. 111 (48), 17224 – 17229.

Little, M. H., McMahon, A. P., 2012. Mammalian kidney development: principles, progress, and projections. Cold Spring Harb. Perspect. Biol. 4 (5).

Liu, P., et al., 1999. Requirement for Wnt3 in vertebrate axis formation. Nat. Genet. 22 (4), 361 – 365.

Ludwig, T., et al., 2004. Nephrotoxicity of platinum complexes is related to basolateral organic cation transport. Kidney Int. 66 (1), 196 – 202.

Majumdar, A., et al., 2003. Wnt11 and Ret/Gdnf pathways cooperate in regulating ureteric branching during metanephric kidney development. Development. 130 (14), 3175 – 3185.

Matano, M., et al., 2015. Modeling colorectal cancer using CRISPR-Cas9-mediated engineering of human intestinal organoids. Nat. Med. 21 (3), 256 – 262.

McCracken, K. W., et al., 2014. Modelling human development and disease in pluripotent stem-cell-derived gastric organoids. Nature. 516 (7531), 400 – 404.

McCracken, K. W., et al., 2017. Wnt/beta-catenin promotes gastric fundus specification in mice and humans. Nature.

Mondrinos, M. J., et al., 2006. Engineering three-dimensional pulmonary tissue constructs. Tissue Eng. 12 (4), 717 – 728.

Mondrinos, M. J., et al., 2014. Engineering de novo assembly of fetal pulmonary organoids. Tissue Eng. Part A 20 (21 – 22), 2892 – 2907.

Morizane, R., Bonventre, J. V., 2017. Generation of nephron progenitor cells and kidney organoids from human pluripotent stem cells. Nat. Protoc. 12 (1), 195 – 207.

Morizane, R., et al., 2013. Kidney specific protein-positive cells derived from embryonic stem cells reproduce tubular structures in vitro and differentiate into renal tubular cells. PLoS One 8 (6), e64843.

Morizane, R., et al., 2015. Nephron organoids derived from human pluripotent stem cells model kidney development and injury. Nat. Biotechnol.

Mustata, R. C., et al., 2011. Lgr4 is required for Paneth cell differentiation and maintenance of intestinal stem cells ex vivo. EMBO Rep. 12 (6), 558 – 564.

Mustata, R. C., et al., 2013. Identification of Lgr5-independent spheroid-generating progenitors of the mouse fetal intestinal epithelium. Cell Rep. 5 (2), 421 – 432.

Nadauld, L. D., et al., 2014. Metastatic tumor evolution and organoid modeling implicate TGFBR2 as a cancer driver in diffuse gastric cancer. Genome Biol. 15 (8), 428.

Nahm, A. M., Henriquez, D. E., Ritz, E., 2002. Renal cystic disease (ADPKD and ARPKD). Nephrol. Dial Transplant. 17 (2), 311 − 314.

Nanduri, L. S., et al., 2014. Purification and ex vivo expansion of fully functional salivary gland stem cells. Stem Cell Rep. 3 (6), 957 − 964.

Ogawa, M., et al., 2015. Directed differentiation of cholangiocytes from human pluripotent stem cells. Nat. Biotechnol. 33 (8), 853 − 861.

Okamoto, R., Watanabe, M., 2016. Role of epithelial cells in the pathogenesis and treatment of inflammatory bowel disease. J. Gastroenterol. 51 (1), 1121.

Ong, A. C., et al., 2015. Autosomal dominant polycystic kidney disease: the changing face of clinical management. Lancet. 385 (9981), 1993 − 2002.

Ootani, A., et al., 2009. Sustained in vitro intestinal epithelial culture within a Wnt dependent stem cell niche. Nat. Med. 15 (6), 701 − 706.

Ozone, C., et al., 2016. Functional anterior pituitary generated in self-organizing culture of human embryonic stem cells. Nat. Commun. 7, 10351.

Patterson, L. T., Pembaur, M., Potter, S. S., 2001. Hoxa11 and Hoxd11 regulate branching morphogenesis of the ureteric bud in the developing kidney. Development. 128 (11), 2153 − 2161.

Perazella, M. A., Moeckel, G. W., 2010. Nephrotoxicity from chemotherapeutic agents: clinical manifestations, pathobiology, and prevention/therapy. Semin. Nephrol. 30 (6), 570 − 581.

Pope, B. D., et al., 2014. Topologically associating domains are stable units of replicationtiming regulation. Nature. 515 (7527), 402 − 405.

Sampaziotis, F., et al., 2015. Cholangiocytes derived from human induced pluripotent stem cells for disease modeling and drug validation. Nat. Biotechnol. 33 (8), 845 − 852.

Sato, T., et al., 2009. Single Lgr5 stem cells build crypt-villus structures in vitro without a mesenchymal niche. Nature. 459 (7244), 262 − 265.

Sato, T., et al., 2011a. Long-term expansion of epithelial organoids from human colon, adenoma, adenocarcinoma, and Barrett's epithelium. Gastroenterology. 141 (5), 1762 − 1772.

Sato, T., et al., 2011b. Paneth cells constitute the niche for Lgr5 stem cells in intestinal crypts. Nature. 469 (7330), 415 − 418.

Schlaermann, P., et al., 2016. A novel human gastric primary cell culture system for modelling Helicobacter pylori infection in vitro. Gut. 65 (2), 202 − 213.

Schumacher, M. A., et al., 2015. The use of murine-derived fundic organoids in studies of gastric physiology. J. Physiol. 593 (8), 1809 − 1827.

Sharmin, S., et al., 2015. Human induced pluripotent stem cell-derived podocytes mature into vascularized glomeruli upon experimental transplantation. J. Am. Soc. Nephrol.

Sharmin, S., et al., 2016. Human induced pluripotent stem cell-derived podocytes mature into vascularized glomeruli upon experimental transplantation. J. Am. Soc. Nephrol. 27 (6), 1778 − 1791.

Simmini, S., et al., 2014. Transformation of intestinal stem cells into gastric stem cells on loss of transcription factor Cdx2. Nat. Commun. 5, 5728.

Spence, J. R., et al., 2011. Directed differentiation of human pluripotent stem cells into intestinal tissue in vitro. Nature. 470 (7332), 105 − 109.

Stange, D. E., et al., 2013. Differentiated Troy 1 chief cells act as reserve stem cells to generate all lineages of the stomach epithelium. Cell. 155 (2), 357 − 368.

Stergachis, A. B., et al., 2014. Conservation of trans-acting circuitry during mammalian regulatory evolution. Nature. 515 (7527), 365 − 370.

Sterneckert, J. L., Reinhardt, P., Scholer, H. R., 2014. Investigating human disease using stem cell models. Nat. Rev. Genet. 15 (9), 625 – 639.

Sweetman, D., et al., 2008. The migration of paraxial and lateral plate mesoderm cells emerging from the late primitive streak is controlled by different Wnt signals. BMC Dev. Biol. 8, 63.

Taguchi, A., et al., 2014. Redefining the in vivo origin of metanephric nephron progenitors enables generation of complex kidney structures from pluripotent stem cells. Cell Stem Cell 14 (1), 53 – 67.

Takahashi, K., et al., 2007. Induction of pluripotent stem cells from adult human fibroblasts by defined factors. Cell. 131 (5), 861 – 872.

Takasato, M., et al., 2014. Directing human embryonic stem cell differentiation towards a renal lineage generates a self-organizing kidney. Nat. Cell Biol. 16 (1), 118 – 126.

Takasato, M., et al., 2015. Kidney organoids from human iPS cells contain multiple lineages and model human nephrogenesis. Nature. 526 (7574), 564 – 568.

Takebe, T., et al., 2013. Vascularized and functional human liver from an iPSC-derived organ bud transplant. Nature. 499 (7459), 481 – 484.

Takebe, T., et al., 2015. Vascularized and complex organ buds from diverse tissues via mesenchymal cell-driven condensation. Cell Stem Cell. 16 (5), 556 – 565.

Tanigawa, S., et al., 2015. Preferential propagation of competent SIX2 1 nephronic progenitors by LIF/ROCKi treatment of the metanephric mesenchyme. Stem Cell Rep. 5 (3), 435 – 447.

Tanigawa, S., et al., 2016. Selective in vitro propagation of nephron progenitors derived from embryos and pluripotent stem cells. Cell Rep.

Thomson, J. A., et al., 1998. Embryonic stem cell lines derived from human blastocysts. Science. 282 (5391), 1145 – 1147.

Toyohara, T., et al., 2015. Cell therapy using human induced pluripotent stem cell-derived renal progenitors ameliorates acute kidney injury in mice. Stem Cells Transl. Med. 4 (9), 980 – 992.

Tsang, T. E., et al., 2000. Lim1 activity is required for intermediate mesoderm differentiation in the mouse embryo. Dev. Biol. 223 (1), 77 – 90.

Vaidya, V. S., et al., 2010. Kidney injury molecule-1 outperforms traditional biomarkers of kidney injury in preclinical biomarker qualification studies. Nat. Biotechnol. 28 (5), 478 – 485.

Van Adelsberg, J. S., Frank, D., 1995. The PKD1 gene produces a developmentally regulated protein in mesenchyme and vasculature. Nat. Med. 1 (4), 359 – 364.

Vierstra, J., et al., 2014. Mouse regulatory DNA landscapes reveal global principles of cisregulatory evolution. Science. 346 (6212), 1007 – 1012.

Wang, X., et al., 2015. Cloning and variation of ground state intestinal stem cells. Nature. 522 (7555), 173 – 178.

Watson, C. L., et al., 2014. An in vivo model of human small intestine using pluripotent stem cells. Nat. Med. 20 (11), 1310 – 1314.

van de Wetering, M., et al., 2015. Prospective derivation of a living organoid biobank of colorectal cancer patients. Cell. 161 (4), 933 – 945.

Wroblewski, L. E., et al., 2015. Helicobacter pylori targets cancer-associated apical-junctional constituents in gastroids and gastric epithelial cells. Gut. 64 (5), 720 – 730.

Xia, Y., et al., 2013. Directed differentiation of human pluripotent cells to ureteric bud kidney progenitor-like cells. Nat. Cell Biol. 15 (12), 1507 – 1515.

Xia, Y., et al., 2014. The generation of kidney organoids by differentiation of human pluripotent cells to ureteric bud progenitor-like cells. Nat. Protoc. 9 (11), 2693 – 2704.

Yamaguchi, S., et al., 2016. Generation of kidney tubular organoids from human pluripotent stem cells. Sci. Rep. 6, 38353.

Yin, X., et al., 2014. Niche-independent high-purity cultures of Lgr5 1 intestinal stem cells and their progeny. Nat. Methods. 11 (1), 106 – 112.

Yonezawa, A. , et al. , 2005. Association between tubular toxicity of cisplatin and expression of organic cation transporter rOCT2 (Slc22a2) in the rat. Biochem. Pharmacol. 70 (12) , 1823 – 1831.

Yue, F. , et al. , 2014. A comparative encyclopedia of DNA elements in the mouse genome. Nature. 515 (7527) , 355 – 364.

Yui, S. , et al. , 2012. Functional engraftment of colon epithelium expanded in vitro from a single adult Lgr5 (1) stem cell. Nat. Med. 18 (4) , 618 – 623.

Zhang, Y. G. , et al. , 2014. Salmonella-infected crypt-derived intestinal organoid culture system for host-bacterial interactions. Physiol. Rep. 2 (9) .

第十三章

肠道类器官在宿主-细菌
相互作用中的应用

原著：Jun Sun

第一节 引 言

宿主-微生物相互作用是指微生物(如细菌、寄生虫、病毒)与宿主(如人类、动物)之间发生的相互作用。宿主-微生物相互作用的研究需要合适的模型系统来模拟体内感染。在过去的几十年里，研究者们采用了各种体内外实验模型来研究宿主与微生物的相互作用。这些模型的最终目的是在体外创建一个能够模拟人体真实情况的环境，以阐明健康和疾病中宿主反应的生理机制。这些模型包括来源于人或动物细胞的细胞培养系(Dingli and Nowak，2006)，可经口或接种感染病原体的选定动物模型(Fang et al.，2013)，以及模拟宿主-细菌相互作用的类器官(Fatehullah et al.，2016)。对于某些感染因子而言，目前完全缺乏良好的模型系统，而对于另一些感染因子，现有的模型也并非最佳。

非类器官方法及类器官方法在宿主-细菌相互作用研究中的优缺点如下。

肠道上皮是成年哺乳动物中自我更新速度最快的组织，它包括一系列分化的细胞类型，每个类型都有其自身的特性。大多数用于研究沙门菌和肠道上皮细胞之间相互作用的体外模型无法重现在正常肠道中观察到的分化组织成分和结构。创建分化细胞的一种方法是通过悬浮培养技术，该技术使用旋转壁式生物反应器使细胞保持悬浮并无气泡通气。以这种方式形成的三维(3D)聚合体的特征在于具有细胞极性、细胞外基质产生和器官特异性分化。然而，该系统可能缺乏负责肠道组织更新的正常干细胞生态位(Zhang et al.，2014)。

新近发展起来的类器官模型充当了体内外系统之间的桥梁。Ootani 等报道了一种复杂的培养体系，即在基质细胞的支持下，将整个肠组织切片包埋在 3D 胶原结构中(Ootani et al.，2009)。Sato 及其同事建立了一个相对简单的类器官培养系统，使用基质胶作为 ECM 替代品，并辅以构成关键内源性生态位信号的生长因子。该系统已被用于创建具有明显隐窝和绒毛样结构域的三维结构，该结构与中央管腔相邻，其中包含从不断更新的上皮层中挤出的死细胞(Sato et al.，2009)。类器官忠实再现了体内上皮结构，并包含完整的干细胞、祖细胞和分化细胞类型(Fatehullah et al.，2016；Sato et al.，2009)。此后，肠道类器官被用于基础和临床研究的各个方面,包括用于产生人肠道类器官,也被用于从具有不同遗传修饰的动物模型中产生类器官。

目前,许多小鼠和人体组织来源的成体干细胞可以在体外生长并自组织成类似于其体内对应物的类器官。由于类器官可以来自不同的内胚层器官,也可以来自肠道的特定部位,包括小肠和结肠(Sato et al.,2011a;Yui et al.,2012;Sato et al.,2011b),研究人员可以研究特定宿主-病原体相互作用的组织特异性或位点特异性等。此外,由于类器官便于观察和操作,许多在动物模型中难以取得突破的问题便可以利用类器官进行研究。类器官使我们能够以前所未有的方式探索细胞与发育生物学、免疫学、药理学等众多学科中的难题。

然而,由于缺乏最佳培养条件,研究组织模式和器官形态发生仍然受到阻碍。一个高度精准、重复性良好的培养模型将有助于克服目前阻碍该技术从实验室到临床应用的限制。理想情况下,由于宿主细胞之间的相互作用与宿主-微生物的相互作用有关,因此可能需要与免疫细胞共同培养的类器官以进行更全面的研究。

第二节　设　计　思　路

鼠伤寒沙门菌(*Salmonella Typhimurium*)是一种主要的肠道致病菌,可感染人类和其他动物。感染始于摄入被污染的食物或水,使沙门菌到达肠上皮并引起胃肠道疾病。2014 年,研究者报道了使用类器官培养系统研究鼠伤寒沙门菌感染后细菌-上皮相互作用的病理生理学机制(Zhang et al.,2014)。

研究者选择使用类器官模型是由于其能够研究宿主与沙门菌相互作用的组织和位点特异性。研究者希望了解这种体外模型系统是否再现了沙门菌感染肠道的体内研究中的一些观察结果:细菌入侵、紧密连接改变、炎症反应以及宿主-细菌相互作用过程中干细胞减少。之前的研究已经证实沙门菌可通过 Wnt/β-catenin 信号通路调控肠道干细胞(Liu et al.,2010),因此,可进一步探索沙门菌感染的类器官模型中干细胞标志物的调控机制。

第三节　方法设计和代表性成果

利用来源于隐窝的小鼠肠道类器官,研究者能够直观观察鼠伤寒沙门菌的侵袭性以及类器官的形态变化(Zhang et al.,2014)。在类器官中,结构域与中央管腔相邻,中央管腔含有从不断更新的上皮层挤出的死细胞。研究者利用致病性伤寒沙门菌 14028S(10^7CFU)定植感染培养物。第一个 30 min 的孵育使细菌接触到类器官细胞表面。30 min 后,用 Hank's 平衡盐溶液(Hank's balanced salt solution,HBSS)洗去细胞外细菌。之后,将受感染的器官在含有庆大霉素的培养基中培养 1 h。研究人员发现细菌感染显著抑制了类器官的生长,包括出芽和类器官培养物的总面积。鼠伤寒沙门菌进入类器官的上皮细胞,导致紧密连接的破坏。例如,在沙门菌感染的类器官中,紧密连接(tight junction,TJ)蛋白 ZO-1 染色减少并断开连接(图 13.1)。有趣的是,TJ 蛋白 Claudin7 似乎没有受到影响。

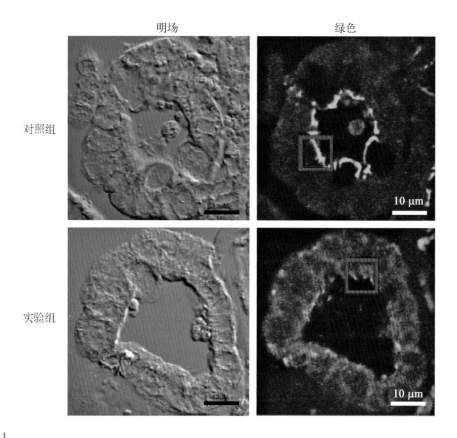

图 13.1

沙门菌诱导小鼠肠道类器官中紧密连接蛋白 ZO-1(绿色)的破坏(Zhang et al.，2014)

在感染沙门菌的类器官中检测了基于 NF-kB 通路激活的炎症反应。沙门菌感染的类器官中总 IkBα 显著减少,磷酸化 IkBα 增加,磷酸化 NF-kB p65 也有所增加。通过共聚焦显微镜观察,研究人员发现 NF-kB p65 已转移到感染沙门菌的类器官的细胞核中。作为 NF-kB 激活的下游靶点,与没有任何感染的类器官相比,受感染类器官中的炎性细胞因子(例如,IL-2、IL-4、IL-6 和 TNF-a)显著增加。而且,ELISA 对沙门菌感染后 1 h 培养液中 IL-6 蛋白的检测灵敏度足够高。感染 1、2、4 h 后,培养基中的 IL-6 蛋白显著增强(Zhang et al.，2014)。此外,western blot、PCR 和免疫荧光数据表明,沙门菌感染(使用GFP 标志的 Lgr5 类器官)显著降低了干细胞标志物(Lgr5 和 Bmi1)。

因此,研究者首次建立了一个体外模型系统,再现了沙门菌感染肠道的体内研究中的一些观察结果,包括沙门菌入侵、紧密连接结构破坏、炎症细胞因子增加以及宿主-细菌相互作用期间干细胞标志物减少等。该研究证明,沙门菌感染的类器官培养系统是研究宿主-细菌相互作用的一种全新的、可行的实验工具。

Forbester 等利用来源于人诱导多能干细胞(human induced pluripotent stem cells, hiPSCs)的肠道类器官(intestinal organoids,iHOs)(Forbester et al.，2014；Forbester et al.，2015),建立了类器官腔内微量注射鼠伤寒沙门菌的方法。RNA 测序显示,与对照组相

比,感染了鼠伤寒沙门菌的肠道类器官中 1 448 个基因显著上调、577 个基因显著下调。上调的基因包括编码促炎细胞因子的基因,如 *CCL20*、*IL1B* 和 *IL23A* 等。利用缺失 SPI-1 Ⅲ型分泌系统中 invA 组分的鼠伤寒沙门菌突变株,Forbeste 等证明该系统可用于功能性评估特定突变体的发病机制(Forbester et al.,2014;Forbester et al.,2015)。

显微注射含细菌的类器官可以在相对可控的环境中模拟细菌感染,在没有免疫细胞或共生菌引入混杂变量的情况下,可以直接检测病原体与上皮细胞的相互作用。Wilson 等报道,野生型小鼠和 Mmp7$^{-/-}$ 小鼠类器官中的 Paneth 细胞产生含有 α-防御素的颗粒。类器官形成一个密闭的管腔,其中含有一定浓度的 α-防御素,能够在感染后至少 20 h 内限制鼠伤寒沙门菌的生长(Wilson et al.,2015)。

除了致病性细菌研究外,类器官还可用于共生菌、益生菌以及微生物组学研究。例如,离子组成和 pH 的区域特异性变化与管腔和黏膜相关细菌的区域特异性改变相关,一般来说,厚壁菌门(Firmicutes)普遍减少,而拟杆菌门(Bacteroidetdes)成员增加(如多形拟杆菌)(Engevik et al.,2013)。在野生型和 NHE3$^{-/-}$ 末端回肠类器官中接种多形拟杆菌均显示 fut2 和岩藻糖基化增加。这些数据表明,单独的多形拟杆菌足以在体内观察到增加的岩藻糖基化(Engevik et al.,2013)。

第四节　面临的挑战

由于动物模型缺乏或不合适,以及严格的人-宿主特异性或生理性对体外培养细菌的挑战,人与细菌相互作用的研究仍然受到严重限制。类器官是研究受控环境中宿主-微生物相互作用动力学的最易获得和生理相关的模型之一。具体来说,来自易感宿主的人体类器官将用于测试它们对病原体、益生菌和药物的反应,类器官能够忠实再现人体在体组织成分,使其从基础研究工具扩展到具有广泛用途的转化平台。结合遗传学、转录组和蛋白质组学分析,鼠源和人源类器官都揭示了发育、稳态和疾病的关键信息。更规范、更有效、更实惠的类器官培养基和相关材料的商业化开发,将有助于确保类器官系统能够被广泛地应用于学术研究和临床实践,并最大限度地发挥其潜能。

致　　谢

本研究得到了 NIDDK 1R01DK105118-01 和 UIC 癌症中心对 Jun Sun 的项目支持。

译者：朱妍静　王梁华

参 考 文 献

Dingli,D.,Nowak,M. A.,2006. Cancer biology: infectious tumour cells. Nature. 443 (7107),35-36.

Engevik,M. A.,Aihara,E.,et al.,2013. Loss of NHE3 alters gut microbiota composition and influences

Bacteroides thetaiotaomicron growth. Am. J. Physiology-Gastrointestinal Liver Physiol. 305 (10), G697 – G711.

Fang, S. B. , Kapikian, A. Z. , et al. , 2013. Human intestinal in vitro organ culture as a model for investigation of bacteriae-host interactions. J. Exp. Clin. Med. 5 (2), 43 – 50.

Fatehullah, A. , Tan, S. H. , et al. , 2016. Organoids as an in vitro model of human development and disease. Nat. Cell. Biol. 18 (3), 246 – 254.

Forbester, J. L. , Goulding, D. , et al. , 2014. Intestinal organoids are a novel system to study Salmonella enterica Serovar Typhimurium interaction with the intestinal epithelial barrier. Immunology. 143, 111 – 112.

Forbester, J. L. , Goulding, D. , et al. , 2015. Interaction of Salmonella enterica Serovar Typhimurium with intestinal organoids derived from human induced pluripotent stem cells. Infect. Immun. 83 (7), 2926 – 2934.

Liu, X. , Lu, R. , et al. , 2010. Salmonella regulation of intestinal stem cells through the Wnt/beta-catenin pathway. FEBS Lett. 584 (5), 911 – 916.

Ootani, A. , Li, X. , et al. , 2009. Sustained in vitro intestinal epithelial culture within a Wnt-dependent stem cell niche. Nat. Med. 15 (6), 701 – 706.

Sato, T. , Vries, R. G. , et al. , 2009. Single Lgr5 stem cells build crypt-villus structures in vitro without a mesenchymal niche. Nature. 459 (7244), 262 – 265.

Sato, T. , Stange, D. E. , et al. , 2011a. Long-term expansion of epithelial organoids from human colon, adenoma, adenocarcinoma, and Barrett's epithelium. Gastroenterology. 141 (5), 1762 – 1772.

Sato, T. , van Es, J. H. , et al. , 2011b. Paneth cells constitute the niche for Lgr5 stem cells in intestinal crypts. Nature. 469 (7330), 415 – 418.

Wilson, S. S. , Tocchi, A. , et al. , 2015. A small intestinal organoid model of non-invasive enteric pathogen-epithelial cell interactions. Mucosal Immunol. 8 (2), 352 – 361.

Yui, S. , Nakamura, T. , et al. , 2012. Functional engraftment of colon epithelium expanded in vitro from a single adult Lgr5(1) stem cell. Nat. Med. 18 (4), 618 – 623.

Zhang, Y. G. , Wu, S. , et al. , 2014. Salmonella-infected crypt-derived intestinal organoid culture system for host-bacterial interactions. Physiol. Rep. 2 (9).

拓 展 阅 读

Barrandon, Y. , Green, H. , 1987. Three clonal types of keratinocyte with different capacities for multiplication. Proc. Natl. Acad. Sci. U. S. A. 84 (8), 2302 – 2306.

Klotz, C. , Aebischer, T. , et al. , 2012. Stem cell-derived cell cultures and organoids for protozoan parasite propagation and studying host-parasite interaction. Int. J. Med. Microbiol. 302 (45), 203 – 209.

Ng, S. , Schwartz, R. E. , et al. , 2015. Human iPSC-derived hepatocyte-like cells support plasmodium liver-stage infection in vitro. Stem Cell Reports. 4 (3), 348 – 359.

第十四章

类器官技术的四大挑战

原著：Jamie A. Davies，Melanie L. Lawrence

第一节 引 言

尽管类器官技术起源于一个多世纪以前进行的实验（Davies，2017），但研究者获得从人类多能干细胞制备类器官的能力只有短短几年的历史；而且该领域就像一个正处于自组织阶段、尚未完全成熟的年轻类器官一样，依然面临着巨大的挑战。在前面章节的"面临的挑战"部分，一些相关话题也一再出现：一是需要生产功能成熟度更高的类器官；二是需要可靠地生产更多数量的类器官；三是需要生产更大、解剖学上更逼真的类器官。这三个挑战代表了集中努力可能会产生巨大收益的三个领域。除此之外，研究者还增加了第四个挑战，其性质非常不同，但同样至关重要。

第二节 面 临 的 挑 战

一、促进类器官的成熟

生理研究表明，体外培养的类器官倾向于形成与胎儿成熟水平相当的组织，比较不同发育阶段的类器官和原位组织的转录组都证实了这一点（Dye et al.，2015；Takasato et al.，2015）。对于大多数医学应用来说，出生后组织（幼年组织／成年组织／衰老组织）更具有相关性，而胎儿阶段的组织则过于幼稚。组织不成熟的问题并不限于人源类器官，也可见于鼠源类器官中，即使培养时间长到足以使天然胎儿器官成熟。大量研究表明，类器官的成熟度取决于其所处的环境（包括可扩散分子、血管及血细胞）。例如，Watson 等的研究表明，将人肠道类器官移植到小鼠体内可获得成熟的表型（Watson et al.，2014）；Dye 等在肺类器官中的研究也得到了类似的结果（Dye et al.，2016）。由此可见，可以将未成熟的、胚胎样的人类器官移植到健康的宿主中促使其成熟，然后再移植到预期的受体中。体外类器官成熟度的改进可能取决于对体内关键因素的识别。将类器官暴露于体内环境的一部分可能是一种有效的实验研究方法，例如，移植在允许体液因子但不允许细胞通过的滤膜内,或在体外培养但暴露于宿主动物流动的血液中。

二、提高类器官的产量

人们经常声称,与动物模型中的筛选相比,由人类 iPSC 产生的类器官将提供一个更真实、更具有临床应用预测价值的药理学或毒理学筛选系统(Liu et al.,2016)。许多筛选系统都是高通量的,尤其是在早期的发展阶段,它们向以人源为基础的转变将需要可靠地大量生产类器官。将工程技术应用于类器官生产以提高产量方面正在取得一些进展,Arora 等(Arora et al.,2017)提供了一个提高后肠类器官产量的方法和案例。这些类器官由多种肠上皮细胞类型组成,具有丰富而逼真的绒毛状整体结构,周围有间充质细胞,可以通过将人 iPSCs 暴露于一系列模拟胚胎后肠发育阶段的信号中而产生(Spence et al.,2011;McCracken et al.,2011)。在培养的早期,球状体的形成远远多于继续形成的成熟类器官,而目标产物的低产量是高通量生产的重大挑战。Arora 及其同事通过构建一个基于毛细管的分选系统解决了这个问题,在该系统中,可以根据计算机自动评估的形态特征来接受或拒绝球体。根据内部细胞的大小和存在情况建立的分选标准将形成类器官的球体比例从 13% 提高到 51%。显然,该研究仍有改进的空间,但这项工作说明了自动化系统的构建如何能够显著提高可靠性。这也提示了制备新型类器官的技术初始效率低并不一定意味着该技术没有实际用途,因为未来可能应用工程技术对其进行改进。最后,这项工作也说明了将跨学科方法应用于类器官生物学的潜力。

三、提升类器官的单体体积

现在培养的器官很小,通常直径为 100 μm—1 mm。对于某些应用,尤其是成像来说,小尺寸是一个优势。但对于其他应用,尤其是用于制备可移植组织来说,小尺寸是一个主要问题。已经有研究者尝试通过增加培养时间、体积和氧含量来培育更大的类器官(Qian et al.,2016),并取得了部分成功。

培养较大类器官的一种有趣的替代方法是制备较小的类器官并将其组合起来。这种方法在相对简单的、仅有上皮细胞的肠道类器官系统中取得了成功。当在基质胶中生长时,肠道类器官生长为独立的萌芽囊肿(Sato et al.,2009)。然而,当在特定的胶原蛋白基质中生长时,这些类器官会发生聚结(Sachs et al.,2017)。Sachs 及其同事建立了它们的培养体系:将预冷的、未聚合的胶原蛋白与悬浮在其中的肠道类器官置于培养皿底部,并允许表面张力将胶原蛋白拉到孔边,然后将胶原蛋白加热使其聚合,并添加足够剧烈的培养基以分离胶原蛋白,使其像环一样漂浮。几天之内,胶原蛋白收缩,导致环收缩,使类器官相互接触。在相遇的地方,它们融合形成一个长管状的连续管腔,同时具有隐窝样的枝状结构以及其他与正常肠道相似的特征(当然,间充质组织仍然不存在)。原则上,只要基质的缺失对实验不重要,这种技术就可以应用于其他管状上皮系统,也可能包括内皮细胞。但它可能不适用于存在间充质细胞的更复杂的类器官,并且可能会阻碍上皮细胞的连接。

四、面临的伦理挑战

从 iPS 细胞中制备类器官通常被认为是摆脱伦理困境的一种方式;事实上,与使用胎儿的人类材料或人类胚胎干细胞相比,它带来的伦理、法律负担确实要少得多。然而,一些伦理问题依然存在,并且随着我们制备仿真人体组织能力的提高,这些问题可能会变得更加突出。其中一个适用于当前和未来研究的问题,涉及用于生产类器官的人 iPS 细胞的来源,特别是那些用于探索疾病机制或开发治疗方法的类器官。对可靠性和标准化的需求驱使研究者们朝着从极少数 iPS 细胞系(也许只有一个细胞系)优化类器官生产的方向发展,这些细胞系恰好产生了极大的产量。人类具有遗传多样性,这种多样性在类器官中的表现程度既是一个伦理问题,也是一个实际问题。前者是由于它与"正在为谁开发药物"的问题相关联,在从探索性研究到临床试验的道路上,什么时候应该期望多样性? 多少多样性才足够?

另一个截然不同的伦理问题集中在将人类器官移植到动物体内进行生理研究。人们对于人类来源的部分或全部胰腺组织的关注可能较少,但脑神经球的移植却是伦理问题关注的焦点(Fernados and Mason, 2017; Zeng et al., 2017)。几年前,英国医学科学院(Academy of Medical Sciences, 2011)处理了人兽嵌合主义引起的问题,英国内政部主要基于该报告决定是否批准此类项目。第二个问题来自构建代表整个早期胚胎而非特定器官或组织的"类器官"(Martin et al., 2015),类似于早期小鼠胚胎的结构已经从小鼠干细胞中组装出来(Harrison et al., 2017)。但如果构建了人类版本,应该允许它发展到什么程度?

将基于类器官的检测技术应用于药理学和毒理学中的一些问题可能需要开发新的监管框架,以便将这些分析视为动物实验的有效或更好替代。其本意是为了简单地鉴定候选分子,这对于早期研究来说不是必需的,但对于临床前安全检测来说必不可少。监管验收往往涉及到制定标准化措施,这与上述的可靠性生产问题相联系,又与标准化与多样性之间的灵活度相关联。

科研人员对类器官的研究兴趣正在迅速增长,它们有可能改变医学研究的方式,但只有克服上述挑战才能充分发挥类器官的潜力。希望本书的前几章能给读者以帮助和启迪,使读者在该方向上取得有价值的进展。

译者: 朱妍静

参 考 文 献

Academy of Medical Sciences, 2011. Animals Containing Human Material. ‹https: // acmedsci. ac. uk/file-download/35228-Animalsc. pdf›.

Arora, N., Alsous, J. I., Guggenheim, J. W., Mak, M., Munera, J., Wells, J. M., et al., 2017. A process engineering approach to increase organoid yield. Development. 144, 1128 – 1136.

Davies, J. A., 2017. Organoids and mini-organs: introduction, history and potential. Chapter 1 in this book.

Dye, B. R., Hill, D. R., Ferguson, M. A., Tsai, Y. H., Nagy, M. S., Dyal, R., et al., 2015. In vitro generation of human pluripotent stem cell derived lung organoids. Elife. 2015 Mar 24; 4. doi: 10. 7554/eLife. 05098.

Dye, B. R., Dedhia, P. H., Miller, A. J., Nagy, M. S., White, E. S., Shea, L. D., et al., 2016. A bioengineered niche promotes in vivo engraftment and maturation of pluripotent stem cell derived human lung organoids. Elife. 2016 Sep 28; 5. pii: e19732. doi: 10. 7554/eLife. 19732.

Ferdaos, N., Mason, J. O, 2017. Cerebral organoids: building brains from stem cells. Chapter in this book.

Harrison, S. E., Sozen, B., Christodoulou, N., Kyprianou, C., Zernicka-Goetz, M., 2017. Assembly of embryonic and extra-embryonic stem cells to mimic embryogenesis in vitro. Science. Available from: http://dx. doi. org/10. 1126/science. aal1810.

Liu, F., Huang, J., Ning, B., Liu, Z., Chen, S., Zhao, W., 2016. Drug discovery via human-derived stem cell organoids. Front. Pharmacol. 7, 334, 2016 Sep 22.

Martin, F., Pera, M. F., de Wert, G., Dondorp, W., Lovell-Badge, R., Mummery, C. L., et al., 2015. What if stem cells turn into embryos in a dish? Nat. Methods. 12, 917–919.

McCracken, K. W., Howell, J. C., Wells, J. M., Spence, J. R., 2011. Generating human intestinal tissue from pluripotent stem cells in vitro. Nat Protoc 6(12), 19201928, 2011 Nov 10.

Qian, X., Nguyen, H. N., Song, M. M., Hadiono, C., Ogden, S. C., Hammack, C., et al., 2016. Brain-region-specific organoids using mini-bioreactors for modeling ZIKV exposure. Cell. 165, 1238–1254.

Sachs, N., Tsukamoto, Y., Kujala, P., Peters, P. J., Clevers, H., 2017. Intestinal epithelial organoids fuse to form self-organizing tubes in floating collagen gels. Development. 144, 1107–1112, 2017.

Sato, T., Vries, R. G., Snippert, H. J., van de Wetering, M., Barker, N., Stange, D. E., et al., 2009. Single Lgr5 stem cells build crypt-villus structures in vitro without a mesenchymal niche. Nature. 459, 262–265.

Spence, J. R., Mayhew, C. N., Rankin, S. A., Kuhar, M. F., Vallance, J. E., Tolle, K., et al., 2011. Directed differentiation of human pluripotent stem cells into intestinal tissue in vitro. Nature. 470(7332), 105–109, 2011 Feb 3.

Takasato, M., Er, P. X., Chiu, H. S., Maier, B., Baillie, G. J., Ferguson, C., et al., 2015. Kidney organoids from human iPS cells contain multiple lineages and model human nephrogenesis. Nature. 526, 564–568.

Watson, C. L., Mahe, M. M., Múnera, J., Howell, J. C., Sundaram, N., Poling, H. M., et al., 2014. An in vivo model of human small intestine using pluripotent stem cells. Nat. Med. 20, 1310–1314.

Zeng, Y., Win-Shwe, T. -T., Itoh, T., Sone, H., 2017. A three-dimensional neurosphere system using human stem cells for nanotoxicology studies. Chapter 11 in this book.

专业词汇索引

C

D

E

F

Q

R

S

T

W

X

Y

Z